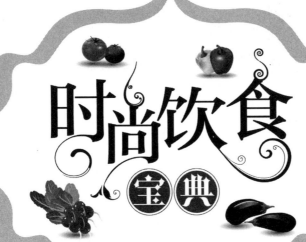

时尚饮食宝典

刘晓晖　曾彩红◎编著

时代出版传媒股份有限公司
安徽科学技术出版社

图书在版编目(CIP)数据

时尚饮食宝典/刘晓辉,曾彩红编著.—合肥:安徽
科学技术出版社,2016.4

ISBN 978-7-5337-6444-9

Ⅰ.①时… Ⅱ.①刘… ②曾… Ⅲ.①膳食营养-基
本知识 Ⅳ.①R15

中国版本图书馆 CIP 数据核字(2014)第 211257 号

时尚饮食宝典　　　　　　　　　　　　　　　　　　　　刘晓辉、曾彩红编著

出 版 人:黄和平　　　　选题策划:中图传媒　　　　责任编辑:王　宜
责任校对:杜琳琳　　　　责任印制:梁 东 兵　　　　封面设计:张　超
出版发行:时代出版传媒股份有限公司　　　http://www.press-mart.com
　　　　　安徽科学技术出版社　　　　　　　http://www.ahstp.net
　　　　　(合肥市政务文化新区翡翠路 1118 号出版传媒广场,邮编:230071)
　　　　　电话:(0551)63533323
印　　制:北京嘉业印刷厂　　　　　　　电话:(010)61262822
(如发现印装质量问题,影响阅读,请与印刷厂商联系调换)

开本:880×1230　1/16　　印张:18　　字数:317 千
版次:2016 年 4 月第 1 版　　2016 年 4 月第 1 次印刷

ISBN 978-7-5337-6444-9　　　　　　　　　　　　　　　定价:29.80 元

前　言

　　21世纪人们最关心的是健康，在日常生活中选择适合自己的生活方式和最佳的食物搭配是保持健康的关键因素之一。

　　据统计，人一生中要吃掉近100吨各种食物，吸收人体所需的各种常量营养物质（蛋白质、脂肪、糖类）和微量营养物质（矿物质和维生素），保持身体的健康和发育。了解食物的各种营养物质，科学合理地搭配膳食，这样更有利于我们的健康，减少疾病的发生。健康其实很简单，只要我们多了解日常中的食物，并合理搭配饮食，就能在日常生活的细节中不经意间给健康多提供一份保障。

　　本书详细分析了日常生活中常见食物的营养成分，从食用宜忌、食补功效、妙用食物等方面为您的生活提供参考，并通过一些生活小贴士为您提供生活小窍门，是一本家居生活必备的生活手册。

目 录

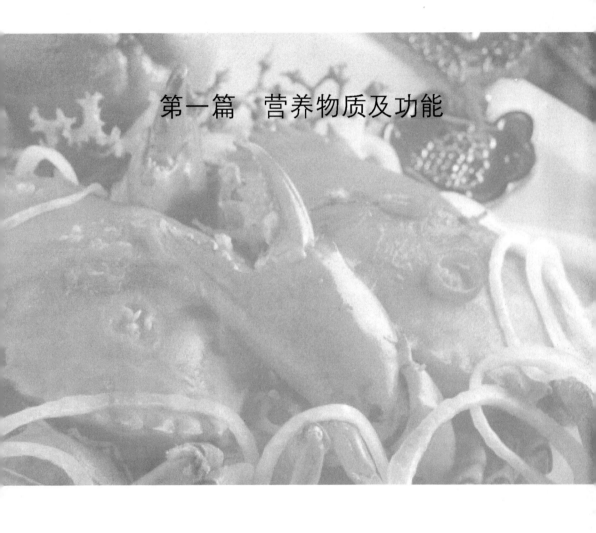

第一篇　营养物质及功能

一、身体的构成

水

人体的63%是由水构成的，正常情况下身体每天要通过皮肤、内脏、肺以及肾脏排出1.5升左右的水，以保证毒素从体内排出。因此我们每天通过食物和饮料摄入的水分至少要达到1升，水果和蔬菜的含水量大约为90%，且利于身体吸收，是人体摄入水分的理想来源。

生活小贴士

天然含二氧化碳的水中的碳分子可以与水中的矿物质结合并将矿物质带入我们的身体内，而人工制造的碳酸饮料中碳分子是独立的，它会结合我们体内的矿物质，并将其带出体外，因此常饮碳酸饮料的人在相同的矿物质吸收量情况下骨质要疏松一些。

蛋白质

正常情况下人体的22%由蛋白质构成，不同形式的蛋白质是构成我们身体的重要成分，是生长和修复身体组织必不可少的成分，还是制造激素、抗体、酶和神经递质的原料并在体内帮助运送物质。

一般情况下，蛋白质的平均日需要量男性为44克，女性为36克。

脂肪

人体有13%是由脂肪构成。日常食物提供的脂肪有两类：饱和脂肪和不饱和脂肪，饱和脂肪并不是人体必需的，摄入过多对身体无益，其主要来源是肉类和乳制品。不饱和脂肪的主要来源是植物油、鱼类和坚果。

维生素

人体2%是由维生素和矿物质构成的。尽管维生素在人体中含量很小，但它是人体重要组成部分之一，维生素可以促使酶工作，进而使整个身体进入工作状态。维生素可以用来产生能量、平衡激素分泌、促进免疫功能、保护动脉和维持肌肤健康。

矿物质

与维生素一样，矿物质也是人体每天活动必不可少的营养物质。钙、磷和镁有助于牙齿和骨骼的健康。神经信号的传递需要依靠钙、钠、镁和钾。体内运输氧气的血红蛋白是一种铁化合物。铬有助于控制体内血糖的水平。身体的发育和修复过程需要锌，硒和锌也有助于增强免疫系统的功能。

二、维生素的功能

维生素 A

作用：一种抗氧化剂，是保持身体外部和内部皮肤健康必需的营养物质，可防止感染，增强身体免疫能力。同时也是夜视必需的营养物质，还能预防多种癌症。

缺乏的症状：夜盲、痤疮、口腔溃疡、皮肤干燥且呈鳞状、经常感冒、头屑多、鹅口疮或者膀胱炎和腹泻。

最佳日摄入量：儿童 350～500 微克，成人 600 微克。

最佳食物来源：动物肝脏、胡萝卜、圆白菜、西葫芦、南瓜、芒果、番茄、杏、橘子、芦笋等。

有助于吸收的物质：维生素 C、E，最好在进餐的时候服用。与锌共同作用。

妨碍吸收的物质：酒精、咖啡以及吸烟等。

维生素 B_1

功效：是大脑活动、制造能量以及消化过程必需的营养物质，可以帮助身体利用蛋白质。

缺乏的症状：记忆力欠佳、胃部疼痛、便秘、肌肉松弛、眼睛疼痛、易怒、注意力不集中、腿部刺痛、手部刺痛及心跳过速。

最佳日摄入量：儿童 0.4～1.1 毫克，成人 0.8～1 毫克。

最佳食物来源：西葫芦、羔羊肉、芦笋、蘑菇、豌豆、生菜、辣椒、圆白菜、番茄、蚕豆等。

有助于吸收的物质：B 族维生素、镁以及锰元素。

妨碍吸收的物质：咖啡、压力、避孕药、酒精、抗生素、茶、发酵粉、防腐剂等。

维生素 B_2

功效：有助于将糖类、脂肪和蛋白质转化为能量，是维护和修复身体内部及外部皮肤健康必需的营养物质，有助于调节体内的酸碱度，对头发、指甲和眼睛的健康有很重要的作用。

缺乏的症状：眼部灼痛或沙眼、强光过敏、头发干枯或出油、湿疹或皮炎、舌部疼痛、白内障、指甲断裂、唇部干裂等。

最佳日摄入量：儿童 0.4~1.1 毫克，成人 1.1~1.3 毫克。

最佳食物来源：蘑菇、圆白菜、芦笋、南瓜、豆芽、牛奶、竹笋、番茄等。

有助于吸收的物质：B 族维生素、硒，进餐的时候进行补充。

妨碍吸收的物质：酒精、茶、咖啡、避孕药、发酵粉、防腐剂等。

维生素 B_3

功效：是制造能量、促进大脑活动和皮肤健康所必需的营养物质，能帮助平衡血糖水平并降低胆固醇。还可用于炎症和消化问题的治疗。

缺乏的症状：失眠、头痛或偏头痛、记忆力欠佳、精力缺乏、腹泻、焦虑或紧张、抑郁、易怒、出血或牙龈过敏、痤疮、湿疹、皮炎等。

最佳日摄入量：儿童 5~10 毫克，成人 13~17 毫克。

最佳食物来源：蘑菇、鸡肉、芦笋、羔羊肉、番茄、西葫芦等。

有助于吸收的物质：B 族维生素、铬，最好在进餐的时候服用。

妨碍吸收的物质：酒精、茶、咖啡、避孕药、抗生素等。

维生素 B_5

功效：是大脑和神经必需的营养物质，参与能量的制造，可以控制脂肪的新陈代谢。有助于体内类固醇的分泌，可以保持皮肤和头发的健康。

缺乏的症状：注意力不集中、足部灼痛或足跟疼痛、恶心或呕吐、精力缺乏、肌肉抽搐或痉挛、冷淡、轻微锻炼后即筋疲力尽、忧虑或紧张以及磨牙。

最佳日摄入量：儿童及成人 3~7 毫克。

最佳食物来源：蘑菇、豌豆、扁豆、番茄、圆白菜、芹菜、草莓、蛋类、西葫芦、梨等。

有助于吸收的物质：维生素 H、叶酸，或与其他维生素 B 合成物共同作用，最好在进餐的时候服用。

妨碍吸收的物质：酒精、茶、咖啡、压力等。加热会破坏其成分。

维生素 B_6

功效：是大脑活动以及激素分泌必需的营养物质，可以平衡性激素，有助于蛋白质的消化和利用。常用于经前期综合征以及更年期的治疗。

缺乏的症状：水肿、手部刺痛、肌肉抽搐或痉挛、精力缺乏、抑郁或神经过敏、易怒等。

最佳日摄入量：儿童0.5~1毫克，成人1.2~1.4毫克。

最佳食物来源：辣椒、香蕉、西葫芦、芦笋、扁豆、洋葱以及植物种子和坚果等。

有助于吸收的物质：其他维生素B合成物、锌以及镁。最好在进餐的时候与锌同时进行补充。

妨碍吸收的物质：酒精、吸烟、避孕药、蛋白质摄入量过高等。

维生素 B_{12}

功效：有助于血液对氧气的携带，在能量释放过程中是不可或缺的，是人体利用蛋白质必需的营养物质，可以化解烟草中的毒素及其他的毒素。

缺乏的症状：湿疹或皮炎、口腔对冷热过敏、易怒、忧虑或紧张、精力缺乏、头发状况欠佳、便秘、肌肉松弛或疼痛以及面色苍白等。

最佳日摄入量：儿童0.3~1.2微克，成人1.5微克。

最佳食物来源：羔羊肉、蛋类、虾、牛奶、鸡肉等。

有助于吸收的物质：叶酸、B族维生素，在进餐的时候进行补充。

妨碍吸收的物质：吸烟、酒精以及胃酸缺乏。

维生素 H

功效：可以帮助身体利用必需脂肪，有助于促进皮肤、头发以及神经的健康。在儿童时期最为重要。

缺乏的症状：少白头、皮肤干燥、头发状况欠佳、肌肉松弛或疼痛、食欲欠佳或恶心以及湿疹、皮炎。

最佳日摄入量：儿童以及成人10~200微克

最佳食物来源：生菜、豌豆、番茄、西瓜、甜玉米、杏仁、樱桃、牛奶以及蛋类等。

有助于吸收的物质：B族维生素、镁、锰，最好与维生素B合成物一起在进餐的时候进行补充。

妨碍吸收的物质：煎炸食物和生蛋清，生蛋清中含有的抗生物素蛋白（熟蛋清中含量明显下降）。

维生素 C

功效：增强免疫力，抗感染，可帮助制造胶原质并保持骨骼、皮肤以及关节的健康。可以化解污染物中的毒素，并可预防癌症和心脏病。有助于抗压力激素的分泌以及利于将食物转化为能量。

　　缺乏的症状：精力缺乏、频繁感染、经常感冒、出血或牙龈过敏、容易淤血、流鼻血、伤口愈合缓慢以及皮肤上出现红色丘疹。

　　最佳日摄入量：儿童25～30毫克，成人40毫克。

　　最佳食物来源：辣椒、圆白菜、草莓、柠檬、猕猴桃、豌豆、瓜类、橙、番茄等。

　　有助吸收的物质：水果、蔬菜。

　　妨碍吸收的物质：酒精、吸烟、污染、压力以及煎炸食物。

维生素 D

　　功效：保存钙质，有助于保持骨骼的健康。

　　缺乏的症状：佝偻病、关节疼痛或僵硬、背部疼痛、蛀牙、肌肉痉挛以及头发脱落。

　　最佳日摄入量：儿童及成人10微克。

　　最佳食物来源：大马哈鱼、牡蛎以及蛋类等。

　　有助于吸收的物质：维生素D在皮肤中生成，因此需要保证充足的日照。日照充足的情况下，可不再通过食物补充维生素D。

　　妨碍吸收的物质：煎炸食物或缺乏日照。

维生素 E

　　功效：有助于身体利用氧气，防止血液凝块、血栓的产生和动脉硬化等症。防止细胞被破坏，预防癌症。可以加快伤口愈合速度，增强生育能力。

　　缺乏的症状：性欲低下、轻微锻炼即筋疲力尽、伤口愈合缓慢、静脉曲张、容易瘀血、肌肉失去韧性以及不育症。

　　最佳日摄入量：儿童0.3毫克，成人3～4毫克。

　　最佳食物来源：葵花子、花生、芝麻、蚕豆、豌豆等植物种子类食物。

　　有助于吸收的物质：维生素C和硒。

　　妨碍吸收的物质：空气污染、避孕药、过量摄入精制或加工过的脂肪和油脂以及油炸食品。

叶酸

　　功效：是大脑和神经活动不可或缺的营养物质，特别在妇女怀孕期间是胎儿大脑和神经发育必不可少的营养物质，是蛋白质利用和红细胞生成必需的营养物质。

　　缺乏的症状：忧虑或紧张、记忆力欠佳、精力缺乏、食欲不振、贫血、湿疹、唇部干裂、少白头、胃痛以及抑郁。

最佳日摄入量：儿童 50~150 微克，成人 200 微克。

最佳食物来源：菠菜、花生、芦笋、芝麻、核桃、梨等。

有助于吸收的物质：B 族维生素，特别是维生素 B_{12}，最好在进餐的时候进行补充。

妨碍吸收的物质：高温、光照、食品加工过程和避孕药。

维生素 K

功效：控制血液凝块的形成。

缺乏的症状：容易出血。

最佳日摄入量：肠道中的有益菌可以制造足够的数量。

最佳食物来源：生菜、蚕豆、豌豆、芦笋、土豆、玉米油、番茄及牛奶等。

有助于吸收的物质：健康的肠道细菌（这样就不需要再通过食物进行补充了）。

妨碍吸收的物质：抗生素或婴儿时期缺乏母乳喂养。

三、矿物质的功能

钙

功效：促进皮肤、心脏、神经、骨骼以及牙齿的健康，减轻肌肉和骨骼的疼痛，止血，促进神经健康，收缩肌肉，维持体内正常的酸碱度，减少痛经以及月经抽搐。

缺乏的症状：关节疼痛或关节炎、肌肉痉挛或抽搐、失眠或神经过敏、蛀牙及高血压。

最佳日摄入量：儿童 600 毫克，成人 800 毫克。

最佳食物来源：杏仁、玉米饼、梅脯、南瓜籽、煮熟晾干的蚕豆、冬小麦等。

有助于吸收的物质：维生素 D、镁、磷、硼或体育锻炼。

妨碍吸收的物质：酒精、咖啡、茶、缺乏锻炼，摄入过量的脂肪和磷都会妨碍钙的吸收。压力会导致大量的钙被排出体外，造成流失。

铬

功效：可以平衡血糖浓度，有助于调节饥饿感，降低食欲，延长寿命，帮助保护体内的脱氧核糖核酸和核糖核酸，并且是心脏功能健全必需的营养物质。

缺乏的症状：大量出汗或冷汗、若 6 小时左右不进食会出现眩晕或易怒、需要频繁进食、手部冰冷、需要长时间睡眠否则白天昏昏欲睡、频繁口渴或嗜食甜食等。

最佳日摄入量：尚无。

最佳食物来源：全麦面包、土豆、青辣椒、蛋类、鸡肉、苹果、麦片、羔羊肉等。

有助于吸收的物质：维生素B_3以及氨基乙酸、谷氨酸和胱氨酸，改善饮食或加强体育锻炼可促进吸收。

妨碍吸收的物质：肥胖、添加剂、杀虫剂、石油产品、加工食品以及有毒的金属，大量摄入精制的糖类和面粉等也会妨碍吸收。

铁

功效：血红蛋白的重要组成成分，铁还是酶的构成成分，是体内能量制造必不可少的营养物质。

缺乏的症状：贫血。

最佳日摄入量：儿童7～10毫克，成人10～14毫克。

最佳食物来源：南瓜籽、杏仁、梅脯、葡萄干、核桃、猪肉、煮熟晾干的蚕豆、芝麻等。

有助于吸收的物质：维生素C、维生素E、适量的钙质、叶酸、磷和胃酸。

妨碍吸收的物质：草酸盐（菠菜等）、鞣酸（茶）、磷酸盐（碳酸饮料以及食品添加剂）、抗酸剂以及大量摄入锌元素。

镁

功效：增强骨骼与牙齿的健康，有助于放松肌肉并促进肌肉的健康，是治疗经前期综合征的重要营养物质，同时对心脏肌肉和神经系统也十分重要，是能量制造不可缺少的营养物质，是体内众多酶的辅因子。

缺乏的症状：失眠或神经过敏、高血压、心律不齐、便秘、惊厥或抽搐、抑郁、精神错乱、肌肉颤搐或痉挛、肌肉无力、食欲不振以及软组织内钙质沉淀，如肾结石等。

最佳日摄入量：儿童170毫克，成人300毫克。

最佳食物来源：杏仁、核桃、熟蚕豆、大蒜、葡萄干、青豆、螃蟹等。

有助于吸收的物质：维生素B_1、维生素B_6、维生素C、维生素D、锌、钙以及磷。

妨碍吸收的物质：牛奶制品中大量的钙质、蛋白质，脂肪和草酸盐等。

锰

功效：可以激活20多种酶，稳定血糖浓度，促进脱氧核糖核酸与核糖核酸的健康，是生育和红细胞合成必不可少的营养物质，有助于骨骼、软骨组织和神经系统的健康，还是制造胰岛素的重要营养物质，可以减少细胞损害。此外还是大脑活动必需的营养物质。

缺乏的症状：惊厥、抽搐、膝部疼痛及关节疼痛、儿童发育期疼痛、眩晕或平衡能力欠佳。

最佳日摄入量：儿童2.5毫克，成人3.5毫克。

最佳食物来源：菠萝、生菜、葡萄、草莓、燕麦、甜菜根、芹菜等。

有助于吸收的物质：锌、维生素E、维生素 B_1、维生素 C 以及维生素 K。

妨碍吸收的物质：抗生素、酒精、钙和磷。

钼

功效：帮助身体排出蛋白质分解产物，强健牙齿，有助于降低龋齿发生，能够消除自由基、石化产品和亚硫酸盐对身体的毒害作用。

缺乏的症状：尚无任何已知的缺乏症状。

最佳日摄入量：尚无。

最佳食物来源：番茄、猪肉、羔羊肉、扁豆和蚕豆。

有助于吸收的物质：蛋白质。

妨碍吸收的物质：铜、硫酸盐。

磷

功效：保持骨骼和牙齿的健康，构成肌肉组织，也是脱氧核糖核酸以及核糖核酸的组成成分，是分泌乳汁必需的营养物质，有助于维持体内的pH，并可以协助新陈代谢的进行以及体内能量的制造。

缺乏症状：全身肌肉无力、食欲不振、骨骼疼痛、佝偻病以及软骨病。由于大量食物中含磷，饮食缺乏的情况非常罕见，除非长期使用抗酸剂或经受压力、骨折可能导致磷缺乏症。

最佳日摄入量：儿童800毫克，成人800毫克。

最佳食物来源：所有食物中都含有磷。

有助于吸收的物质：适当的钙磷比例、维生素 D。

妨碍吸收的物质：过量的铁、镁和铝。

钾

功效：确保营养物质被细胞吸收，同时排出细胞的代谢废物。可以促进神经与肌肉的健康，维持体液平衡，放松肌肉，有助于胰岛素的分泌，控制血糖浓度，参加新陈代谢的过程，可以维持心脏的正常功能，并可以刺激肠道的蠕动以促进代谢废物排出体外。

缺乏的症状：易怒、恶心、呕吐、腹泻、腹胀、心跳过速、心律不齐、肌肉无力、麻木、钾钠比例失衡造成的低血压、精神错乱以及心理冷淡等。

最佳日摄入量：儿童1 600毫克，成人2 000毫克。

最佳食物来源：圆白菜、芹菜、萝卜、蘑菇、南瓜、蜂蜜等。

有助于吸收的物质：镁。

妨碍吸收的物质：过量的钠、酒精、糖类、利尿剂、轻泻剂、皮质激素类药物以及压力。

硒

功效：有助于保护身体免受致癌物质的侵害、减轻炎症，刺激免疫系统抵抗感染，可以促进心脏的健康并有助于维生素E的活动，是男性生殖系统以及新陈代谢必需的营养物质。

缺乏的症状：癌症家族史、未老先衰的迹象、白内障、高血压及频繁感染。

最佳日摄入量：儿童30微克，成人70微克。

最佳食物来源：蜂蜜、蘑菇、圆白菜、牛肝脏、鸡肉等。

有助于吸收的物质：维生素 E、维生素 A 和维生素 C。

妨碍吸收的物质：精制食品。

钠

功效：防止脱水的发生，保持体内水分的平衡，有助于神经系统的活动，用于肌肉收缩，包括心肌的收缩。还用于体内能量的制造，并有助于将营养物质运送到细胞中。

缺乏的症状：眩晕、精神冷淡、食欲不振、肌肉痉挛、恶心、呕吐、低血压、脉搏过快、体重减轻以及头痛。

最佳日摄入量：儿童1 900毫克，成人2 400毫克。

最佳食物来源：泡菜、火腿、芹菜、螃蟹等。

有助于吸收的物质：维生素 D。

妨碍吸收的物质：钾与氯化物可以中和钠，从而保持钠在体内含量的均衡。

锌

功效：是体内200多种酶和脱氧核糖核酸及核糖核酸的构成成分，是生长必需的营养物质，对于伤口愈合有重要的作用。有助于骨骼和牙齿的形成、头发的生长，并且是维持持久能量必不可少的营养物质。有助于增强有效处理压力的能力，可以促进神经系统以及大脑的健康，特别是正处于发育阶段的胚胎。

缺乏的症状：味觉或嗅觉欠佳、生育能力较低、面色苍白、两个以上手指甲上有白色斑点、频繁感染、延展的斑痕、痤疮、皮肤油脂分泌过多、抑郁倾向以及食欲不振。

最佳日摄入量：儿童7毫克，成人15毫克。

最佳食物来源：姜、羔羊肉、核桃、豌豆、青豆、蛋黄、全麦谷物、燕麦、花生、杏仁等。

有助于吸收的物质：胃酸、维生素 A、维生素 E 和维生素 B_6、镁、钙以及磷。

妨碍吸收的物质：草酸盐、钙摄入量过高，铜、蛋白质摄入量不足，糖类摄入量过高或压力过大，酒精也会妨碍锌的吸收。

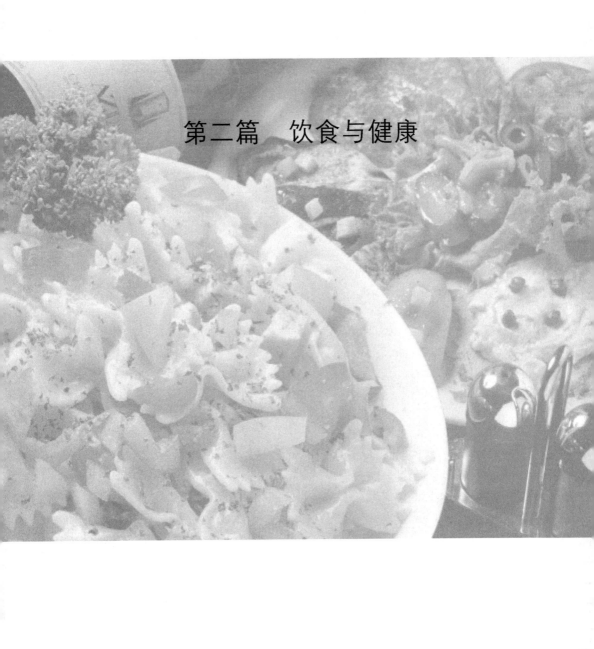

第二篇　饮食与健康

一、饮食对健康的影响

不良饮食影响视力

　　大量的临床资料及试验证明，在众多导致近视的原因中，不良饮食习惯也是重要原因之一，近视眼的形成与机体缺乏钙、铬等微量元素有关。钙、铬对于眼内液压的调节、维持正常眼压、眼球壁硬度以及防止眼睛近视起着重要的作用。大自然为我们提供了富含各种人体所必需的营养物质的食物，如果过于偏食很容易引起一些元素的缺乏，身体会因摄入不足而逐渐导致眼睛近视。

　　对于患了近视眼的孩子，可以辅用食疗，日常生活中要少食用酸甜食品。此外，让孩子多食一些健脾养胃和补益气血的食物，如芋头、菠菜、小米、龙眼肉、山药、胡萝卜、山芋、玉米等，也可多食用一些黑豆、黄豆、杏仁、紫菜、海带、羊肉、红枣、核桃仁等食品。

食物可以影响人的性格

　　随着科学研究的深入，心理学家和社会学家提出了新的见解：食物可以影响人的性格。例如情绪不稳定的人，往往是酸性食物摄入过量、缺乏维生素B和维生素C的缘故；优柔寡断者，可能是因为体内缺少维生素和氨基酸；性格固执者，常因喜吃肉类及高脂肪食物，血中尿素偏高所致。

　　因此专家建议，人们要想改变自己性格中的弱点或改善一下情绪，不妨有意识地选择相对应的食物。特别是在青少年时期，性格的可塑性较强，通过"吃"来获得较完美的性格，想必是一件赏心乐事吧。

　　情绪不稳定者多吃碱性食物，如含钙丰富的大豆、菠菜、牛奶、花生、蟹、蛋黄、土豆等。如果觉得自己在这段时间里情绪特别波动，甚至无缘无故发脾气，那么最好素食一段时间，减少盐和糖的摄取，少吃零食，可以多吃些含有钙质的牛奶及贝类、蟹、鱼、海带等海产品。同时多吃富含维生素B的食物，如大蒜、油菜、土豆、茄子、南瓜、莲藕、豆芽、鳝鱼、草鱼、鲲鱼、香蕉、苹果、玉米等。

　　优柔寡断者建议养成以肉类为中心的膳食习惯，同时大量吃新鲜蔬菜和水果，特别要多吃含维生素A、B、C的食物。

　　消极依赖者应适当节制一些甜食，如蛋糕、可乐等，多吃含钙和维生素B_1较丰富的猪肉、羊肉、小麦胚芽、鱼、贝类、大豆制品等。

　　做事虎头蛇尾者宜多吃胡萝卜、田螺、鸡肝、卷心菜、扁豆、辣椒、苦瓜、西红柿等，少吃肉类食物。

迟钝不灵者需要摄取丰富而多变的食物，多吃富含维生素 A、B 的蔬菜和含钙丰富的食物。特别是对大脑神经纤维有帮助的海藻类食品，以达到柔软脑神经的目的。

以自我为中心者改掉吃糖过多的习惯，多吃鱼、肉、蔬菜、胡萝卜。绝对不能吃过咸的食品。

具有健脑补益作用的食物有哪些

科学研究发现，许多食物如核桃仁、大枣、葵花子、黄花菜、银耳、莲子、黑芝麻、桂圆、黄豆、花生、鸡蛋、牛奶、动物肝脏、脑、新鲜蔬菜、水果等，有健脑补益作用。

科学家还认为，凡含有蛋白质、维生素、氨基酸及钙、磷、铁、锌、铬等元素的食品，都有预防脑细胞衰老和增强记忆力的作用。

哪些食物有防止脱发的作用

人到中年以后，由于内分泌腺改变，常引起毛囊萎缩、毛发逐渐脱落。但也有少数人，虽然年过七旬，头发却既黑又亮，看起来比实际年龄小得多。这是什么原因呢？

经专家们研究发现，对氨基苯甲酸能使毛发变黑，经常服用对氨基苯甲酸可以治疗脱发，并能使白发变黑。含对氨基苯甲酸较多的食物有牛奶、牛心、牛肝、鸡蛋、瘦猪肉、黄豆、花生等。

肌醇能防止头发脱落，为了保护头发，防止头发不断脱落，可在饮食中增加肌醇和 B 族维生素（泛酸、叶酸、对氨基苯甲酸、生物素等）。多吃富有蛋白质的饮食，多吃蔬菜和水果，如白菜、洋葱、橘子、香蕉、苹果、桃等，也可防止头发脱落，有时还可长出新的头发。

二、什么是最佳健康状态

科学的营养搭配可以使我们的身体处于最佳健康状态，具体表现为：

● 精神集中，头脑清晰。

● 高智商。

● 高分析和判断能力。

● 体力充沛。

● 高质量睡眠。

● 对疾病的抵抗能力强，保护身体免受疾病侵害。

● 延长健康寿命。

三、如何选择食物搭配

根据我们的生存环境和我们每天所从事的工作，在选择食物营养搭配时最好做到：

● 不是十分必要的情况下，尽量以天然食品为主，没有什么可以替代天然食品，它富含上百种促进健康的物质，而其中很多种的功用尚待发现，这是任何替代物质或者人工合成物质所不能达到的。

● 饮食要丰富多样，身体从大量不同品种的食物中吸收我们健康所需要的各种物质。

四、良好的饮食习惯

1. 我们的生理构造不适合起床后立即用餐，最好在完全清醒后（即醒来大约 1 小时）用餐，也不要在深夜用餐。

2. 早餐最好以清淡为主，容易消化的以糖类为基础的早餐如麦片、水果等能使人更好地工作，而含有高蛋白质或经过烹制的早餐则相反。

3. 少食多餐，用餐时最好是细嚼慢咽而不是狼吞虎咽，不要挑食。

4. 多吃蔬菜水果等素食，辅以鱼类等高蛋白质食品。

5. 食用大米等谷物类食品时最好不要选择加工过于精细的大米，过于精细的加工会使大部分营养物质流失。

6. 保持积极的生活方式和经常锻炼，久坐的人一般对食欲的控制力较差，而锻炼可以平衡食欲，使之符合身体的需要。

7. 减少食用浓缩食品。

8. 大量饮水，每日饮水量应该不少于 1 升，理想的摄入量应为 2 升左右。

五、常见食物酸碱度表

酸 性		中 性	碱 性	
高	中		中	高
蛋类	核桃	咖啡	牛奶	菠菜
鱼类	小麦	茶	杏仁	菠菜根
甲壳动物	大米	糖	椰子	胡萝卜
牛肉	燕麦	果汁	圆白菜	水果干
鸡肉	李子		芹菜	
羊肉			扁豆	
猪肉			生菜	
动物肝脏			蘑菇	
			洋葱	
			土豆	
			苹果	
			香蕉	
			葡萄	
			瓜类	
			橙	
			柚子	
			桃	
			梨	
			橘子	

第三篇 饮食篇

主食类

大　米

大米别名稻米，原产于我国，唐代就已经是主要的粮食。我国是世界栽培稻米的起源地之一。稻米的种植技术，包括稻田和插秧，都是我国发明的。传说中是神农氏教导人们如何种稻。现在稻米是东

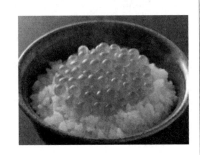

亚、南亚地区包括我国在内的主要粮食作物。全世界有一半的人口食用它。主要在亚洲、欧洲南部和热带美洲及非洲部分地区。总产量占世界粮食作物产量第三位，仅低于玉米和小麦。

◇ 食补功效

传统医学认为大米具有健脾和胃、补中益气、益精强志、和五脏、通血脉、止泻，以及治疗病后脾胃虚弱、泄泻、反胃等症状的功效。

虽然大米中各种营养物质的含量不是很高，但因其食用量较大，同样具有很高的营养功效。

◇ 食用方法

蒸食、熬粥或者加工为大米食品，如米粉、年糕、酿造米酒等。

◇ 食用宜忌

所有人都可以食用。

用大米煮粥时不能加碱，加入碱会破坏大米中的维生素。

长期食用精制大米会导致营养不良，因为大米精加工中会破坏其营养成分。

营养成分（/100 克）

热　　量：343 千卡

蛋 白 质：7.7 克
脂　　肪：0.6 克
糖　　类：76.8 克
胆 固 醇：0
膳 食 纤 维：0.6 克
生 物 素：220 微克
胡 萝 卜 素：0
叶　　酸：3.8 微克
泛　　酸：0.6 毫克
烟　　酸：1.5 毫克

钙：11 毫克
铁：1.1 毫克
磷：121 毫克
钾：97 毫克
钠：2.4 毫克
铜：0.19 毫克
镁：34 毫克
锌：1.45 毫克
硒：2.5 微克

维生素 A：0
维生素 B_1：0.33 毫克
维生素 B_2：0.08 毫克
维生素 B_6：0.2 毫克
维生素 B_{12}：20 微克
维生素 C：8 毫克
维生素 D：0
维生素 E：1.01 毫克
维生素 K：0
维生素 P：0

注：1 千卡 = 4.1868 千焦，以下同。

◇ **食物妙用**

1. 糖尿病：糙米150克，枸杞子45克，煮粥食用。
2. 产妇奶不足时可用米汤辅助喂养婴儿。

生活小贴士

用什么水煮饭最好

煮饭不宜用生水。因为自来水中含有氯气，在烧饭过程中，它会破坏粮食中所含的维生素 B_1，而如果用开水煮饭，维生素 B_1 就可免受损失了。所以煮饭用开水比较好。

粽　子

端午节吃粽子就是我国特有的饮食文化之一。关于端午节的起源，全国各地民间、各家学派众说纷纭，但归纳起来有以下六说：

一说端午节是龙的节日。这是闻一多先生在《端午考》与《端午的历史教育》中提出来的。闻先生查了101条古籍记载，考证端午节是古代吴越民间举行图腾祭的节日。

二说端午节是纪念爱国诗人屈原逝世。据《续齐谐记》记载：屈原在五月初五投汨罗江而死，楚人哀之，每逢此日，以竹筒盛米，投水祭之。

三说端午节是为了纪念春秋时期大将军伍子胥。《后汉书》写道：浙江虞巫上祝曹盱，五月初五在曹娥江上婆娑起舞，迎接伍神（伍子胥）。后来浙江百姓每年端午节沿江河逆流而上，举行各种祭祀活动，以悼念伍子胥。

四说端午节起源于夏、商、周时期的夏至节。《风土记》与《续汉书》写道：仲夏之月，万物方盛，夏至日，阴气萌生，恐物不懋，故在五月初五，以五色印为门户饰，以惩恶气。

五说端午节源于湖北省沔阳县沙湖的一则传说。古时候，沔阳县沙湖来了四位豪杰，专门劫富济贫，后被官兵围困，五月初五投湖而死，当地人民将这天定为端午节。

六说端午节起源于恶日。古人认为五月是多灾多难的月份，为了灭灾除邪，定此日为端午节。

普遍传说是为了纪念爱国诗人屈原，居民为了不让跳下汨罗江的屈原尸体被鱼虾吃掉，所以在江里投下许多用竹叶包裹的米食（粽子），并且竞相划船（赛龙船）希望找到屈原的尸体。后端午节吃粽子的习俗逐渐在全国推广开来，并成为我国重要的传统节俗文化之一。

黑　米

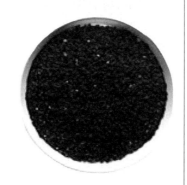

黑米是大米的一种，外表呈黑色，故称黑米。黑米是一种食、药兼用的大米，营养丰富。种植历史悠久，我国不少地方都有生产，具有代表性的有陕西黑米、贵州黑糯米、湖南黑米等。食用价值高，除煮粥外，还可以制作各种营养食品和酿酒。所含营养成分多聚集在黑色皮层，故不宜精加工，以食用糙米为宜。煮粥时，夏季将黑米用水浸泡一昼夜，冬季浸泡两昼夜，淘洗次数要少，泡米的水要与米同煮，以保存营养成分。

◇ 食补功效

传统医学认为黑米具有滋阴补肾、健脾暖肝、明目活血，以及治贫血、头昏、视物不清、头发早白等功效。

黑米外部的皮层中含有花青素类色素，具有很强的抗衰老作用。且米的颜色越深，则表皮色素的抗衰老效果越强，黑米色素的作用在各种颜色的米中是最强的。黑米还富含黄酮类活性物质，是白米的5倍之多，对预防动脉硬化有很大的作用。由于黑米中含膳食纤维较多，淀粉消化速度比较慢，血糖指数仅有55（白米饭为87），因此，吃黑米不会像吃白米那样造成血糖的剧烈波动。此外，黑米中的钾、镁等矿物质还有利于控制血压、减少患心脑血管疾病的风险。所以，糖尿病人和心血管疾病患者可以把食用黑米作为膳食调养的一部分。

◇ 食用方法

煮粥效果最好。

将浸泡好的黑米用高压锅烹煮，只需20分钟即可食用。为了避免黑米中所含的色素在浸泡中溶于水中而失去营养，泡之

营养成分（/100克）

热　　　量	339 千卡
蛋　白　质	8.9 克
脂　　　肪	2.2 克
糖　　　类	70.8 克
胆　固　醇	0
膳 食 纤 维	2.8 克
生　物　素	270 微克
胡 萝 卜 素	3.87 毫克
叶　　　酸	15 微克
泛　　　酸	0.2 毫克
烟　　　酸	2.3 毫克

钙	12 毫克
铁	1.6 毫克
磷	179 毫克
钾	256 毫克
钠	7.1 毫克
铜	0.15 毫克
镁	147 毫克
锌	3.8 毫克
硒	3.2 微克

维生素 A	19 微克
维生素 B_1	0.41 毫克
维生素 B_2	0.33 毫克
维生素 B_6	0.54 毫克
维生素 B_{12}	104 微克
维生素 C	32 毫克
维生素 D	0
维生素 E	0.6 毫克
维生素 K	0
维生素 P	0

前可用冷水轻轻淘洗，不要搓揉；泡米用的水要与米同煮，不能丢弃，以保存其中的营养成分。

一般来说，黑粳米和黑糯米用来煮粥口感最好。黑籼米煮粥时，最好配些糯米来增加黏度。

除了粥之外，黑米还可以做成点心、汤圆、粽子、面包等。现在还开发出了黑米酒，其中含有黑色素，能起到保健作用。

◇ 食用宜忌

所有人都可以食用。

◇ 妙用食物

用黑米配以白果、银耳、核桃仁、花生米、红枣、冰糖、苡米做成"黑米八宝粥"，是难得的高级滋补美食。如能长期服用，可以益寿延年。

洋县黑米

洋县种植黑稻米，距今已有2 000多年历史。相传，汉张骞还未做官前，在家乡汉中成固（今陕西城固、洋县一带）读书。一天，他在柳林内读书困倦，依树入梦，梦中游历了斗牛宫，拜谒文曲星求问前程。文曲星告诉他："前程万里。"张骞又问何时发迹。文曲星答曰："汝见黑米之日，即发迹之时也。"从此以后，张骞除了苦读诗书外，常去河畔寻找黑米。三年后的一天，他终于在野稻中找到一株灰色稻穗，剥开稻壳，果然是黑米。张骞正巧就在这一年出仕。据说，张骞发现的黑米，就是流传至今的洋县黑米。由于黑稻米味美，所以，自汉武帝时代开始，直到清朝末年，洋县黑米均是向帝王进献的贡米。庚子之变，尽管慈禧太后如丧家之犬，仍然念念不忘洋县黑米之香，下令进奉。

紫 米

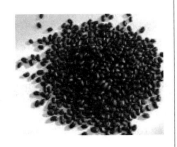

营养成分（/100克）

热　　量：343千卡

蛋 白 质：8.3克
脂　　肪：1.7克
糖　　类：73.7克
胆 固 醇：0
膳 食 纤 维：1.4克
视黄醇当量：13.8微克
烟　　酸：4.2毫克

钙：13毫克
铁：3.9毫克
磷：183毫克
钾：219毫克
钠：4毫克
铜：0.29毫克
镁：16毫克
锌：2.16毫克
硒：2.88微克
锰：2.37毫克

维生素A：0
维生素C：0
维生素E：1.36毫克
硫 胺 素：0.31毫克
核 黄 素：0.12毫克
胡萝卜素：1.1微克

紫米别名紫糯米、接骨糯等，属糯米类，因米呈紫黑色，故得名。《红楼梦》中称之为"御田胭脂米"。仅产于云南思茅和西双版纳地区。

紫米饭清香、油亮、软糯可口，营养价值和药用价值都比较高，有补血、健脾、理中及治疗神经衰弱等多种作用。

◇ 食补功效

传统医学认为紫米有滋阴补肾、健脾暖肝、明目活血等作用。适应于胃寒痛、消渴、夜多小便等症。

◇ 食用方法

做饭，煮粥均可

◇ 食用方法

煮粥最能保证需要营养成分的吸收。

◇ 食用宜忌

所有人都可以食用。

玉 米

营养成分（/100克）

热　　量：196千卡

蛋　白　质：4克
脂　　肪：2.3克
糖　　类：40.2克
胆　固　醇：0
膳食纤维：10.5克
生　物　素：216微克
胡萝卜素：0.34毫克
叶　　酸：12微克
泛　　酸：1.9毫克
烟　　酸：1.6毫克

钙：1毫克
铁：1.5毫克
磷：187毫克
钾：238毫克
钠：1.1毫克
铜：0.25毫克
镁：96克
锌：0.9毫克
硒：1.63微克

维生素A：63微克
维生素B_1：0.21毫克
维生素B_2：0.06毫克
维生素B_6：0.11毫克
维生素B_{12}：15微克
维生素C：10毫克
维生素D：0
维生素E：1.7毫克
维生素K：1微克
维生素P：0

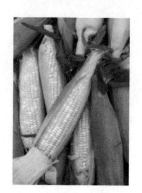

玉米别名玉蜀黍、番麦、红须麦、苞谷、珍珠米等。原产于中美洲，是印第安人培育的主要粮食作物，哥伦布1492年在古巴发现了玉米，1494年把玉米带回西班牙，并逐渐传至世界各地，与水稻、小麦并称为世界三大农作物。17世纪时传入中国，由于气候适宜，产量高，迅速普及开来，主要在中国北方和西南山地，很快取代了原来这些地区的主要粮食作物粟。在原产地美洲以外，中国是玉米种植最为普及的地区。玉米也是全世界总产量最高的粮食作物。

◇ 食补功效

传统医学认为玉米具有益肺宁心、调中开胃、降脂等功效。

玉米有降糖、降压、利尿、促进胆汁排泄、增加血液中凝血酶原含量、提高血小板数量、加速血液凝固等功效，以玉米作为食物，可以刺激胃肠蠕动，加速粪便排泄，增强人的体力和耐力，并可防治便秘、肠炎、肠癌等疾病。

近年来发现，玉米能加速婴幼儿机体的生长发育，延缓衰老，并有保护皮肤的作用。据日本杂志报道，玉米中含有一种"玉米缩氨酸"的物质，可以延缓人体对酒精的吸收，并能控制醉酒者体内乙醇的浓度。

◇ 食用方法

玉米粒可用来炒菜或者做汤，玉米也可直接蒸食或煮食，一般加工成面粉。

◇ 食用宜忌

所有人都可以食用，肝脑综合征及皮肤病患者应少吃。

发霉的玉米有致癌物，不能食用。

◇ **妙用食物**

1. 玉米粥

玉米粉 50 克，以凉水调成糊状，用锅将水烧开，将玉米糊倒入开水中并搅拌均匀，以防结块，煮熟后加一匙蜂蜜即可。

玉米粥对高血脂、冠心病、动脉粥样硬化等有预防作用。

2. 玉米须巧用

用干玉米须 30 克，煎水代茶饮，有降压作用。

用玉米须配合西瓜皮、香蕉煎服，适宜原发性高血压患者。也可用玉米须 18 克，决明子 10 克，白菊花 6 克，每天用开水冲泡后代茶，持续饮用，能稳定血压，改善症状。

特色食品　　　　　　　　　　　**玉米胚芽油**

玉米胚芽油是以玉米胚芽为原料经过压榨精制而成的食用油。它去除了油脂中的有害物质，又保留了玉米胚芽所特有的营养与芳香。由于玉米不是油料作物，含油量很少，而且主要在玉米胚芽中，而一颗金黄饱满的玉米粒也只有那么一小点的胚芽可以用来榨油（一瓶 5 升的玉米胚芽油要用 60 万～80 万个优质玉米胚芽才能压榨得来），因此非常珍贵。

据资料介绍，玉米胚芽油不含胆固醇，其脂肪酸主要以油酸和亚油酸等不饱和脂肪酸构成，其中亚油酸含量高达 55%。油酸能够降低对人体不利的胆固醇，而亚油酸则是人体所必需的一种脂肪酸，对调节血脂、维护心血管健康具有重要作用。不同的食用油，它们为人体吸收的比例也不相同。从研究的数据看，人体对玉米胚芽油的吸收率很高，达 97%，这也使得它含有的各种营养成分极易为人体所吸收。此外，它还含有丰富的维生素 E——一种天然的抗氧化剂，对人体细胞分裂、延缓衰老有一定的作用。玉米胚芽油在国外已有 100 多年的历史。

高　粱

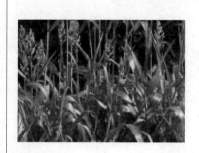

营养成分（/100克）

热　　量：351 千卡

蛋 白 质：10.4克
脂　　肪：3.1克
糖　　类：70.4克
胆 固 醇：0
膳 食 纤 维：4.3克
视黄醇当量：10.3微克
烟　　酸：1.6毫克

钙：22毫克
铁：6.3毫克
磷：329毫克
钾：281毫克
钠：6.3毫克
铜：0.53毫克
镁：129毫克
锌：1.64毫克
硒：2.83微克
锰：1.22毫克

维生素 A：0
维生素 C：0
维生素 E：1.88毫克
硫 胺 素：0.29毫克
核 黄 素：0.1毫克
胡萝卜素：1.5微克

高粱别名蜀黍、芦黍、荻粱等，原产于非洲热带地区。我国东北种植较普遍。由于其茎高大可以藏人，高粱地又俗称"青纱帐"，在日本侵略时期，抗日游击队经常出没其间，这一时期日本侵略军曾经禁止农民种高粱。

◇ 食补功效

传统医学认为高粱具有健脾胃、利气、温中、止泻的功效，可用来防治积食和小便不利等多种疾病。

◇ 食用方法

高粱米可以蒸饭、煮粥，也可以与大米一起蒸煮，磨面可以蒸食、贴饼子。因是粗粮，口感不太好。

◇ 食用宜忌

一般人都可以食用。
患有慢性腹泻的人经常食用高粱有明显疗效。

◇ 妙用食物

防治喘咳：高粱30克，与冰糖一起蒸熟服用。

小 米

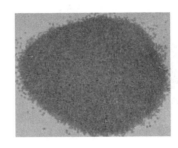

营养成分（/100克）

热　　量：359千卡	

蛋 白 质：9.2克	
脂　　肪：3.2克	
糖　　类：73.3克	
胆 固 醇：0	
膳 食 纤 维：1.6克	
生 物 素：143微克	
胡 萝 卜 素：0.19毫克	
叶　　酸：29微克	
泛　　酸：1.7毫克	
烟　　酸：1.6毫克	

钙：9毫克	
铁：5.6毫克	
磷：240毫克	
钾：239毫克	
钠：9毫克	
铜：0.54毫克	
镁：107毫克	
锌：2.08毫克	
硒：4.74微克	

维生素A：17微克	
维生素B_1：0.67毫克	
维生素B_2：0.12毫克	
维生素B_6：0.18毫克	
维生素B_{12}：73微克	
维生素C：0	
维生素D：0	
维生素E：3.63毫克	
维生素K：0	
维生素P：0	

　　小米别名白粱米、粟谷、谷子等，是粟脱壳制成的粮食，因粒小而得名。粟在中国北方俗称谷子，南方则称稻为谷子。原产于中国北方黄河流域，是古代主要的粮食作物。

◇ 食补功效

　　传统医学认为小米具有健脾益气、和胃安眠、利小便、解毒、除热，以及治反胃呕吐、脾胃虚热、胃热消渴等功效。

◇ 食用方法

　　煮粥、做饭均可，也可加工成种各小米食品。

◇ 食用宜忌

　　所有人都可以食用，特别适合老人、产妇和病人食用。与大豆或肉类一起食用效果更好。

◇ 妙用食物

　　失眠：睡前喝小米粥有助于睡眠。

良莠不齐的由来

　　经过多年人工除草的选择，谷子地里的杂草样子非常像谷子，尤其幼苗时期，叫做"莠"，成语"良莠不齐"则是由此产生。

小　麦

营养成分（/100克）

热　　　量：350千卡

蛋　白　质：9.4克
脂　　　肪：1.4克
糖　　　类：75克
胆　固　醇：0
膳食纤维：2.8克
生　物　素：185微克
胡萝卜素：0
叶　　　酸：8微克
泛　　　酸：0.7毫克
烟　　　酸：0.47毫克

钙：25毫克
铁：0.6毫克
磷：162毫克
钾：127毫克
钠：0.2毫克
铜：0.26毫克
镁：32毫克
锌：0.2毫克
硒：0.32微克

维生素A：11微克
维生素B$_1$：0.24毫克
维生素B$_2$：0.07毫克
维生素B$_6$：0.05毫克
维生素B$_{12}$：17.3克
维生素C：0
维生素D：0
维生素E：0.3毫克
维生素K：0
维生素P：0

　　小麦是禾本科植物，秋种，冬长，春秀，夏实，受四时之气，故为五谷之精品。小麦是世界上种植最广的粮食作物之一，是人类最主要的食物来源，在我国是仅次于水稻的主要粮食作物，我国长江以北大部分地区人们以此为主食。

◇ 食补功效

传统医学认为小麦具有养心安神、除热、止渴、益肾、回乳，以及治烦热、脏躁、消化不良等功效。

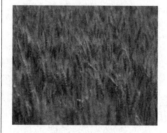

◇ 食用方法

　　小麦的食用方法很多，如小麦粥、面条、饺子、馒头、面包、各种饼、油条等。

◇ 食用宜忌

　　所有人都可以食用。

◇ 妙用食物

　　小麦红枣粥

　　自汗盗汗：用小麦40克，红枣10个，龙眼肉10克，加水煮熟食用。

生活小贴士
煮饺子不粘三法

　　1. 和饺子面时，每500克面加1个鸡蛋，可使蛋白质含量增多，煮时，蛋白质收缩凝固，饺子皮变得结实，不易粘连。

　　2. 水烧开后加入少量食盐，待盐溶解后再下饺子，直到煮熟，不用点水，不用翻动。水开时既不外溢，也不粘锅或连皮。

　　3. 饺子煮熟后，先用笊篱把饺子捞入温开水中浸一下，再装盘，就不会粘在一起了。

油　条

据说起源于人们憎恨奸臣秦桧陷害岳飞父子。当时，杭州有一小贩，做出了油条这一食品，原名叫"油炸桧"，即油炸秦桧之意，以解心头之恨。

馒　头

相传在三国时候，蜀国南边的南蛮洞主孟获总是不断来袭击骚扰，诸葛亮亲自带兵去征伐孟获。泸水一带人烟极少，瘴气很重而且泸水有毒。诸葛亮手下提出了一个迷信的主意：杀死一些"南蛮"的俘虏，用他们的头颅去祭泸水的河神。诸葛亮当然不能答应杀"南蛮"俘虏，但为了鼓舞士气，他想出了一个办法：用军中带的面粉和成面泥，捏成人头的模样儿蒸熟，当作祭品来代替"蛮"头去祭祀河神。

从那以后，这种面食就流传了下来，并且传到了北方。但是称为"蛮头"实在太吓人了，人们就用"馒"字换下了"蛮"字，写作"馒头"，久而久之，馒头就成了北方人的主食品了。

狗不理包子

包子是我国人民喜食的食物之一，其中最有名的要算天津的狗不理了。

据传这家包子店开业于清同治年间，店主姓高名贵友，乳名叫"狗仔"。据传，高贵友小时候的脾气很倔强，倔起来连小狗来逗都不理睬。因此，街坊邻居都取笑他，叫他做"狗不理"。他制作的包子不仅选料十分讲究，而且技艺十分独到，味道更是十分鲜美，具有鲜明的特色，因而深受广大食客赞扬与青睐。慈禧太后慕名品尝后，"龙颜大悦"，不禁也大加赞赏。从此，这种包子"一登龙门，身价倍增"，也就闻名遐迩，生意越来越红火，慕名前来品尝包子的顾客与日俱增，纷至沓来，常常令高贵友忙不过来。后来高贵友急中生智，想出了一个经营新点子：即在店内桌上放上几大箩洗干净的筷子，顾客们想买包子，他要求先把零钱放进碗内，然后他便照碗里的钱多少按价给包子。顾客们吃完包子，放下碗筷就离店，而高贵友忙得自始至终不发一言。于是街坊邻里们都取笑他说："狗仔卖包子，一概不理睬。"后来，好事的街坊们就把他的包子店取名"狗不理"；把他制作的包子叫做"狗不理包子"，而高贵友也不表示异议。此店名一经传开，远近闻名，一直流传至今。

大　麦

营养成分（/100克）

热　　　量：307千卡

蛋　白　质：10.2克
脂　　　肪：1.4克
糖　　　类：63.4克
胆　固　醇：0
膳食纤维：9.9克
视黄醇当量：13.1微克
烟　　　酸：3.9毫克

钙：66毫克
铁：6.4毫克
磷：381毫克
钾：49毫克
钠：0
铜：0.63毫克
镁：158毫克
锌：4.36毫克
硒：9.8微克
锰：1.23毫克

维生素A：0
维生素C：0
维生素E：1.23毫克
硫 胺 素：0.43毫克
核 黄 素：0.14毫克
胡萝卜素：2微克

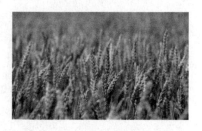

　　大麦也叫倮麦、牟麦、饭麦、赤脬麦等。全国各地均有种植，可以用其做饭或磨面做糕点食品，也可酿酒、做酱，其种子经水泡发芽即为麦芽，是生产啤酒的主要原料。

◇ 食补功效

　　传统医学认为大麦具有和胃宽肠、补虚劳、壮血脉、益颜色、实五脏、化谷食、止泻，以及治水肿、小便淋痛、食滞泄泻等功效，久食令人肥白，滑肌肤。

　　大麦是可溶性纤维的极佳来源，根据几年前澳洲的一项研究显示，它可以降低血液中胆固醇的含量。

◇ 食用方法

　　做饭、磨面制成糕点、做酱、酿酒等均可。

◇ 食用宜忌

　　一般人都可以食用，特别适合肥胖者食用。

◇ 妙用食物

　　小便涩痛：大麦150克，煮水加姜汁饮用。

燕　麦

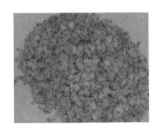

营养成分（/100 克）

热　　量：367 千卡

蛋　白　质：15 克
脂　　肪：6.7 克
糖　　类：61.6 克
胆　固　醇：0
膳 食 纤 维：5.3 克
生　物　素：73 微克
胡 萝 卜 素：0
叶　　酸：25 微克
泛　　酸：1.1 毫克
烟　　酸：1.2 毫克

钙：186 毫克
铁：7 毫克
磷：291 毫克
钾：214 毫克
钠：3.7 毫克
铜：0.45 毫克
镁：177 毫克
锌：2.59 毫克
硒：4.31 微克

维生素 A：420 微克
维生素 B_1：0.3 毫克
维生素 B_2：0.13 毫克
维生素 B_6：0.16 毫克
维生素 B_{12}：54.4 微克
维生素 C：0
维生素 D：0
维生素 E：3.07 毫克
维生素 K：0
维生素 P：0

　　燕麦别名雀麦、野麦子，禾本科一年生草本植物，是谷类的一种，主要食用部分是成熟的种子。原产于我国，因难以加工和口感不好，最先主要是用来当作军马的饲料，后从内蒙传入欧洲然后到北美洲，现在最大的燕麦生产国是俄罗斯。

　　目前国内将更多的注意力集中在精粮上，燕麦很少出现在人们食谱上，而在英、美等国家，燕麦不但成为人们的主食之一，而且还被社会公认为健康保健食品，在英、美国家的食品超市，可以看到超过70%以上的面包制品、糕点及小吃都使用燕麦作为主要成分，甚至现在开始在运动员的食品中添加燕麦。燕麦经过精细加工制成麦片，使其食用更加方便，口感也得到改善，成为深受欢迎的保健食品。

　　2002 年 3 月 3 日，美国《时代》杂志将燕麦列为十大有益健康食品之一，因"燕麦能减轻高脂血症，调节血糖和胰岛素，控制体重，促进肠胃健康"。1997 年，美国食品和药品管理局 FDA 宣布凡用燕麦提取出的可溶性纤维制成的食品，一律可以注明食用该食品可以降低患心血管病和心脏病的危险。

◇ 食补功效

　　燕麦有降低胆固醇、控制血糖、改善便秘、促进伤口愈合等作用，经常食用，可对中老年人的主要威胁——心脑血管病起到一定的预防作用。

◇ **食用方法**

煮粥，添加在饭中均可（要添加在饭中，应该由少量开始慢慢添加。如果一次食用太多量，可能会造成胃痉挛或是胀气的情形）。

◇ **饮食宜忌**

一般人都可食用，特别适合于中老年人和心血管疾病患者。

燕麦一次不宜吃太多，否则会造成胃痉挛或是胀气。

对麸质过敏者要忌食。

◇ **妙用食物**

用燕麦洗澡可治皮肤痒。

方法：用半杯燕麦片、1/4 杯牛奶、2 汤勺蜂蜜混合在一起，调成干糊状，然后将这些原料放入一个用棉布做成的小袋子中，将其悬挂在浴缸的水龙头下，流水就会均匀地将燕麦的营养精华稀释，冲入浴缸中。

 总统食品

据说德国和美国一次总统会晤中，两位总统都喜欢吃燕麦面包，所以西方流传着一种说法，把燕麦食品也叫做"总统食品"。

原英国首相撒切尔夫人多年一直坚持早餐食用燕麦面包的习惯，即使在我国访问的短短几天里也要每日从英国空运燕麦面包给她食用。

莜 麦

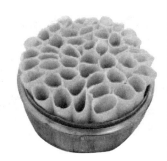

营养成分（/100 克）

热　　量：366 千卡

蛋 白 质：12.2 克
脂　　肪：7.2 克
糖　　类：63.2 克
胆 固 醇：0
膳 食 纤 维：4.6 克
视黄醇当量：11 微克
烟　　酸：3.9 毫克

钙：27 毫克
铁：13.6 毫克
磷：35 毫克
钾：319 毫克
钠：2.2 毫克
铜：0.89 毫克
镁：146 毫克
锌：2.21 毫克
硒：0.5 微克
锰：3.86 毫克

维生素 A：3 微克
维生素 C：0
维生素 E：7.96 毫克
硫 胺 素：0.39 毫克
核 黄 素：0.04 毫克
胡萝卜素：1.8 微克

　　莜麦学名裸燕麦，东北叫铃当麦，华北叫油麦，西北叫玉麦，是燕麦的一种，属禾本科植物。我国莜麦主要分布在华北、西北和西南等高寒地区，以内蒙为最多，种植面积占全国莜麦总面积的40%，有"内蒙三大宝，莜麦、土豆、羊皮袄"之说。

◇ 食补功效

　　莜麦含糖较低是糖尿病患者极好食物。莜麦有降低血液中胆固醇的作用，对冠心病、动脉粥样硬化都有预防作用。

◇ 食用方法

　　煮粥，添加在饭中均可，常见的食品是莜麦面。

◇ 饮食宜忌

　　一般人都可食用，特别适合于中老年人。

青 稞

营养成分（/100克）

热　　量：339千卡

蛋　白　质：8.1克
脂　　肪：1.5克
糖　　类：73.2克
胆　固　醇：0
膳　食　纤维：1.8克
视黄醇当量：12.4微克
烟　　酸：6.7毫克

钙：113毫克
铁：40.7毫克
磷：405毫克
钾：644毫克
钠：77毫克
铜：5.13毫克
镁：65毫克
锌：2.38毫克
硒：4.6微克
锰：2.08毫克

维生素A：0
维生素C：0
维生素E：0.96毫克
硫胺素：0.34毫克
核黄素：0.11毫克
胡萝卜素：3微克

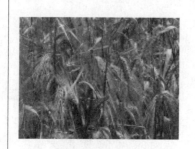

　　青稞别名元麦、淮麦、米大麦，是大麦的一种特殊类型，由于它的籽实没有外壳，故又称裸大麦。西藏是青稞的发源地，在距今3500年新石器时代晚期的西藏昌果沟遗址内发现了青稞炭化粒，从而说明在新石器时代晚期，雅鲁藏布江流域中部已经栽培青稞。

　　青稞主要分布在我国西藏、青海、四川的甘孜州和阿坝州、云南的迪庆、甘肃的甘南等地，是藏民族的主食。

◇ 食补功效

　　传统医学认为青稞入药"味咸性平凉"，其主要功能是下气宽中、壮精益力、除湿发汗、止泻。

◇ 妙用食物

　　民间用青稞酒、酥油、蜂蜜调制的"穷渣"是治疗低血压的良药。

地 瓜

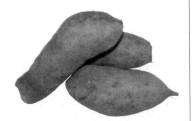

营养成分（/100克）

热　　量：119千卡

蛋　白　质：0.9克
脂　　肪：0.5克
糖　　类：27.7克
胆　固　醇：0
膳 食 纤 维：1.1克
生　物　素：0
胡 萝 卜 素：0.21毫克
叶　　酸：49微克
泛　　酸：0.06毫克
烟　　酸：0.5毫克

钙：44毫克
铁：0.7毫克
磷：20毫克
钾：5.3毫克
钠：15.4毫克
铜：0.18毫克
镁：12毫克
锌：0.14毫克
硒：0.48微克

维生素A：35微克
维生素B$_1$：0.12毫克
维生素B$_2$：0.04毫克
维生素B$_6$：0.28毫克
维生素B$_{12}$：0
维生素C：30毫克
维生素D：0
维生素E：1.6毫克
维生素K：0
维生素P：0

地瓜又名山芋、甘薯、红薯、白薯、番薯、红苕等。易于栽种，我国各地均有栽培。地瓜原产美洲，由哥伦布于1492年带到欧洲，后经葡萄牙人传入非洲，并由太平洋群岛传入亚洲。地瓜最初引入我国是在明朝万历年间，当时福建华侨陈振龙常到吕宋（现今菲律宾）经商，发现吕宋出产的地瓜产量最高，于是他就耐心地向当地农民学习种植之法。后来经过陈氏家族的推广，地瓜在全国普遍栽种。现在闽南地区民间还有在中秋节吃番薯（地瓜）、吃芋头的风俗。

地瓜一般有白肉、黄肉（红肉）、紫肉三种。

目前，日本、美国等国家已把番薯作为婴幼儿的辅助食品。

日本国家癌症研究中心公布的20种抗癌蔬菜排行榜为：番薯、芦笋、花椰菜、卷心菜、西兰花、芹菜、甜椒、胡萝卜、金花菜、苋菜、荠菜、茎蓝、芥菜、西红柿、大葱、大蒜、青瓜、大白菜等，其中地瓜名列榜首。

◇ 食补功效

传统医学认为地瓜具有补中益气、和血生津、通便秘、宽肠胃，以及治乳少、气血亏虚等功效。

地瓜中含有多种人体需要的营养物质，维生素C的含量是苹果、葡萄、梨的10～30倍，居同类果蔬和粮食之冠，胡萝卜素的含量比马铃薯、芋头、玉米高。地瓜含丰富亚油酸和纤维素，除能润肠通便，此外更有助清除血管中胆固醇，防动脉硬化和血栓形成。它的纤维素和淀粉除使大便成形易排外，还有预防结肠癌的作用。

此外地瓜含有大量黏液物质，能保持人体心血管壁的弹性，防止动脉粥样硬化，利于保持呼吸道、消化道、关节腔的润滑。地瓜所含的纤维素和果胶能促进肠胃健康。有些人吃过地瓜后会腹胀、放屁，是因为地瓜帮助肠胃蠕动的结果。

地瓜是很好的低脂肪食品，有利于减肥、健美。地瓜属碱性食品，与很多水果、绿色蔬菜一样，有利于人体的酸碱平衡。

◇ 食用方法

地瓜的制作可水煮、蒸、烤食，也可制成芡粉、粉条，更可切片蘸粉油炸，晒干作小食，还可磨粉做糕点、淀粉，甚至可造酒和醋等。

与米面混吃，可发挥蛋白质的互补作用，提高其营养价值，与粳米煮稀粥加白糖，制成番薯粥，含有丰富黏蛋白，可维持血管壁的弹性，使其不易硬化，肺、肝等也不容易萎缩，既助消化又有润肠作用，利于通便。

◇ 食用宜忌

一般人都可以食用，特别适合肥胖者。

地瓜较黏滞，故不宜冷吃、多吃，否则会出现消化不良、烧心、泛酸、胀肚、气滞等不适。

地瓜一定要熟透才可以食用，因为地瓜中淀粉的细胞膜不经高温破坏，难以消化。

有黑斑的地瓜忌食。

糖尿病和肾脏病患者不宜多吃。

◇ 妙用食物

1. 减肥：以地瓜代餐，可以减肥。地瓜纤维丰富，吃下去很易有饱的感觉，热量却不高，且营养丰富，性质中和。

2. 改善体质：以地瓜煮糙米粥，常吃可以强身。

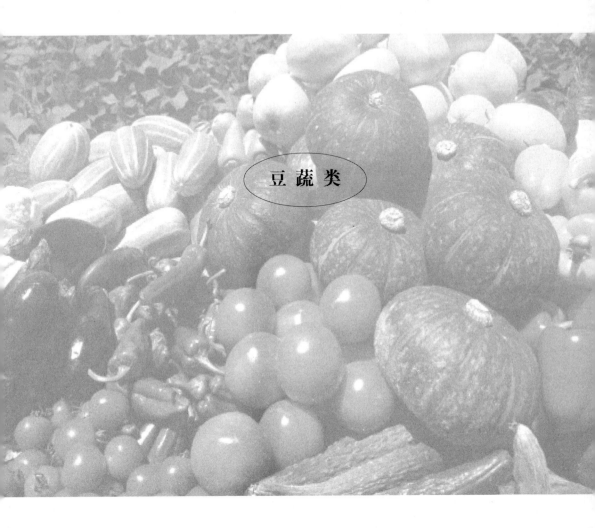

豆 蔬 类

黑大豆

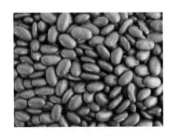

营养成分（/100克）

热　　量：381 千卡

蛋 白 质：36 克
脂　　肪：15.9 克
糖　　类：23.4 克
胆 固 醇：0
膳 食 纤 维：10.2 克
视黄醇当量：9.9 微克
烟　　酸：2 毫克

钙：224 毫克
铁：7 毫克
磷：500 毫克
钾：1 377 毫克
钠：3 毫克
铜：1.56 毫克
镁：243 毫克
锌：4.18 毫克
硒：6.79 微克
锰：2.83 毫克

维生素 A：5 微克
维生素 C：0
维生素 E：17.36 毫克
硫 胺 素：0.2 毫克
核 黄 素：0.33 毫克
胡萝卜素：4.6 微克

　　黑大豆又名乌豆、黑大豆、冬豆子、大菽等。为豆科植物大豆的黑色种子。

　　黑豆营养丰富，蛋白质含量尤为丰富，高于肉类、鸡蛋和牛奶，素有“植物蛋白之王”的美誉。

◇ 食补功效

　　传统医学认为，色黑者入肾，黑大豆甘温、无毒，入肾、脾、心经，有补肾强身、除湿利水、抗老延年的作用。《延年秘录》载：“服食黑豆，令人长肌肤，益颜色，填精髓，加气力，虚补能食。”

◇ 妙用食物

　　1. 铝壶磕瘪了，扔了可惜，怎么办？只需往壶里装约2/3黑豆，然后往壶里加满水，盖好盖子，一夜后铝壶就能复原。

　　2. 黑豆浆：对肝肾阴虚型老年耳聋症尤为适宜。

黄　豆

营养成分（/100克）

热　　量：391 千卡

蛋　白　质：35.6克
脂　　肪：19克
糖　　类：19.5克
胆　固　醇：0
膳食纤维：11.9克
生　物　素：0
胡萝卜素：0.17毫克
叶　　酸：260微克
泛　　酸：1.64毫克
烟　　酸：2.1毫克

钙：169毫克
铁：8.3毫克
磷：400毫克
钾：1800毫克
钠：0.5毫克
铜：1.35毫克
镁：199克
锌：3.04毫克
硒：6.16微克

维生素A：28微克
维生素B₁：0.41毫克
维生素B₂：0.11毫克
维生素B₆：0.59毫克
维生素B₁₂：0
维生素C：0
维生素D：0
维生素E：18.9毫克
维生素K：34微克
维生素P：0

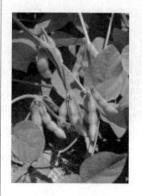

黄豆别名大豆，荚豆科一年生草本植物的种子。数千年前在中国最先栽培，并将它作为食物。神农帝王把大豆列为五谷之一，古代中国药草家也提及它的某些药效，如对肾疾病、皮肤病、脚气病、腹泻、血毒病、便秘、贫血症等的治疗。

大豆是天然的固氮植物，在大豆植株根部的根瘤菌可吸收空气中的氮并固定在土壤里，从而利于大豆或其他植物的生长，不需另施氮肥，种植大豆的土地经采用轮耕，栽培大豆可使土壤更为肥沃。我国各地均有种植，以东北大豆粒大质优，目前美国是大豆的最大生产国，约占世界产量的50%。

大豆除了直接食用外，大豆油亦是世界上使用最多的食用油脂，提油后所余之大豆粕是世界上最大宗的植物性蛋白，为所有畜产、水产养殖不可或缺的饲料原料。

◇ 食补功效

传统医学认为大豆具有健脾宽中、润燥消水，以及治妊娠中毒、外伤出血等功效。

大豆中含有大豆黄酮和染料木素，这两种物质均有雌激素作用，有预防食管癌、直肠癌、结肠癌和肝癌的作用。

大豆中还含有丰富的矿物质，尤其钙、磷含量很高，对骨质疏松有很好的防治作用。

◇ 食用方法

大豆的食用方法很多，大豆未成熟时，荚也叫毛豆，毛豆营养丰富是老少咸宜的食品。大豆可以与大米一起做饭、煮食，炒食、炒菜，或做成豆粉、豆浆、豆腐等。

豆浆：最大的优点是很容易被肠胃消化、吸收。豆浆的黄豆蛋白中含有寡糖，对消化能力较差的人，具有改善肠内细菌的作用。

◇ 食用宜忌

一般人都可以食用，特别适合脑力工作者、更年期妇女、心血管病和糖尿病患者食用。

干炒黄豆不利于人体对黄豆中蛋白质的吸收，而且黄豆中的胰蛋白酶抑制物和血细胞凝集素、尿素酶等有害因子在干热条件下不能被分解。如果黄豆未炒熟，吃后还会引起呕吐、恶心、腹泻等中毒现象。炒黄豆最好的方法是将黄豆浸泡后再炒食。急性胃炎、肾炎、严重消化道溃疡病人和尿路结石患者应少吃黄豆及豆制品。

◇ 妙用食物

1. 气血不足、体质虚弱、贫血或四肢乏力：黄豆与排骨煮汤食用。

2. 黄豆、猪肝各 100 克，加适量的清水先将黄豆煮到八成熟，再放入猪肝，经常食用可治贫血。

特色食品

豆　豉

豆豉始创于中国，原名"幽菽"，最晚在唐代传入日本。据日本真人元开撰写的《唐大和尚东征传》叙述鉴真和尚东渡所备物资曰，"备办海粮。红绿米、苓脂一百石，甜豉三十石"。《本草纲目》中，李时珍就指出：豆豉有开胃增食、消食化滞、发汗解表、除烦平喘、祛风散寒、治水土不服、解山岚瘴气等疗效。

豆豉是大豆的酿造制品，常用大豆发酵制成，作为调味使用。豆豉的来源，有一个精彩的传说：很久以前，四川有一位崔婆婆，一年寒冬腊月，有钱人都在办年货，她家穷无法办年货，便把家里仅有的半升大豆下锅煮了。谁知大豆刚煮熟，财主家的打手就在外面催租。崔婆婆唯恐由此惹出事端来，忙将豆子倒进柴草堆，再用柴草盖上。见收不到租打手就把崔婆婆拉走给财主办年货打杂，几天后，崔婆婆回家找出大豆，一看已成黑褐色，且长出一层白霜，她一尝倒是满口留香，于是就把它拌上盐，当菜吃，非常鲜美。根据这种方法，崔婆婆就做出了"豆豉"。

绿 豆

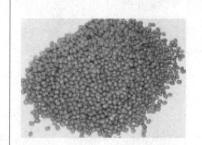

营养成分（/100克）

热　　量：326千卡

蛋　白　质：20.6克
脂　　肪：1克
糖　　类：58.6克
胆　固　醇：0
膳 食 纤 维：5.2克
生　物　素：0
胡 萝 卜 素：0.45毫克
叶　　酸：130微克
泛　　酸：1.26毫克
烟　　酸：2毫克

钙：162毫克
铁：22.8毫克
磷：336毫克
钾：1900毫克
钠：1.9毫克
铜：1.08毫克
镁：125毫克
锌：2.48毫克
硒：4.28微克

维生素A：75微克
维生素B_1：0.25毫克
维生素B_2：0.11毫克
维生素B_6：0.41毫克
维生素B_{12}：0
维生素C：1毫克
维生素D：0
维生素E：10.95毫克
维生素K：6微克
维生素P：0

绿豆别名青小豆，豆科植物绿豆的种子，一年生草本植物，种子呈绿色或黄绿色，可食用亦可入药，古书载：绿豆处处种之，北人用之甚广，可作豆粥、豆饭、豆酒、炒食，磨而为面，澄滤取粉，可作饵顿糕，荡皮搓索，为食中要物。用绿豆浸水而生成的豆芽菜，更是菜中佳品。明李时珍有赞："诸豆生芽皆腥韧不堪，唯此豆之芽白美独异。"

◇ 食补功效

绿豆具有清热消暑、利尿消肿、滋润皮肤、润喉止渴的功效。医学上，绿豆又是一味清热解毒的良药，《本草纲目》记载："绿豆内平皮寒，解金石、砒霜、草木一切诸毒。"夏天世人常用绿豆汤来消暑解毒，便是缘于此。绿豆粉可以治疗疮肿烫伤；绿豆皮可以明目；绿豆芽还可以解酒。夏季常喝绿豆汤，不仅能增加营养，还对肾炎、糖尿病、高血压、动脉硬化、肠胃炎、咽喉炎及视力减退等病症有一定的疗效。

绿豆食品非常适合冠心病、中暑、暑热烦渴、疮毒疖肿、食物中毒等症状的人食用。

◇ 食用宜忌

一般人都可以食用。

绿豆虽好，由于它属寒性，所以脾胃虚弱的人不宜多食；而且，绿豆不宜煮得过烂，以免有机酸和维生素遭到破坏，降低清热解毒的功效。

◇ 妙用食物

1. 绿豆大蒜汤：将绿豆、冰糖和大蒜一起放入锅中炖汤，常喝能解毒解暑，并对原发性高血压有效果。

2. 去羊肉膻味：先将羊肉清洗干净，再将绿豆放入加热的水中，待烧开 10～15 分钟，再将羊肉放入锅内焯一下，出锅后羊肉的膻味就会大大减轻，随即烹制的菜中羊肉膻味也就消失了。

生活小贴士

服用中药与食用绿豆

常听人说："吃中药不能吃绿豆，以免解药。"《本草纲目》中称："绿豆气味甘寒，无毒，解一切药草、牛马、金石诸毒。"民间常用煮绿豆汤作为药物中毒的急救手段之一。因此，绿豆和中药不能同服的说法就流传下来。

其实绿豆本身是一味中药，可消热解毒。如果患有外感风热、痈肿丹毒、暑热内侵等热性病，服中药时可照常服绿豆汤，有相辅相成的作用。如果患胃肠薄弱、肢酸乏力、全身畏寒、腰腿冷痛、大便溏泻等症时，服用中药应禁食绿豆。否则，不仅降低药物疗效，而且会加重病情。由此可知，服中药时能否吃绿豆不可一概而论，应根据病情的寒热虚实及所服中药性味而定。

特色食品　　　　　　　　　　　　　　龙口粉丝

制粉丝最好的原料是绿豆，这项技术起源于招远县西北乡，据说有两三百年历史，做粉丝俗称"推粉"，经营此业则称为"开粉坊"。后来渐传至附近的蓬莱、龙口等地。粉丝的加工技术相当复杂，非有丰富经验莫能为，一般开粉坊的人家都要专请粉匠师傅，粉匠师傅以招远籍最多。上世纪末，粉丝成为重要的出口产品，因其常在龙口港出口，世人皆知有"龙口粉丝"。

芸 豆

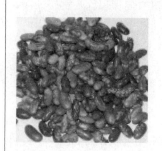

营养成分（/100克）

热　　　量：296千卡

蛋　白　质：23.4克
脂　　　肪：1.4克
糖　　　类：47.4克
胆　固　醇：0
膳食纤维：9.8克
生　物　素：2微克
胡萝卜素：3.6毫克
叶　　　酸：85微克
泛　　　酸：0.63毫克
烟　　　酸：2.4毫克

钙：130毫克
铁：6毫克
磷：400毫克
钾：1520毫克
钠：0.8毫克
铜：0.75毫克
镁：193.5毫克
锌：0.54毫克
硒：0.2微克

维生素A：14.4微克
维生素B$_1$：0.18毫克
维生素B$_2$：0.26毫克
维生素B$_6$：0.36毫克
维生素B$_{12}$：0
维生素C：0
维生素D：0
维生素E：6.16毫克
维生素K：8微克
维生素P：0

　　芸豆别名多花菜豆、大花芸豆，学名菜豆。芸豆原产美洲的墨西哥和阿根廷，我国在16世纪末才开始引种栽培，主要有大白芸豆、大黑花芸豆。芸豆营养丰富，蛋白质、钙、铁、B族维生素含量均高于鸡肉。芸豆可煮可炖，是制作糕点、豆馅、甜汤、豆沙的优质原料，其药用价值也很高。

◇ 食补功效

　　古医籍记载，芸豆味甘平、性温，具有温中下气、利肠胃、止呃逆、益肾补元气等功用。

　　芸豆具有提高人体自身的免疫能力、增强抗病能力、激活淋巴细胞等功能，对肿瘤细胞的发展起抑制作用，其所含尿素酶应用于肝昏迷患者效果很好。

　　常吃芸豆对皮肤、头发大有好处，可以提高肌肤的新陈代谢，促进机体排毒，令肌肤常保青春。

　　芸豆中的皂甙类物质能降低脂肪吸收功能，促进脂肪代谢；所含的膳食纤维还可加快食物通过肠道的时间，想减肥者多吃芸豆一定会达到瘦身的目的。

◇ 食用方法

　　芸豆营养丰富，蛋白质含量高，既是蔬菜又是粮食，可做糕点、豆馅、煮粥、炖汤等。

◇ 食用宜忌

一般人都可以食用。

芸豆是一种高钾、高镁、低钠食品，老少皆宜，四季均可，尤其适合心脏病、动脉硬化、高血脂、低血钾症和忌盐患者食用。

芸豆不宜生食，生食或半生不熟食用都易中毒，芸豆必须煮熟透才能食用。因其籽粒中含有一种毒蛋白质，必须在高温下才能被破坏，所以食用芸豆必须煮熟煮透，消除其毒性，更好地发挥其营养效益，否则会引起中毒。

芸豆在消化吸收过程中会产生过多的气体，造成胀肚。消化功能不良、有慢性消化道疾病的人应尽量少食。

芸 豆 卷

芸豆卷原是民间小吃，后成为宫廷小吃品种之一。传说有一天慈禧正在宫中纳凉，忽听大街上传来大声吆喝声，忙让当值太监去看看什么事，是不是又有革命党人闹事，当值太监回禀是几个卖芸豆卷的在外面叫卖，慈禧一听不是闹事的就很高兴，传令将叫卖之人叫进园中。来人见了慈禧急忙跪下，并双手捧着芸豆卷。慈禧尝了一点，赞不绝口，觉得很好吃，于是命令御膳房专门制作，芸豆卷成了慈禧的御前御点。

蚕 豆

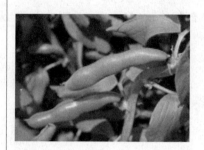

营养成分（/100克）

热　　　量：345 千卡

蛋　白　质：25.8 克
脂　　　肪：1.5 克
糖　　　类：57 克
胆　固　醇：0
膳食纤维：1.2 克
生　物　素：0
胡萝卜素：0.51 毫克
叶　　　酸：260 微克
泛　　　酸：0.48 毫克
烟　　　酸：1.5 毫克

钙：49 毫克
铁：4.4 毫克
磷：339 毫克
钾：992 毫克
钠：2 毫克
铜：0.64 毫克
镁：113 毫克
锌：2.84 毫克
硒：2.02 微克

维生素 A：85 微克
维生素 B_1：0.37 毫克
维生素 B_2：0.12 毫克
维生素 B_6：0
维生素 B_{12}：0
维生素 C：16 毫克
维生素 D：0
维生素 E：1.2 毫克
维生素 K：13 微克
维生素 P：0

蚕豆又名胡豆黄、胡豆、夏豆、罗汉豆等，是张骞出使西域时带回的豆种。它既可以制成各种小食品，又可以炒菜、凉拌，是一种大众食物。蚕豆中含有丰富的蛋白质，在日常食用的豆类中仅次于大豆，并且氨基酸种类较为齐全，特别是赖氨酸含量丰富。在国外的膳食中经常会加入蚕豆，在国内膳食中加入蚕豆还不是很多。

◇ 食用方法

蚕豆不可生吃，应将生蚕豆多次浸泡或焯水后再进行烹制。

常见的蚕豆食品有兰花豆、爆蚕豆、膨化蚕豆、蚕豆淀粉、蚕豆粉丝、蚕豆粉皮、蚕豆凉粉、蚕豆沙等。

◇ 食补功效

传统医学认为蚕豆具有益气健脾、利湿消肿的功效，以及治疗水肿及慢性肾炎等症状。

蚕豆含有大脑和神经组织的重要组成成分磷脂，并含有丰富的胆碱，有健脑和增强记忆力的作用。蚕豆中的蛋白质可以延缓动脉硬化，蚕豆皮中的粗纤维有降低胆固醇、促进肠蠕动的作用。

◇ 食用宜忌

除有过敏体质者忌食外，一般人都可食用。

蚕豆是低热量食物，对需要减肥，以及患高血脂、高血压和心血管系统疾病的人，是一种良好的食品。

不生食蚕豆（特别是新鲜蚕豆），不可多吃，以防胀肚、伤脾胃。

家族中有"遗传性红细胞缺陷症"病史的人应禁食生熟蚕豆。

另外，痔疮出血、消化不良、慢性结肠炎和尿毒症患者最好也远离蚕豆。

蚕豆与田螺同食容易引发结肠癌。

◇ 妙用食物

蚕豆炖牛肉

原料：蚕豆250克、瘦牛肉500克，

做法：瘦牛肉切块与蚕豆放入沙锅中，煨熟后加适量的盐。

功效：适合慢性肝炎患者经常食用。

生活小贴士

蚕 豆 病

蚕豆病是葡萄糖-6-磷酸脱氢酶（G-6-PD）缺乏者进食蚕豆后发生的急性溶血性贫血，是一种遗传疾病。

蚕豆病在我国西南、华南、华东和华北各地均有发现，而以四川、广东、广西、湖南、江西为最多。3岁以下患者占70%，男性患者占90%。成人患者较少见，但也有少数病人至中年或老年才首次发病。此病常发生于初夏蚕豆成熟季节。绝大多数病人因进食新鲜蚕豆而发病。

中毒症状类似黄疸的名叫蚕豆黄病，最初常误认为是黄疸肝炎。这种病多在食蚕豆后1~4天内发病，最初发低热或高热，头痛，腹痛，随后发生呕吐、脸色苍白，全身皮肤呈淡黄色，小便棕红色，严重者有明显的黄疸、少尿或无尿，甚至休克和肾功能衰竭，此病来得急，严重者若不及时救治可导致死亡。

豌 豆

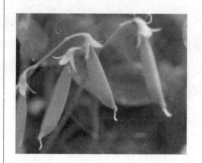

营养成分（/100克）

热　　量：108千卡

蛋　白　质：8.5克
脂　　肪：0.4克
糖　　类：17.7克
胆　固　醇：0
膳　食　纤维：2.9克
生　物　素：0
胡萝卜素：0.05毫克
叶　　酸：53微克
泛　　酸：0.7毫克
烟　　酸：2.3毫克

钙：20毫克
铁：1.7毫克
磷：130毫克
钾：160毫克
钠：1.1毫克
铜：0.22毫克
镁：43毫克
锌：1.01毫克
硒：1.74微克

维生素A：8微克
维生素B_1：0.43毫克
维生素B_2：0.09毫克
维生素B_6：0.09毫克
维生素B_{12}：0
维生素C：43毫克
维生素D：0
维生素E：1.21毫克
维生素K：33微克
维生素P：0

豌豆别名荷兰豆、雪豆、青斑豆、脾豆、麻豆、毕豆、回回豆等，原产于我国，有记载的种植年代在汉朝，现全国各地均有栽培。每年3~4月，大多数蔬菜都已进入淡季，此时却正是豌豆苗和豌豆荚采摘的时候，正好弥补日常生活中蔬菜的不足。

◇ 食补功效

传统医学认为豌豆具有利小便、解疮毒、和中下气、通乳，以及治脚气、霍乱转筋、痈肿等功效。

豌豆中所含的物质具有抗菌消炎、增强新陈代谢的作用，豌豆荚和豌豆苗富含维生素和纤维素，具有抗癌防癌的作用。

◇ 食用方法

豌豆荚、苗均可炒、煮，老熟的豌豆也可以煮食，此外老熟的豌豆还可以加工成豌豆粉，用来加工成各种食品。

◇ 食用宜忌

所有人都可以食用。

◇ 妙用食物

1. 补中益气：豌豆与羊肉炖食。
2. 缺乳：豌豆炖汤食用。

大白菜

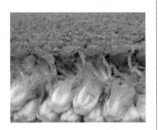

营养成分（/100克）

热　　量：10千卡

蛋　白　质：0.8克
脂　　肪：0.1克
糖　　类：1.5克
胆　固　醇：0
膳食纤维：1.2克
生　物　素：0
胡萝卜素：0.02毫克
叶　　酸：61微克
泛　　酸：0.6毫克
烟　　酸：0.3毫克

钙：43毫克
铁：0.7毫克
磷：33毫克
钾：90毫克
钠：48.4毫克
铜：0.04毫克
镁：9毫克
锌：0.87毫克
硒：0.39微克

维生素A：13微克
维生素B_1：0.03毫克
维生素B_2：0.04毫克
维生素B_6：0.09毫克
维生素B_{12}：0
维生素C：9毫克
维生素D：0
维生素E：0.36毫克
维生素K：59微克
维生素P：0

　　大白菜又名菘、夏菘、结球白菜、黄芽菜等，有百菜之王的美称。白菜是我国人民主要的食用蔬菜，四季都有，秋末冬初是白菜上市的旺季。东北人有在这个季节大量采购储存大白菜用作过冬菜的习惯，故有"冬日白菜美如笋"的说法。

　　大白菜营养丰富，荤素皆宜，质地脆嫩，味道清鲜适口。苏东坡诗曰"白菘类羔豚，冒土出熊蹯"，清代王士雄谓其"荤素咸宜，蔬中美品，种类不一，冬末最佳"，可见大白菜作为传统菜肴美味，自古有之。

◇ 食补功效

　　养胃、解酒、降脂、利肠、利便、清热、防癌，经常食用可有效减少女性乳腺癌的发病危险。

◇ 食用方法

　　大白菜食用方法很多，炒、熘、烧、熬、凉拌、煎、烩、扒、涮、腌制，都可做出美味佳肴，特别是同鲜蘑、冬菇、火腿、虾米、肉、栗子等一起做菜，可以做出很多特色风味的菜肴。

◇ 食用宜忌

　　一般人都可食用，民间有"鱼生火，肉生痰，白菜豆腐保平安"之说。

　　腹泻者尽量避免大量食用白菜。

腐烂的白菜含有毒素，不能食用。

腌白菜一定要腌透，但腌制的时间不能过长，以免发酵过程中产生较多的亚硝酸盐。

◇ **妙用食物**

1．酒醉不醒：用大白菜心或白菜帮切成细丝，加入适量的食醋和糖，拌匀腌片刻后食用，有醒酒解酒的作用。

2．感冒：大白菜根3条洗净切片，红糖30克，生姜3片，水煎服。每日2次。

3．便秘、烦渴：白菜用开水煮汤食。

4．燥热干咳痰少，秋季口、鼻、唇干燥者：白菜1 000克，牛百叶300克，猪瘦肉100克。白菜洗净，梗、叶切开；猪瘦肉洗净，切片，加调味料稍腌；牛百叶放入开水中浸2～3分钟，取出刮去黑衣，洗净，切梳形。把白菜梗、蜜枣放入开水锅内，武火煮沸后，文火煲1小时，放入白菜叶再煲10分钟，放入猪瘦肉片及牛百叶再煲沸，调味，取适量食用。

 菜中之王的由来

大白菜被誉为"菜中之王"，这一美名的得来源于国画大师齐白石。白石先生有一幅写意的大白菜图，并题句"牡丹是花中之王，荔枝为果之先，独不论白菜为蔬之王，何也?"于是"菜中之王"的美名不胫而走，流传开来。

小白菜

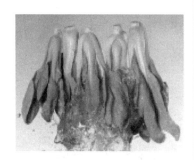

营养成分（/100 克）

热　　量：15 千卡

蛋　白　质：1.5 克
脂　　肪：0.3 克
糖　　类：1.6 克
胆　固　醇：0
膳 食 纤 维：1.1 克
生　物　素：0
胡 萝 卜 素：1.68 毫克
叶　　酸：110 微克
泛　　酸：0.32 毫克
烟　　酸：0.7 毫克

钙：90 毫克
铁：1.9 毫克
磷：36 毫克
钾：178 毫克
钠：73.5 毫克
铜：0.08 毫克
镁：18 毫克
锌：0.51 毫克
硒：1.17 微克

维生素 A：280 微克
维生素 B$_1$：0.02 毫克
维生素 B$_2$：0.09 毫克
维生素 B$_6$：0.12 毫克
维生素 B$_{12}$：0
维生素 C：28 毫克
维生素 D：0
维生素 E：0.7 毫克
维生素 K：110 微克
维生素 P：0

小白菜也叫青菜、鸡毛菜等。

◇ 食补功效

小白菜是含钙、磷和维生素最为丰富的蔬菜之一，能促进骨骼和牙齿的发育，同时还有缓解精神紧张的功能。

小白菜中糖的含量较低，经常食用有利于减肥。

◇ 食用方法

与大白菜食用方法类似。

◇ 妙用食物

消化性溃疡出血：小白菜 250 克，洗净，切细，用少量食盐拌腌 10 分钟，用洁净纱布绞取液汁，加入适量的糖食用。每日分 3 次空腹服下。

圆白菜

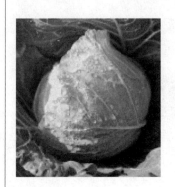

营养成分（/100克）

热　　　量：20千卡

蛋　白　质：1.5克
脂　　　肪：0.2克
糖　　　类：3.4克
胆　固　醇：0
膳食纤维：0.5克
生　物　素：0
胡萝卜素：0.07毫克
叶　　　酸：100微克
泛　　　酸：0
烟　　　酸：0.4毫克

钙：31毫克
铁：1.9毫克
磷：31毫克
钾：124毫克
钠：42.8毫克
铜：0.04毫克
镁：12毫克
锌：0.26毫克
硒：0.02微克

维生素A：12微克
维生素B$_1$：0.03毫克
维生素B$_2$：0.03毫克
维生素B$_6$：0
维生素B$_{12}$：0
维生素C：16毫克
维生素D：0
维生素E：0.5毫克
维生素K：0
维生素P：0
维生素U：15毫克

圆白菜别名洋白菜、卷心菜、莲花白等。原产于欧洲地中海地区，学名结球甘蓝。

◇ 食补功效

清热散结、健胃通络、益心肾、明耳目、利关节，以及治黄毒、湿疹、胃痛、防癌等。经常吃圆白菜，能增进食欲、促进消化、预防便秘。

圆白菜含维生素U较多，对胃及十二指肠溃疡有止痛、促进愈合的作用。是胃及十二指肠溃疡患者理想的疗效食品。

◇ 食用方法

中西餐经常使用的蔬菜，可生吃、凉拌、烹炒、做汤及制泡菜等。

◇ 妙用食物

1．骨折处疼痛、湿疹、瘀血：用新鲜圆白菜汁外擦。

2．胃溃疡疼痛：用圆白菜榨汁，每次服用半杯。经常服用圆白菜汁还具有防癌的作用。

菠 菜

菠菜又名波斯菜、菠棱菜、菠斯草、赤根菜、鹦鹉草、角菜等，原产于波斯，唐初经尼泊尔传入我国。日常食用的主要是菠菜的茎和叶，是人们喜爱的蔬菜之一，有"红嘴绿鹦哥"的美名。

◇ **食补功效**

传统医学认为菠菜有养血、止血、润燥、敛阴，以及治贫血、便血、维生素 C 缺乏症、消渴引饮、大便涩滞等功效。

经常食用菠菜对习惯性便秘有一定的缓解作用。

菠菜叶中含一种类胰岛素样物质，其作用与胰岛素非常相似，故糖尿病人（尤其 2 型糖尿病人）宜经常食用菠菜，可保持体内血糖稳定。

菠菜中叶酸的含量较多，叶酸有利于胎儿大脑神经系统的发育，因此孕妇多吃菠菜有利于防止胎儿畸形。

菠菜中的铁及 B 族维生素，能够有效预防血管方面的疾病。

菠菜对缺铁性贫血有改善作用，经常食用能使人面色红润。

◇ **食用宜忌**

1. 菠菜煮熟后容易消化，适合各类人群食用。

2. 菠菜富含草酸，不宜直接烹调，食用时应先用开水将菠菜烫软，以破坏其所含的草酸，捞出后再烹调，菠菜不适合与豆腐一起烹调。

3. 菠菜中的草酸会与食物的矿物质形成不被人体吸收的草酸化合物，食菠菜时最好同时食用一些碱性食品如海带、水果等，促使草酸化合物的排出，防止结石。

4. 尿路结石病人应忌食菠菜。

◇ **妙用食物**

1. 高血脂：菠菜 50 克、洋葱 30 克，炒吃。

2. 菠菜猪肝汤：养血、润燥，适用于血虚、肠燥及贫血。

营养成分（/100 克）

热　　量	22 千卡
蛋白质	2.4 克
脂肪	0.3 克
糖类	2.5 克
胆固醇	0
膳食纤维	1.4 克
生物素	270 微克
胡萝卜素	13.3 毫克
叶酸	110 微克
泛酸	0.2 毫克
烟酸	0.6 毫克
钙	158 毫克
铁	1.7 毫克
磷	44 毫克
钾	140 毫克
钠	117.8 毫克
铜	0.1 毫克
镁	58 毫克
锌	0.52 毫克
硒	0.97 微克
维生素 A	487 微克
维生素 B_1	0.04 毫克
维生素 B_2	0.11 毫克
维生素 B_6	0.3 毫克
维生素 B_{12}	0
维生素 C	15 毫克
维生素 D	0
维生素 E	1.74 毫克
维生素 K	210 微克
维生素 P	0

生活小贴士

蔬菜的十大错误吃法

1. **餐前吃西红柿**：西红柿应在餐后再吃，可使胃酸和食物混合大大降低酸度，避免胃内压力升高引起胃扩张。

2. **胡萝卜与萝卜混在一起做成泥酱**：胡萝卜中含有能够破坏维生素C的酵素，会把萝卜中的维生素C完全破坏掉。

3. **过量食用胡萝卜素**：婴幼儿过多饮用以胡萝卜或西红柿做成的蔬菜果汁，都有可能引起胡萝卜血症，使面部和手部皮肤变成橙黄色，出现食欲不振、精神状态不稳定、烦躁不安，甚至睡眠不踏实，还伴有夜惊、啼哭、说梦话等表现。

4. **香菇洗得太干净或用水浸泡**：香菇中含有麦角淄醇，在接受阳光照射后会转变为维生素D。但如果在吃前过度清洗或用水浸泡，就会损失很多营养成分。煮蘑菇时也不能用铁锅或铜锅，以免造成营养损失。

5. **吃未炒熟的豆芽菜**：食用后会出现恶心、呕吐、腹泻、头晕等不适反应。

6. **给宝宝过多地吃菠菜**：菠菜中含有大量草酸，在人体内会与钙和锌生成草酸钙和草酸锌，不易吸收和排出体外，影响钙和锌在肠道的吸收，容易引起宝宝缺钙、缺锌，导致骨骼、牙齿发育不良，还会影响智力发育。

7. **宝宝吃没用沸水焯过的苦瓜**：苦瓜中的草酸会妨碍食物中的钙吸收。

8. **韭菜做熟后存放过久**：韭菜最好现做现吃，不能久放。存放过久，其中大量的硝酸盐会转变成亚硝酸盐，引起毒性反应。

9. **绿叶蔬菜长时间焖煮着吃**：绿叶蔬菜中的硝酸盐将会转变成亚硝酸盐，容易食物中毒。

10. **速冻蔬菜煮得时间过长**：速冻蔬菜类大多已经被测过，不必煮得时间过长，不然就会烂掉，丧失很多营养。

油菜

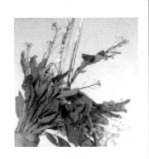

油菜别名芸苔、寒菜、胡菜、苦菜、苔芥，为十字花科植物油菜的嫩茎叶。《本草纲目》："芸苔：寒菜，胡菜，苔菜，油菜。此菜易起苔，须采苔食，则分枝必多，故名全苔；而淮人谓之苔芥，即少油菜，为其子可榨油也。"

油菜是我国主要的油料和蜜源作物之一，品种有甘蓝型、芥菜型、白菜型三类。

油菜的原产地有两个，白菜型油菜和芥菜型油菜的原产于中国和印度，甘蓝型油菜原产于欧洲。

◇ 食补功效

活血化瘀、解毒消肿、宽肠通便、强身健体。对游风丹毒、手足疖肿、乳痈、习惯性便秘、老年人缺钙等病症有辅助疗效。

1. 降低血脂：油菜为低脂肪蔬菜，且含有膳食纤维，能与胆酸盐和食物中的胆固醇及甘油三酯结合，并从粪便中排出，从而减少脂类的吸收，故可用来降血脂。传统医学认为油菜能活血化瘀，用于治疗疖肿、丹毒。

2. 解毒消肿：油菜中所含的植物激素能够增加酶的形成，对进入人体内的致癌物质有吸附排斥作用，故有防癌功能。此外，油菜还能增强肝脏的排毒机制，对皮肤疮疖、乳痈有治疗作用。

3. 宽肠通便：油菜中含有大量的植物纤维素，能促进肠道蠕动，增加粪便的体积，缩短粪便在肠腔停留的时间，从而治疗多种便秘，预防肠道肿瘤。

4. 强身健体：油菜含有大量胡萝卜素和维生素C，有助于

营养成分（/100克）

热　　量：12 千卡

蛋 白 质：1.3 克
脂　　肪：0.3 克
糖　　类：1.2 克
胆 固 醇：0
膳 食 纤 维：0.2 克
生 物 素：0
胡 萝 卜 素：0.02 毫克
叶　　酸：66 微克
泛　　酸：1.7 毫克
烟　　酸：0.3 毫克

钙：148 毫克
铁：1.1 毫克
磷：58 毫克
钾：110 毫克
钠：89 毫克
铜：0.06 毫克
镁：22 毫克
锌：0.4 毫克
硒：0.79 微克

维生素A：3 微克
维生素B_1：0.03 毫克
维生素B_2：0.07 毫克
维生素B_6：0.08 毫克
维生素B_{12}：0
维生素C：12 毫克
维生素D：0
维生素E：0.88 毫克
维生素K：33 微克
维生素P：0

增强机体免疫能力。油菜含钙量在绿叶蔬菜中为最高，一个成年人一天吃 500 克油菜，其所含钙、铁、维生素 A 和 C 即可满足生理需求。

◇ 食用方法

油菜适于炒、烧、扒、腌，也可做荤、素菜的配料等。

菜子油是目前全世界排名第三的植物油（仅次于大豆油和棕榈油）。

◇ 食用宜忌

一般人都可以食用。

《食疗本草》："芸苔，若先患腰膝，不可多食，必加极。又，极损阳气，发口疮，齿痛。又，能生腹中诸虫。道家特忌。"油菜在多种本草书上均有记载其为发物，产后、痧痘和有慢性病者应少食。

食用油菜时，不要把新鲜切好的油菜久放，要切好立即烹调。

烹调好的油菜过夜后不宜再食用。

◇ 妙用食物

1. 鸡油炒芸苔：油菜 250 克，鲜蘑菇 50 克。将油菜去老叶，切成 6 厘米长后，洗净；锅烧热，放鸡油 50 克，待油烧至五成热时，将油菜倒入煸炒。再加黄油、鲜汤，至八成热时，放盐、糖、蘑菇；再烧 1 分钟后，用水淀粉勾芡，浇上鸡油，装盆即成。此菜具有宽肠通便、解毒消肿的作用。适宜于习惯性便秘、痔疮大便干结等病症，亦可作为感染性疾病患者的食疗蔬菜。

2. 清炒油菜：油菜 250 克，洗净切成 3 厘米长段。锅烧热，下菜油，旺火烧至七成热时，下油菜旺火煸炒，酌加精盐，菜熟后起锅装盘。本菜具有活血化瘀、降低血脂的作用，适宜于高血压、高血脂等患者食之。

3. 凉拌油菜：嫩油菜 250 克，将油菜梗、叶分开后洗净，切 3 厘米长段，沥干水，入滚水中煮熟，捞出沥水装盘，以麻油、精盐拌食。此菜鲜腴爽口，具有宽肠通便、降糖之功，糖尿病、便秘患者均可常食。

生 菜

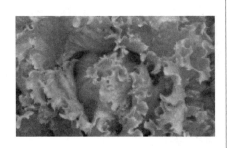

生菜原产于地中海沿岸和西亚一带,隋唐时传入我国,近年来栽培面积迅速扩大,生菜也由宾馆、饭店进入寻常百姓的餐桌。生菜种类很多,有结球形、半结球形和不结球形等品种,结球形的一般又称"西生菜",菜色浅绿,肉厚水分多,可切丝做沙拉;不结球形的菜色较深绿,多用作铺垫菜式装饰用。选择生菜时,茎部愈带白色的愈新鲜,菜叶愈浅绿的,吃起来愈爽脆,而菜叶较深绿的咀嚼起来有渣。

◇ 食补功效

生菜的营养价值很高,含有维生素C、维生素B_1、维生素B_2及大量钙、磷、铁等矿物质,茎叶含有莴苣素,味苦,具有催眠、镇痛的作用。

◇ 食用方法

生菜可以生吃、炒食,如蚝油生菜、涮火锅等。

◇ 食用宜忌

一般人都可以食用。

生菜性凉,胃寒的人应少吃。

生活小贴士

如何选购生菜

购买生菜时,如叶端有焦灼现象、菜心内部叶片变褐色、菜茎变软等,则不宜购买。

营养成分(/100克)

热 量	12 千卡
蛋 白 质	1.3 克
脂 肪	0.3 克
糖 类	1.4 克
胆 固 醇	0
膳 食 纤 维	0.7 克
生 物 素	0
胡 萝 卜 素	0.8 毫克
叶 酸	73 微克
泛 酸	0.2 毫克
烟 酸	0.4 毫克
钙	36 毫克
铁	1.3 毫克
磷	24 毫克
钾	250 毫克
钠	147 毫克
铜	0.08 毫克
镁	29 毫克
锌	0.21 毫克
硒	1.15 微克
维生素A	133 微克
维生素B_1	0.03 毫克
维生素B_2	0.06 毫克
维生素B_6	0.05 毫克
维生素B_{12}	0
维生素C	4 毫克
维生素D	0
维生素E	1.02 毫克
维生素K	29 微克
维生素P	0

韭 菜

营养成分（/100克）

热　　量：16千卡

蛋　白　质：2.7克
脂　　肪：0.4克
糖　　类：0.3克
胆　固　醇：0
膳 食 纤 维：1.6克
生　物　素：0
胡 萝 卜 素：7.99毫克
叶　　酸：0
泛　　酸：0.6毫克
烟　　酸：0.8毫克

钙：48毫克
铁：1.3毫克
磷：38毫克
钾：290毫克
钠：2.7毫克
铜：0.08毫克
镁：25毫克
锌：0.31毫克
硒：1.38微克

维生素A：1332微克
维生素B_1：0.06毫克
维生素B_2：0.13毫克
维生素B_6：0.16毫克
维生素B_{12}：0
维生素C：15毫克
维生素D：0
维生素E：2.6毫克
维生素K：180微克
维生素P：0

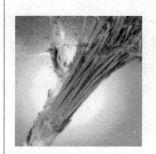

　　韭菜别名起阳草、草钟乳、懒人菜、扁菜、长生韭、壮阳草等，为百合科植物韭的叶。原产东亚，我国各地均有栽培，食用部分主要是其叶和花。在冬季生长的韭菜，颜色浅黄，也叫韭黄。

◇ **食补功效**

　　韭菜具有温阳补肾、活血化瘀的作用。

　　韭菜含较多不易被人体消化吸收的纤维素，能增强肠胃蠕动，有效预防习惯性便秘和肠癌。

　　韭菜中含有的挥发性精油及含硫化合物，具有降低血脂的作用，经常食用韭菜对高血脂及冠心病患者有好处。

　　此外，韭菜也叫"起阳草"，有壮阳的功效。经常食用韭菜可治跌打损伤、脱肛、痔瘘、反胃、吐血、尿血、噫嗝、鼻出血、胁肋疼痛等症。中医把韭菜推崇为患有阳痿、多尿、白带多、腰痛、腿软等症者的食疗佳品。

◇ **食用方法**

　　韭菜做菜，历史悠久，《礼记》中有"庶人春荐韭以卵"的记载，说明韭菜炒鸡蛋在两千年前就是百姓喜爱的菜肴。

　　韭菜做菜可炒、爆或焯水后凉拌等，也可作包子、水饺、馄饨等面点小吃的馅心。

◇ **食用宜忌**

一般人都可以食用。

俗话说："春食韭菜则香，夏食韭菜则臭，"说明吃韭菜很讲究时令。

1．初春时节的韭菜品质最好，晚秋的次之，夏季的最差，春季食用有益于肝。

2．熟韭菜隔夜后不宜再吃。

3．韭菜食用过多会上火且不易消化，阴虚火旺、胃肠虚弱，有眼病的人不宜多食。

◇ **妙用食物**

1．心绞痛：将新鲜洗净的韭菜取一大口，慢慢嚼碎后将汁吞下，可缓解心绞痛的发生。

2．性功能减退、阳痿：将韭菜、羊肝（或者鲜虾）和适量调味品一起放入铁锅，旺火翻炒后食用。

3．夜盲：韭菜100克，洗净切段，羊肝100克，切片，用铁锅旺火炒熟后食用。每日2次。

4．中暑昏倒：韭菜汁1杯，灌下可解暑。

芹 菜

营养成分（/100克）

热　　量：13千卡

蛋　白　质：0.6克
脂　　肪：0克
糖　　类：2.7克
胆　固　醇：0
膳食纤维：0.9克
生　物　素：0
胡萝卜素：0.05毫克
叶　　酸：29微克
泛　　酸：0.26毫克
烟　　酸：0.3毫克

钙：152毫克
铁：8.5毫克
磷：18毫克
钾：163毫克
钠：516.9毫克
铜：0.09毫克
镁：18毫克
锌：0.1毫克
硒：0.57微克

维生素A：8微克
维生素B_1：0.03毫克
维生素B_2：0.04毫克
维生素B_6：0.08毫克
维生素B_{12}：0
维生素C：6毫克
维生素D：0
维生素E：0.2毫克
维生素K：10微克
维生素P：0

芹菜又名兰鸭儿芹、香芹、蒲芹、水英、野芹菜等，我国各地均有栽培，原产于地中海地区，生长在沼泽地带的叫水芹，在旱地的叫旱芹，其根、茎、叶均可食用。据说我国栽培芹菜已有2 000多年的历史。

◇ 食补功效

芹菜具有利尿、镇静中枢神经、降低血压和血液中的胆固醇浓度、促进男女性兴奋、减轻胃溃疡、帮助消化、抑制蛋白糖化、缓解关节炎、消除疲劳、促进胃液分泌、增加食欲和祛痰等作用。

芹菜有助于治疗糖尿病、视网膜病变，并有一定的减肥健美功效。

◇ 食用方法

因其气味清香，口感脆嫩，食用方法可凉拌、烹、炒等，也可作包子、水饺、馄饨等面点小吃的馅心。

◇ 食用宜忌

一般人都可以食用。

芹菜叶的抗坏血酸含量较其他部分都高，在食用时应将芹菜叶一起食用。

芹菜的含铁量较高，缺铁性贫血病人可经常食用。

患高血压、高血脂者宜经常食用。

由于芹菜可抑制蛋白质糖化，并可消除糖尿病患者体内的自由基，因此非常适合糖尿病患者经常食用。

芹菜有降低血压的作用，所以血压偏低者应少食或不食芹菜为益。

◇ 妙用食物

1. 降血压：鲜芹榨汁，加适量的水和糖，每日当茶饮用。

2. 糖尿病、中风后遗症等：鲜芹菜适量，洗净后捣汁饮用，每日3次，每次4汤匙。

3. 大枣芹菜汤：大枣30克，芹菜30克，煎汤饮用。经常饮用此汤对脂肪肝有一定的食疗作用。

4. 芹菜粥：芹菜150克，洗净切碎，放入熬好的米粥中煮5分钟。对高血脂、动脉硬化等有辅助疗效。

生活小贴士

营养丰富的芹菜叶

芹菜叶中营养成分远远高于芹菜茎，对芹菜的茎和叶片进行13项营养成分的测试，发现芹菜叶片中有10项指标超过了茎。其中，叶中胡萝卜素含量是茎的8倍，维生素C的含量是茎的3倍，维生素B是茎的1倍，蛋白质是茎的1倍，钙超过茎2倍。可见，芹菜叶片的营养价值的确不容忽视。

另外，男性多吃芹菜会抑制睾丸酮的生成，从而有杀死精子的作用，会减少精子数量。据报道，国外有医生经过实验发现，健康良好、有生育能力的年轻男性连续多日食用芹菜后，精子量会明显减少甚至到难以受孕的程度，这种情况在停菜后几个月又会恢复正常。

菜 花

营养成分（/100克）

热　　量：27千卡	
蛋　白　质：2.1克	
脂　　肪：0.4克	
糖　　类：3.8克	
胆　固　醇：0	
膳食纤维：1.1克	
生　物　素：0	
胡萝卜素：0.08毫克	
叶　　酸：94微克	
泛　　酸：1.3毫克	
烟　　酸：0.7毫克	

钙：41毫克
铁：0.8毫克
磷：57毫克
钾：316毫克
钠：30.3毫克
铜：0.05毫克
镁：18毫克
锌：0.2毫克
硒：0.73微克

维生素A：5微克
维生素B$_1$：0.06毫克
维生素B$_2$：0.08毫克
维生素B$_6$：0.23毫克
维生素B$_{12}$：0
维生素C：88毫克
维生素D：0
维生素E：0.2毫克
维生素K：17微克
维生素P：0

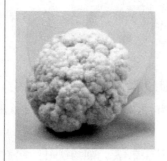

　　菜花别名花菜、花椰菜，有白色和绿色两种，绿色的也叫青花菜、西兰花。原产于欧洲地中海沿岸，由甘蓝演化而来，近代才传入我国，在我国各地均有栽培。绿、白两种菜花的营养基本相同，在《时代》杂志推荐的10大健康食品中，菜花列第四位，是一种营养很高的高档蔬菜。

◇ 食补功效

　　西方古代人对它有"天赐的药物""穷人的医生"的美称，经常食用能防止骨质疏松、爽喉、开音、润肺、止咳。

　　长期食用菜花可以减少患直肠癌、胃癌及乳腺癌等癌症的概率。美国癌症协会认为，在众多的蔬菜水果中，菜花、大白菜的抗癌效果最好。菜花是含类黄酮最多的食物之一，类黄酮的功能除了防止感染，还是最好的血管清理剂，能防止血小板凝结成块，阻止胆固醇氧化，因而减少心脏病与中风的危险。多吃菜花还会使血管壁加强，不容易破裂。常吃菜花可增强肝脏解毒能力并能提高机体的免疫力，可预防感冒和维生素C缺乏症的发生。

◇ 食用方法

　　菜花营养丰富，但经常有残留的农药，还容易生菜虫，清洗前，最好将菜花放在盐水里浸泡几分钟，可去除残留农药和使菜虫跑出来再清洗。在食用的时候要多嚼几次，更有利于营养的吸收。

◇ 食用宜忌

　　所有人都可食用。

茄　子

茄子也叫落苏、昆仑瓜、吊菜子等，原产于印度，现我国各地均有栽培，有圆茄子和长茄子之分。茄子是为数不多的紫色蔬菜之一，营养丰富，在它的紫皮中含有丰富的维生素E和维生素P，这是其他蔬菜所不具有的。

◇ 食补功效

茄子的紫皮富含维生素P，有预防高血压的作用，茄子中所含的龙葵碱对胃癌、肺癌、子宫癌等癌细胞增生有很好的抑制作用，因此癌症患者可以多吃一些茄子。此外，经常吃茄子对慢性胃炎、痛经和肾炎水肿等也有一定食疗作用。

◇ 食用方法

常见食用方法有烧、炒、蒸、焖、油炸、凉拌、干制等。

◇ 食用宜忌

所有人均可食用。

茄子性凉，体弱胃寒的人不宜多食。

茄子不宜生吃。

茄子皮含有丰富的营养，食用时最好不要削皮，如要去除表皮残留农药，可用盐水泡几分钟以去除农药。

秋后的老茄子含有较多茄碱，对人体有害，不宜食用。

◇ 妙用食物

1. 蜂蜇和蜈蚣咬伤可用生茄子切开搽患部。

2. 高血压、动脉硬化可经常服用茄子汤。

3. 慢性病毒性肝炎：紫皮茄子250克，连皮切片上锅蒸熟后加蒜泥等调料凉拌食用。

4. 化疗放疗后发热，或肿瘤患者发热：野菊花30克煮水，取汁蒸茄子，用芝麻油、醋拌蒸熟的茄子食用。

营养成分（/100克）

热　　　量	23千卡
蛋 白 质	0.8克
脂　　　肪	0.3克
糖　　　类	4克
胆 固 醇	0
膳食纤维	1.3克
生 物 素	0
胡萝卜素	0.04毫克
叶　　　酸	19微克
泛　　　酸	0.6毫克
烟　　　酸	0.5毫克
钙	32毫克
铁	0.4毫克
磷	19毫克
钾	152毫克
钠	11.3毫克
铜	0.1毫克
镁	13毫克
锌	0.23毫克
硒	0.48微克
维生素A	63微克
维生素B_1	0.03毫克
维生素B_2	0.04毫克
维生素B_6	0.06毫克
维生素B_{12}	0
维生素C	8毫克
维生素D	0
维生素E	1.13毫克
维生素K	9微克
维生素P	700微克

辣 椒

青辣椒
营养成分（/100克）

热　　量：29千卡

蛋 白 质：2克
脂　　肪：0.5克
糖　　类：4.2克
胆 固 醇：0
膳 食 纤 维：2.3克
生 物 素：0
胡 萝 卜 素：0.73毫克
叶　　酸：41微克
泛　　酸：3.7毫克
烟　　酸：0.3毫克

钙：11毫克
铁：0.6毫克
磷：36毫克
钾：300毫克
钠：2.1毫克
铜：0.11毫克
镁：15毫克
锌：0.12毫克
硒：0.62微克

维生素A：23微克
维生素B_1：0.04毫克
维生素B_2：0.03毫克
维生素B_6：1毫克
维生素B_{12}：0
维生素C：62毫克
维生素D：0
维生素E：185毫克
维生素K：27微克
维生素P：0

干辣椒
营养成分（/100克）

热　　量：212千卡

蛋 白 质：15克
脂　　肪：12克
糖　　类：11克
胆 固 醇：0
膳 食 纤 维：41.7克
生 物 素：0
胡 萝 卜 素：16.89毫克
叶　　酸：30微克
泛　　酸：14毫克
烟　　酸：8.1毫克

钙：12毫克
铁：6毫克
磷：29毫克
钾：1470毫克
钠：1.8毫克
铜：0.61毫克
镁：131毫克
锌：8.21毫克
硒：0.9微克

维生素A：232微克
维生素B_1：0.61毫克
维生素B_2：0.9毫克
维生素B_6：3.81毫克
维生素B_{12}：0
维生素C：28毫克
维生素D：0
维生素E：30.7毫克
维生素K：58微克
维生素P：0

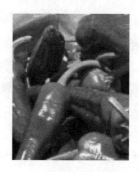

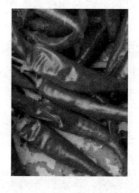

别名番椒、海椒、辣子、青椒等。原产于中、南美洲的热带地区，以墨西哥最为盛产。它本是印第安人最重要的一种调味品，大约在 15 世纪末期，被西班牙人传到欧洲。16 世纪末，辣椒传入中国，名曰"番椒"，明《草花谱》记载了一种外国传来的草花，名叫"番椒"。1591 年，此时辣椒已作为一种观赏的花卉被中国人引进栽培，但尚未用于饮食。清乾隆年间，辣椒始作为一种蔬菜被中国人食用。据载最初吃辣椒的中国人都在长江下游，即所谓"下江人"。

辣椒的营养比较丰富，尤其是维生素 C 的含量很高，在蔬菜中名列前茅。我国善吃辣者主要集中在川、黔、贵、湘地区，俗话说，湖南人不怕辣，贵州人辣不怕，四川人怕不辣。

◇ **食补功效**

传统医学认为辣椒具有健胃、助消化、温中散热，以及治冻疮、疥癣、呕吐、泻痢等功效。

辣椒能促进血液循环，调整人体排水功能，吃完辣椒会发热出汗，皮肤上水分蒸发，这样可以消耗一定的热量。

辣椒含有一种叫辣椒素的成分，对口腔及胃肠有刺激作用，能增强胃肠蠕动，促进消化液分泌，改善食欲，并能抑制肠内异常发酵，排除消化道中积存的气体。

适当吃些辣椒，对于居处潮湿的人，预防风湿病和冻伤也有好处。

◇ **食用方法**

可单独炒食，也可做菜肴的配料和调料。还可以加工成辣椒酱、辣椒油、辣椒糊、辣椒面等。

◇ **食用宜忌**

健康人都可以食用。

过量食用会剧烈刺激胃肠黏膜，使其高度充血、蠕动加快，引起胃疼、腹痛、腹泻并使肛门烧灼刺痛，诱发胃肠疾病，促使痔疮出血。

患食管炎、胃肠炎、胃溃疡以及痔疮等病者，应少吃或忌食辣椒。

辣椒的性味大辛大热，火眼、牙疼、喉痛、咯血、疮疖等火热病症，或阴虚火旺的高血压病、肺结核病，也应慎食。

◇ **妙用食物**

1. 受寒引起的胃口不好、腹胀腹痛：单独用少许辣椒煎汤内服。

2. 风寒感冒：辣椒和生姜熬汤喝，对于兼有消化不良的病人，尤为适宜。

生活小贴士

切辣椒防辣眼法

辣椒先放在冰箱里冰冻片刻，或先用凉水浸泡一下菜刀再切，或边蘸水边切，均可减少辣味的散发，减轻对眼睛的刺激。

切辣椒辣手怎么办

只要用用一点点食醋搓手，辣椒中产生的辣的物质叫辣碱，而醋为酸性，可以中和辣碱带来的不适感觉。也可以在水盆中加入一点冰水浸泡，但冰不要放得太多。否则太凉手指也承受不了。

怎样止辣最有效

千万不要喝冰水，愈喝愈辣，而要喝两三口热水。

刚喝时，会有短暂的难过，但长痛不如短痛，很快嘴巴就不觉得辣了，嘴角及嘴唇再用毛巾热敷几下，很快也就不辣了。

香　菜

香菜别名芫荽、香荽、胡荽、胡菜等，是一种带有辛辣清香气味，能去腥解腻的微型蔬菜。原产于地中海沿岸，张骞经中亚从西域将种子带入我国，至今已有两千多年的种植食用历史。它的生命力极强，我国大江南北均能种植，虽非主菜，却是人们喜食和宴请宾客不可少的调味香料。

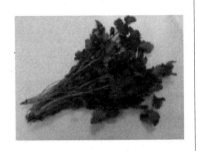

营养成分（/100克）

热　　　量	11 千卡
蛋 白 质	1.6 克
脂　　　肪	0 克
糖　　　类	1.2 克
胆 固 醇	0
膳 食 纤 维	3.9 克
生 物 素	0
胡 萝 卜 素	0.31 毫克
叶　　　酸	14 微克
泛　　　酸	0.15 毫克
烟　　　酸	1 毫克

钙	285 毫克
铁	4 毫克
磷	33 毫克
钾	631 毫克
钠	284.1 毫克
铜	0.21 毫克
镁	33 毫克
锌	0.45 毫克
硒	0.53 微克

维生素A	52 微克
维生素B_1	0.14 毫克
维生素B_2	0.15 毫克
维生素B_6	0.01 毫克
维生素B_{12}	120 微克
维生素C	5 毫克
维生素D	0
维生素E	0.8 毫克
维生素K	0
维生素P	0

◇ 食补功效

传统医学认为香菜具有芳香健胃、祛风解毒、消食下气、发汗透疹，以及治食物积滞、麻疹透发不出等功效。

香菜能利大肠、利尿、降血糖，能促进血液循环。

◇ 食用方法

常作调味品使用，也可凉拌或腌渍等。

◇ 食用宜忌

所有人都可以食用，特别适合感冒、食欲不振和小儿麻疹者食用。

腐烂、发黄的香菜会产生毒素，不能食用。

胃溃疡、脚气、口臭、狐臭、严重龋齿和生疮等患者及服用补药时不宜食用。

◇ 妙用食物

感冒：香菜 25 克，黄豆 10 克，煮水食用。

茼蒿

营养成分（/100克）

热　　量：21 千卡

蛋　白　质：1.9 克
脂　　肪：0.3 克
糖　　类：2.7 克
胆　固　醇：0
膳 食 纤 维：1.2 克
生　物　素：0
胡 萝 卜 素：1.51 毫克
叶　　酸：190 微克
泛　　酸：0.23 毫克
烟　　酸：0.6 毫克

钙：73 毫克
铁：2.5 毫克
磷：36 毫克
钾：220 毫克
钠：161.3 毫克
铜：0.06 毫克
镁：20 毫克
锌：0.35 毫克
硒：0.6 微克

维生素 A：252 微克
维生素 B_1：0.04 毫克
维生素 B_2：0.09 毫克
维生素 B_6：0.13 毫克
维生素 B_{12}：0
维生素 C：18 毫克
维生素 D：0
维生素 E：0.92 毫克
维生素 K：250 微克
维生素 P：0

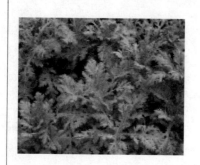

　　茼蒿别名蒿子秆、蓬蒿、蒿菜、菊花菜等，原产于地中海地区，引入我国已有 900 余年的历史，现全国各地均有栽培。日常食用的主要是其茎、叶部分。

◇ 食补功效

　　传统医学认为茼蒿具有安心气、养脾胃、消痰、利肠胃等功效。

　　茼蒿中含有一种挥发性精油，具有开胃健脾、降压补脑、防止记忆力衰退等作用。

◇ 食用方法

　　可做馅、凉拌、做汤、做涮菜或炒食。

　　茼蒿中的挥发性精油遇热容易挥发，所以烹调时间不应过长，保持其营养最好的烹调方法是凉拌或者做汤。

◇ 食用宜忌

　　一般人都可以食用。

◇ 妙用食物

　　便秘：新鲜茼蒿 300 克洗净，切 4 厘米左右的段，豆腐 3 块切成条。将豆腐过油烧成金黄色后加入茼蒿炒 3 分钟，放入盐、香油等调味品食用。

萝　卜

萝卜别名莱菔、紫菘、罗菔、萝卜缨等，原产于我国，《诗经》中就有关于萝卜的记载，是百姓经常食用的蔬菜，民间有"十月萝卜小人参"、"冬吃萝卜夏吃姜，一年四季保安康"的说法，可见其食疗价值之高。萝卜的品种很多，有红皮、白皮、红心等。

◇ 食补功效

传统医学认为萝卜具有化热痰、下气、宽中、消积滞、解毒，以及治食积胀满、咳嗽失音、吐血、痢疾、偏正头痛等功效。

萝卜纤维素含量较多，而热量较少，所以吃后有饱胀感，非常适合减肥；萝卜所含的醇化合物有抗菌作用。萝卜生吃可以生津止渴、清热、消除烟火毒气、助消化及化痰平喘；煮熟吃有消食健脾的功效。

◇ 食用方法

萝卜烹调的方法很多，可生吃、炒、煮或腌制泡菜等。
萝卜中部分营养物质在温度超过70℃就会被破坏所以生食为宜。

◇ 食用宜忌

一般人都可以食用。

1. 蛇肉与萝卜不宜同食。

2. 人参与生萝卜药性相克，不宜同食。

3. 胡萝卜为补、萝卜主泻，两者不宜同食，如一起食用可加醋调和。

4. 橘子和萝卜不宜同吃。

5. 萝卜性凉，先兆流产、单纯甲状腺肿大等患者忌食。

◇ 妙用食物

1. 解酒：新鲜白萝卜500克去皮洗净，榨汁大量饮用。

2. 戒烟：新鲜白萝卜洗净榨汁，加入适量的白糖，早晚各饮一杯。

营养成分（/100克）

热　　量：16千卡

蛋　白　质：0.5克
脂　　肪：0.2克
糖　　类：3.1克
胆　固　醇：0
膳食纤维：0.8克
生　物　素：0
胡萝卜素：0.02毫克
叶　　酸：53微克
泛　　酸：0.18毫克
烟　　酸：0.5毫克

钙：77毫克
铁：0.3毫克
磷：25毫克
钾：196毫克
钠：91.2毫克
铜：0.03毫克
镁：17毫克
锌：0.18毫克
硒：0.61微克

维生素A：0
维生素B_1：0.02毫克
维生素B_2：0.04毫克
维生素B_6：0.07毫克
维生素B_{12}：0
维生素C：12毫克
维生素D：0
维生素E：0.92毫克
维生素K：1微克
维生素P：0

胡萝卜

营养成分（/100克）

热　　量：38千卡

蛋　白　质：0.9克
脂　　肪：0.3克
糖　　类：7.9克
胆　固　醇：0
膳食纤维：1.2克
生　物　素：0
胡萝卜素：4.81毫克
叶　　酸：28微克
泛　　酸：0.07毫克
烟　　酸：0.4毫克

钙：65毫克
铁：0.4毫克
磷：20毫克
钾：232毫克
钠：105.1毫克
铜：0.03毫克
镁：7毫克
锌：0.14毫克
硒：2.8微克

维生素A：802微克
维生素B₁：0.04毫克
维生素B₂：0.04毫克
维生素B₆：0.11毫克
维生素B₁₂：0
维生素C：12毫克
维生素D：0
维生素E：0.5毫克
维生素K：3微克
维生素P：0

胡萝卜又名金笋、丁香萝卜等，原产于中亚，元代传入我国，现全国各地均有栽培，有"小人参"的俗称。胡萝卜在西方有很高的声誉，被视为菜中上品。荷兰人把它列为"国菜"之一。

◇ 食补功效

传统医学认为胡萝卜具有化滞、健脾，以及治久痢、消化不良、咳嗽等功效。

胡萝卜富含胡萝卜素，胡萝卜素在人体酶的作用下可转化为维生素A，是维护上皮细胞的正常功能、防治呼吸道感染、促进人体生长发育以及预防和治疗夜盲症、皮肤病和小儿软骨病的首选物质。

胡萝卜具有突出的防癌抗癌作用。长期吸烟的人，如每日饮半杯胡萝卜汁，对肺部也有保护作用。

胡萝卜还有促进大脑物质交换，增强记忆力的作用。

◇ 食用方法

胡萝卜的食用方法很多，可生吃、炒、煮、蒸等。

不同的烹调方法对其中胡萝卜素的获得不同：炖食为93%，炒食为80%，生吃或凉拌为10%，因胡萝卜素为脂溶性物质，所以与肉类一起炖食或者在炒的过程中多放油均可提高其利用率。

◇ 食用宜忌

老少皆宜的优良食品。

胡萝卜不能与酒同食，大量胡萝卜素与酒精一起进入人体内，会在肝部产生有毒物质，导致肝病。

◇ 妙用食物

美容：新鲜胡萝卜洗净榨汁，每天饮1杯，取胡萝卜汁15～20毫升涂在脸部，30分钟后洗净，再涂上护肤霜。

芥 菜

芥菜又称雪菜、雪里蕻、大头菜、大芥、黄芥、芥菜疙瘩等，分叶用和茎用两种，茎用常叫大头菜，最常见的是四川涪陵榨菜；叶用常叫芥菜。我国大部分地区均有栽培。

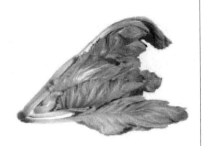

营养成分（/100克）

热　　量：24千卡

蛋 白 质：2克
脂　　肪：0.4克
糖　　类：3.1克
胆 固 醇：0
膳 食 纤 维：1.6克
生 物 素：0
胡 萝 卜 素：1.2毫克
叶　　酸：0
泛　　酸：0
烟　　酸：0.5毫克

钙：230毫克
铁：3.2毫克
磷：47毫克
钾：281毫克
钠：30.5毫克
铜：0.08毫克
镁：24毫克
锌：0.7毫克
硒：0.7微克

维生素A：52微克
维生素B$_1$：0.06毫克
维生素B$_2$：0.12毫克
维生素B$_6$：0.32毫克
维生素B$_{12}$：0
维生素C：70毫克
维生素D：0
维生素E：0.74毫克
维生素K：0
维生素P：0

◇ 食补功效

传统医学认为芥菜具有宜肺豁痰、温胃散热，以及治腹胀气滞、感冒无汗、胸膈痰饮等功效。

芥菜含有丰富的食物纤维，能促进结肠蠕动，有预防便秘的作用。

芥菜特殊的香气有增进食欲的作用。

◇ 食用方法

芥菜有特殊的辛辣香气，并稍带苦味，食用可炒、煮、加工成腌菜等。

◇ 食用宜忌

所有人都可以食用。

有眼病、痔疮者少食，因腌制的芥菜含盐量高，故高血压患者应忌食腌制芥菜。

◇ 妙用食物

雪里蕻老腌菜30克，洗净，切碎，放于1杯开水中，水温后用水含漱多次，余汤喝下。

功效：利咽、宜肺，治声音嘶哑及咳嗽。

空心菜

营养成分（/100克）

热　　　量：20千卡

蛋　白　质：2.2克
脂　　　肪：0.3克
糖　　　类：2.2克
胆　固　醇：0
膳食纤维：1.4克
生　物　素：0
胡萝卜素：1.52毫克
叶　　　酸：120微克
泛　　　酸：0.4毫克
烟　　　酸：0.8毫克

钙：99毫克
铁：2.3毫克
磷：38毫克
钾：266毫克
钠：94.3毫克
铜：0.1毫克
镁：29毫克
锌：0.39毫克
硒：1.2微克

维生素A：253微克
维生素B_1：0.03毫克
维生素B_2：0.08毫克
维生素B_6：0.11毫克
维生素B_{12}：0
维生素C：25毫克
维生素D：0
维生素E：1.09毫克
维生素K：250微克
维生素P：0

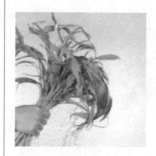

空心菜别名蕹菜、空筒菜、无心菜、水蕹菜、藤藤菜，生于湿地或者水田中，我国南方和长江流域均有栽培。食用部分主要是其嫩茎叶，是夏秋季节主要的绿色蔬菜之一，有绿色和紫色等品种。

◇ 食补功效

传统医学认为空心菜具有清热凉血、解毒，以及治便秘、便血、淋虫、痔疮、蛇虫咬伤等功效。

空心菜的蛋白质和钙的含量均比西红柿高，并富含粗纤维，能促进肠的蠕动，可预防便秘。

空心菜属碱性食物，可降低肠道的酸度，有益防癌。

紫色空心菜中含有胰蛋白，对糖尿病患者有降血糖的作用。

◇ 食用方法

常用的烹调方法是凉拌、做汤或炒。炒的时候最好是旺火快炒，避免营养流失。

◇ 食用宜忌

一般人均可食用。

脾胃虚寒、体质虚弱者不宜过多食用。

◇ 妙用食物

虫蛇咬伤：新鲜空心菜洗净捣碎，取汁和酒服之，渣涂伤处。

莴　笋

莴笋别名莴苣、千金菜、莴菜、莴苣菜等，原产于地中海沿岸，据宋陶谷的《清异录》记载："呙国使者来汉，隋人求得菜种，酬之甚厚，故名千金菜，今莴笋也。"食用部位主要是叶和茎，现我国各地均有栽培。

营养成分（/100 克）

热　　量：14 千卡

蛋 白 质：1 克
脂　　肪：0.1 克
糖　　类：2.2 克
胆 固 醇：0
膳 食 纤 维：0.6 克
生 物 素：0
胡 萝 卜 素：0.15 毫克
叶　　酸：120 微克
泛　　酸：0.23 毫克
烟　　酸：0.5 毫克

钙：23 毫克
铁：0.9 毫克
磷：48 毫克
钾：318 毫克
钠：36.5 毫克
铜：0.07 毫克
镁：19 毫克
锌：0.33 毫克
硒：0.54 微克

维生素 A：25 微克
维生素 B$_1$：0.02 毫克
维生素 B$_2$：0.02 毫克
维生素 B$_6$：0.05 毫克
维生素 B$_{12}$：0
维生素 C：4 毫克
维生素 D：0
维生素 E：0.19 毫克
维生素 K：54 微克
维生素 P：0

◇　食补功效

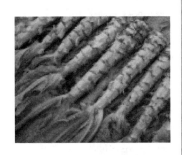

传统医学认为莴笋具有通乳、清热利尿，以及治乳汁不通、小便不利、尿血等功效。

莴笋能刺激消化液的分泌，增加食欲，常吃莴笋能改善消化系统和肝脏的功能。

莴笋含钾量较高，对高血压和心血管疾病患者最为有益。

◇　食用方法

常用的烹调方法有凉拌、炒、烧等，此外还可以用作腌制及制作泡菜。

◇　食用宜忌

一般人均可食用。

因莴笋中的个别成分对视神经有刺激作用，有眼病和夜盲症者不宜食用。

◇　妙用食物

1．头发易断裂：莴笋 100 克、胡萝卜 30 克、苹果 50 克，将原料洗净放入榨汁机内榨汁，再加入 1/6 的柠檬汁，调匀饮用。

2．口臭：莴苣菜洗净生嚼。

竹 笋

营养成分（/100克）

热　　量：40千卡

蛋　白　质：4.1克
脂　　肪：0.1克
糖　　类：4.4克
胆　固　醇：0
膳食纤维：2.8克
生　物　素：0
胡萝卜素：0.08毫克
叶　　酸：63微克
泛　　酸：0.63毫克
烟　　酸：0.4毫克

钙：22毫克
铁：2.4毫克
磷：36毫克
钾：587毫克
钠：6毫克
铜：0.15毫克
镁：8毫克
锌：0.43毫克
硒：0.66微克

维生素A：5微克
维生素B$_1$：0.05毫克
维生素B$_2$：0.11毫克
维生素B$_6$：0.13毫克
维生素B$_{12}$：0
维生素C：5毫克
维生素D：0
维生素E：0.7毫克
维生素K：2微克
维生素P：0

竹笋也叫毛竹笋、茅竹笋、刮肠蓖等，是竹子初从土里长出来的幼苗，我国南方和长江流域均有栽培，一年四季均有，以春笋和冬笋口味最佳。竹笋历来被认为是山珍，是人们喜爱的食品之一。

◇ 食补功效

传统医学认为竹笋具有滑肠、透毒、消痰、解酒，以及治肺热吐血、小儿麻疹不出等功效。

竹笋的纤维含量高而且脂肪含量低，有消痰爽胃、滑利大肠、消脂减肥的作用，对预防肠癌有益。

◇ 食用方法

竹笋可以用晒干、腌渍或烟熏干等方法制成笋干，也可做罐头食用。

鲜笋食用时有涩味，烹调时最好用水焯5～10分钟。

◇ 食用宜忌

一般人都可以食用。

肥胖患者、高血压、高血脂、习惯性便秘患者经常食用有利于减轻症状。

因其所含的纤维素多且难以消化，故小孩和脾虚患者应少食用竹笋。

另外其中难溶性的草酸钙含量也较多，尿路结石患者也应少食。

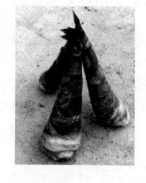

◇ 妙用食物

1. 醉酒：鲜春笋适量洗净，水煎后当茶饮。

2. 糖尿病（肺热型）：将鲜竹笋1个，脱皮切片，同粳米共同煮成粥。

番　茄

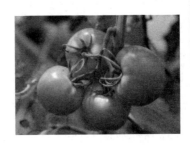

营养成分（/100克）

热　　量：15千卡

蛋　白　质：0.9克
脂　　肪：0.2克
糖　　类：3.54克
胆　固　醇：0
膳食纤维：0.5克
生　物　素：0
胡萝卜素：0.37毫克
叶　　酸：22微克
泛　　酸：0.17毫克
烟　　酸：0.6毫克

钙：10毫克
铁：0.8毫克
磷：24毫克
钾：191毫克
钠：5毫克
铜：0.06毫克
镁：9毫克
锌：0.13毫克
硒：0.15微克

维生素A：92微克
维生素B_1：0.03毫克
维生素B_2：0.03毫克
维生素B_6：0.08毫克
维生素B_{12}：0
维生素C：8毫克
维生素D：0
维生素E：0.57毫克
维生素K：4微克
维生素P：700微克

番茄别名西红柿、番柿、洋柿子，原产于南美洲，在安第斯山脉至今还有原始野生种，番茄最初是作为庭园观赏植物种植，后才逐渐食用，约在明万历年间传入我国。现我国大部分地方均有栽培，番茄可蔬可果，含水量约94%，消暑功能可与西瓜媲美。

◇ 食补功效

传统医学认为番茄具有生津止渴、健胃消食，以及治口渴、食欲不振、高血压、眼出血等功效。

番茄的含水量很高，有止渴利尿的作用。

番茄所含的柠檬酸和苹果酸能促进唾液和胃液的分泌，帮助消化。

番茄素有抗癌的功能，并能使皮肤的色素减退和消失，使皮肤保持清洁，防止细胞老化，故有延缓衰老和美容的功效。

◇ 食用方法

番茄食用方法很多，可生吃、榨汁，也可烹调成各种菜肴、汤羹，还可以作为调料使用（如番茄酱等）。

◇ **食用宜忌**

一般人都可以食用。

青番茄不能食用，因青番茄含有大量龙葵碱，食用后可引起食物中毒。

急性肠炎、溃疡活动期及菌痢病人不宜食用。

◇ **妙用食物**

1. 护肝：新鲜番茄榨汁；将脱脂奶粉适量溶于水，加适量蜂蜜调匀后加入番茄汁，当饮料喝。

2. 美白皮肤：新鲜番茄榨汁，加入少许蜂蜜，涂脸部、手部，10分钟后用清水洗净。

3. 狐臭：洗澡后，取一个未熟透的番茄切开，用切口涂擦腋窝。

4. 牙龈出血：番茄代水果吃。

生活小贴士

巧剥番茄皮

1. 先用刀在番茄顶部画个十字，可深入番茄肉内。

2. 开火烧水，把番茄放在开水中浸10～30秒，放番茄前要用有洞的圆勺盛着番茄，一旦发现番茄皮呈现松开现象，便要即时捞起。

3. 最后把番茄浸泡在水中，慢慢剥除番茄皮即可。

黄 瓜

黄瓜别名刺瓜、胡瓜等，是张骞出使西域带来的品种，现我国大部分地区均有栽培。黄瓜脆嫩清香，味道鲜美，且营养丰富，是深受人们喜爱可蔬可果的食品。

◇ **食用方法**

食用方法很多，生吃、凉拌、炖汤、炒食、腌制等均味道鲜美。

◇ **食补功效**

传统医学认为黄瓜具有除热、解毒、利水，以及治火眼、烫火伤、咽喉肿痛、烦渴等功效。

黄瓜有降血脂、减肥的作用，因其所含的丙醇二酸有抑制糖类转化为脂肪的功能。

黄瓜中的苦味素有抗癌的作用。

黄瓜含有丰富的维生素 E，有抗衰老和美容的作用。

◇ **食用宜忌**

一般人都可食用，特别适合糖尿病人食用。

黄瓜与花生同食，容易引起腹泻。

黄瓜不宜与西红柿一起食用。

肝病、肠胃病、心血管病及高血压病人不宜吃腌黄瓜。

◇ **妙用食物**

美容：1. 早上起床双眼肿，可用新鲜黄瓜切片敷于上眼睑和下眼袋处，10分钟后取下换新黄瓜片再敷几分钟后用清水洗净。

2. 用黄瓜皮或者黄瓜蒂上的汁涂抹皱纹多的地方，一天一次，经常涂抹可去皱纹。

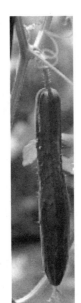

营养成分（/100 克）

热　　量：15 千卡

蛋 白 质：0.8 克
脂　　肪：0.2 克
糖　　类：2.4 克
胆 固 醇：0
膳 食 纤 维：0.5 克
生 物 素：0
胡 萝 卜 素：0.1 毫克
叶　　酸：25 微克
泛　　酸：0.2 毫克
烟　　酸：0.2 毫克

钙：24 毫克
铁：0.5 毫克
磷：24 毫克
钾：102 毫克
钠：4.9 毫克
铜：0.05 毫克
镁：15 毫克
锌：0.18 毫克
硒：0.38 微克

维生素 A：15 微克
维生素 B_1：0.04 毫克
维生素 B_2：0.04 毫克
维生素 B_6：0.05 毫克
维生素 B_{12}：0
维生素 C：9 毫克
维生素 D：0
维生素 E：0.46 毫克
维生素 K：34 微克
维生素 P：0

葫 芦

营养成分（/100克）

热　　量：15千卡

蛋　白　质：0.7克
脂　　肪：0.1克
糖　　类：2.7克
胆　固　醇：0
膳　食　纤　维：0.8克
视黄醇当量：95.3微克
烟　　酸：0.4毫克

钙：16毫克
铁：0.4毫克
磷：15毫克
钾：87毫克
钠：0.6毫克
铜：0.04毫克
镁：7毫克
锌：0.14毫克
硒：0.49微克
锰：0.08毫克

维生素A：7微克
维生素C：11毫克
维生素E：0
硫胺素：0.02毫克
核黄素：0.01毫克
胡萝卜素：0.4微克

葫芦也叫瓢子、瓠、苦瓠、蒲芦等，是我国栽培历史最悠久的植物之一，原产地为华南或华西南，在距今七八千年的我国新石器遗址中曾发现它的残果和种子遗存，现全国大部分地区有栽培。

葫芦被我国古人当作瓜类的一种，它在我国古代有着极为广泛的用途，除果实和叶子供食用或作药物外，成熟的果实还被用来制作各种日常生活用具、乐器、工艺品等。另外瓜瓤则被用来喂猪，种子被用于榨油浇制蜡烛。

西葫芦：别名美洲南瓜，原产美洲，是南瓜的变种，19世纪中叶中国开始栽培，现我国大部分地区均有栽培。

◇ 食补功效

传统医学认为，凡是苦味的食品均具有清热、泻火、解毒、燥湿的功能，而具有上述功能的食品都有一定的防癌和抗癌效果，常见的苦味食品如苦葫芦、苦杏仁、苦瓜、苦笋、苦荞麦等。

葫芦的苦味质有较强的抗癌作用，在有关的国际会议上把这一苦味质定名为"葫芦素"。

早在我国明代，大医药学家李时珍就在《本草纲目》中指出，苦瓠（葫芦）苦寒有毒，主治痈疽恶疮。

◇ 食用方法

嫩葫芦是一种营养十分丰富的蔬菜，既可炒食，亦可做汤；可肉炒，亦可素炒。

◇ 食用宜忌

一般人都可以食用。

◇ 妙用食物

葫芦茶：葫芦1只，入沙锅水煎。

功效：消滞杀虫、清热利湿。适用于肠炎、痢疾、暑热、妊娠呕吐等。

南 瓜

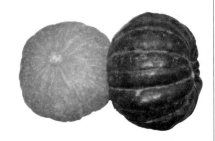

营养成分（/100克）

热　　量：22千卡

蛋 白 质：0.7克
脂　　肪：0.1克
糖　　类：4.5克
胆 固 醇：0
膳 食 纤 维：0.8克
生 物 素：0
胡 萝 卜 素：0.89毫克
叶　　酸：80微克
泛　　酸：0.5毫克
烟　　酸：0.4毫克

钙：16毫克
铁：0.4毫克
磷：24毫克
钾：287毫克
钠：0.8毫克
铜：0.03毫克
镁：8毫克
锌：0.14毫克
硒：0.46微克

维生素A：148微克
维生素B_1：0.03毫克
维生素B_2：0.04毫克
维生素B_6：0.12毫克
维生素B_{12}：0
维生素C：8毫克
维生素D：0
维生素E：0.36毫克
维生素K：26微克
维生素P：0

南瓜别名倭瓜、麦瓜、番瓜、饭瓜、金瓜等。原产于亚洲南部、非洲和南美洲等南部地区，很早就传入我国，现全国各地均有栽培。夏秋季节摘收果实，可作蔬菜，也可代粮食。

◇ 食补功效

传统医学认为南瓜具有消炎止痛、补中益气、解毒杀虫，以及治烫火伤、哮喘、虫疾等功效。

南瓜能促进胰岛素分泌，有降低血糖的作用，是糖尿病患者的理想食品之一。

南瓜能帮助肝、肾功能减弱的患者增强肝、肾细胞再生的功能。

南瓜还具有清除体内残留农药和重金属的功效，具有防毒防癌的功能。

◇ 食用方法

南瓜多用作菜，也可作粮食。

南瓜食用方法很多，最简单又能保持营养的方法是洗净去瓜瓤后直接蒸或煮食。此外，南瓜还可以切片，荤、素炒食；做汤或作馅料；亦可作盛菜的器皿，以增加美感。

◇ 食用宜忌

所有人都可以食用，特别适合糖尿病和肥胖者食用。

南瓜与羊肉一起食用对健康不利。

疮、疔、疖、脚气者应少食南瓜。

切开南瓜如发现瓜瓤有酒精的味道，说明南瓜已经变质，不可再食用。

◇ **妙用食物**

1. 南瓜饭：将南瓜去皮去瓜瓤，洗净后切片或块与大米一起煮饭。功效：体弱气虚者常食南瓜饭强身健体。

2. 晒干的南瓜子生食或炒熟吃有驱虫的功效。

3. 早晚各吃 250 克的煮南瓜是糖尿病患者最佳食疗食品之一。

4. 哮喘：500 克左右的南瓜一个，切开顶盖去瓤，加适量冰糖、蜂蜜、姜汁，蒸 2 小时左右即可。适合肺肾两虚的哮喘患者经常食用。

5. 烫伤：新鲜南瓜瓤捣烂敷在患部。

万圣节的南瓜灯

　　每年 10 月 31 日是西方的万圣节，公共场所都会布置装饰品，如各式鬼怪、南瓜灯、黑猫以及巫婆的扫帚等。孩子们会穿上万圣节服装，拎着南瓜灯，挨家挨户地讨糖果。南瓜灯的来历，至少有两种传说，一是挖空了南瓜又刻上鬼脸并点上烛火，可以驱散鬼魂；二是鬼魂点上烛火，想骗取人们上当而跟着鬼魂走，故人们就在南瓜表面刻上一个搞笑的面孔，用以嘲笑鬼魂："哼!傻瓜才会上你的当。"据说因为第一个做南瓜灯的是一位爱尔兰人 Jack，所以人们又将鬼脸南瓜灯叫作 Jack-O-Lantern。

冬 瓜

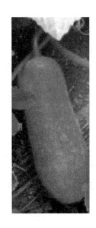

营养成分（/100克）

热　　量：7千卡

蛋　白　质：0.2克
脂　　肪：0克
糖　　类：1.5克
胆　固　醇：0
膳食纤维：0.5克
生　物　素：0
胡萝卜素：0.01毫克
叶　　酸：26微克
泛　　酸：0.21毫克
烟　　酸：0.3毫克

钙：23毫克
铁：0.1毫克
磷：7毫克
钾：136毫克
钠：3.6毫克
铜：0.07毫克
镁：8毫克
锌：0.2毫克
硒：0.22微克

维生素A：13微克
维生素B_1：0.01毫克
维生素B_2：0.02毫克
维生素B_6：0.03毫克
维生素B_{12}：0
维生素C：16毫克
维生素D：0
维生素E：0.08毫克
维生素K：1微克
维生素P：0

　　冬瓜别名白瓜、白冬瓜、枕瓜、水芝、地芝等，原产于我国南部及印度，现我国大部分地区有栽培，是夏秋季节的主要蔬菜之一。因其形状如枕，有的地方也叫枕瓜。

◇ 食补功效

　　传统医学认为冬瓜具有消痰、清热、利水、解毒，以及治痰喘、暑热烦闷、消渴、水肿、胀满、脚气、淋病、痔瘘，解鱼毒、酒毒的功效。

　　冬瓜不含脂肪，含钠和糖也极低，且利尿健脾，因此经常食用有减肥轻身的作用。

　　冬瓜滋润多汁，有利尿的功效，肾炎病人经常食用对恢复有益，且可辅助治疗水肿。

　　同时冬瓜还具有抗衰老的作用，经常食用可保持皮肤洁白、润泽光滑。

◇ 食用方法

　　部分地区有将冬瓜生熟两吃的习惯，常见的烹调方法有烧、扒、煲汤等，还用于制作蜜饯。

◇ **食用宜忌**

一般人都可以食用，特别适合于肥胖、高血压、糖尿病、肾病、冠心病患者食用。

冬瓜有减肥的作用，体瘦需增肥者忌食。

◇ **妙用食物**

1．夏天起痱子：冬瓜洗净切片，捣烂涂之。

2．痔疮肿痛：冬瓜洗净切片煮汤，汤凉后用汤洗患处。

3．食鱼中毒：冬瓜洗净榨汁喝。

4．减肥：冬瓜 500 克，洗净切厚片煮汤，加盐等调味，经常食用。

5．《本草纲目》记载，以冬瓜瓢煎汤洗脸、洗澡，可使人皮肤白嫩有光泽，具有美容、养颜的功效。

冬瓜生于夏而名曰冬瓜

从名称来看，大多数人会认为冬瓜是冬天的蔬菜，但实际上冬瓜是夏秋蔬菜，之所以叫冬瓜是因其夏秋成熟，而外皮上有一层白粉状的东西，好像是冬天所结的白霜，故叫冬瓜。相传唐代有个县令冬天下乡视察，一乡民用贮藏的冬瓜做菜招待，在餐桌上他得意地说："冬天出冬瓜，名副其实也。"于是后来人们就嘲笑他"冬瓜本姓夏，有奶未必娘"。

苦 瓜

苦瓜别名凉瓜、绵荔枝、癞瓜、癞葡萄、菩达、花姑娘等，原产于印度，现我国各地均有栽培，是夏秋季节的主要蔬菜之一。苦瓜也有"君子菜"的美称，因苦瓜与其他菜一起烹调时不会把苦味渗入其他菜中，而独自保持苦味而得名。

历史上最喜欢吃苦瓜的人，要算明末清初著名画家石涛，石涛自号苦瓜和尚，餐餐都得有苦瓜，甚至还把苦瓜供奉案头朝拜，可见其对苦瓜的过度爱好。

◇ 食补功效

传统医学认为苦瓜具有明目、清暑、解毒、益气壮阳，以及治中暑、痢疾、赤眼疼痛、热病烦渴、痈肿、丹毒、恶疮等功效。

苦瓜中含有苦瓜甙，能刺激胰岛素的释放，有降血糖、预防和改善糖尿病的作用。

苦瓜中含有维生素 B_{17}，对癌细胞有较强的杀伤力。

苦瓜的苦味能刺激味觉神经，增进食欲。

◇ 食用方法

苦瓜可凉拌，可炒食，也可煲汤。苦瓜切片后加盐抓揉，过几分钟后用清水洗净，可去除部分苦味，凉拌比用开水焯过的更能保持其生鲜味，口感更好。

◇ 食用宜忌

一般人都可以食用。因苦瓜性寒，脾胃虚寒者不宜过多食用。

◇ 妙用食物

1. 除口臭：苦瓜去瓤洗净，切片，用盐腌制后凉拌食用。

2. 痱子：苦瓜洗净切片，搽患处。

3. 糖尿病食疗：鲜苦瓜做菜经常食用，或将苦瓜洗净制成干粉，泡水喝，每次 10 克。

4. 预防中暑：苦瓜去瓤洗净，切片煮水喝。

营养成分（/100 克）

热　　　量	18 千卡
蛋 白 质	1.2 克
脂　　　肪	0.1 克
糖　　　类	3 克
胆 固 醇	0
膳 食 纤 维	1.5 克
生 物 素	0
胡 萝 卜 素	0.06 毫克
叶　　　酸	72 微克
泛　　　酸	0.37 毫克
烟　　　酸	0.3 毫克
钙	34 毫克
铁	0.6 毫克
磷	36 毫克
钾	200 毫克
钠	1.8 毫克
铜	0.06 毫克
镁	18 毫克
锌	0.29 毫克
硒	0.36 微克
维生素 A	10 微克
维生素 B_1	0.07 毫克
维生素 B_2	0.04 毫克
维生素 B_6	0.06 毫克
维生素 B_{12}	0
维生素 B_{17}	0.08 微克
维生素 C	125 毫克
维生素 D	0
维生素 E	0.85 毫克
维生素 K	41 微克
维生素 P	0

洋 葱

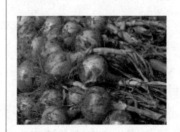

营养成分（/100克）

热　　　量：39千卡

蛋　白　质：1.1克
脂　　　肪：0.2克
糖　　　类：8.1克
胆　固　醇：0
膳食纤维：0.9克
生　物　素：210微克
胡萝卜素：20毫克
叶　　酸：16微克
泛　　酸：0.19毫克
烟　　酸：0.2毫克

钙：24毫克
铁：0.6毫克
磷：39毫克
钾：138毫克
钠：4.4毫克
铜：0.05毫克
镁：15毫克
锌：0.23毫克
硒：0.92微克

维生素A：3微克
维生素B$_1$：0.03毫克
维生素B$_2$：0.03毫克
维生素B$_6$：0.16毫克
维生素B$_{12}$：0
维生素C：8毫克
维生素D：0
维生素E：0.14毫克
维生素K：0
维生素P：0

　　洋葱又名葱头、胡葱、玉葱，原产于亚洲，作为蔬菜已有五千年的历史，我国大部分地区均有栽培。在欧美，洋葱被誉为"蔬菜皇后"，是一种西餐经常出现的百合科蒜属植物，主要作调味用。在中世纪的欧洲，洋葱被认为是价值昂贵之物，常被用来当作租金付款和作为结婚礼物。

　　洋葱同时也是一种非常好的健康食品，我国山东省鱼台县盛产洋葱，洋葱是当地人的主要蔬菜，这个地区老人普遍长寿。

◇ 食补功效

　　失眠是现代社会常见病之一，洋葱是助眠的食品之一。

　　洋葱几乎不含脂肪，却含有前列腺素A、二烯丙基二硫化物及硫氨基酸等成分。前列腺素A是一种较强的血管扩张剂，可以降低人体外周血管和心脏冠状动脉的阻力，具有降低血脂和预防血栓形成的作用。高血脂患者食用一段洋葱后，其体内的胆固醇、甘油三酯和脂蛋白均可明显降低。

　　一般冠心病患者每日食用50～70克洋葱，其作用比降血脂药还要强。

　　洋葱还含有一种天然的抗癌物质——栎皮黄素，经常吃洋葱的人，胃癌的发病率比少吃或不吃洋葱的人少25%。

◇ 食用方法

　　洋葱可以放在汤、沙拉、面包、炖食、蛋奶酥、蛋糕等食品中，还可以用于烤、炸、熏、蒸或生吃。除此之外，洋葱对我们的身体有益无害，因为它含有钙、铁、烟碱酸、蛋白质和维生素。

洋葱生切快炒可增强食物的香气，刺激食欲。如果煮得久一点，让洋葱的香甜与鲜美渗入汤汁，更是令人食欲大增。最重要的是，利用洋葱的天然风味，食盐的用量就可以更少一点，健康概念就可以更多一点。

◇ 食用宜忌

一般人都可食用，以红皮洋葱食用效果最佳。

凡有眼部充血者、皮肤瘙痒性疾病和眼疾患者应忌食洋葱。

◇ 妙用食物

1. 闻洋葱可以治鼻塞，神经衰弱者将洋葱放在枕头旁边可治失眠，感冒时吃洋葱恢复得比较快。

2. 去头屑：将一个捣烂的洋葱用干净消毒的纱布包好，用它轻轻地揉擦头皮，使洋葱汁渗入其间，24 小时后，再用温水洗头，既可止头痒又可除尽头皮屑。

3. 生发：秃顶者，常用葱头摩擦，能刺激毛囊促使头发生长。

4. 止咳：加几滴洋葱汁于糖浆中，可以治疗顽固性咳嗽。

5. 咽喉炎：以新鲜洋葱汁与醋混合服用。

生活小贴士

切洋葱怎样防止刺眼

将洋葱用薄塑料袋装好，放入冰箱冷冻室内，待洋葱凉透又尚未结冰时取出，经过这种方法处理的洋葱切起来就不那么刺眼了。或者将洋葱放于温水中泡一会再切也能减轻对眼睛的刺激。

茭 白

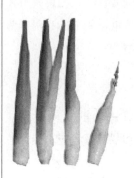

营养成分（/100 克）

热　　　量：23 千卡

蛋　白　质：1.2 克
脂　　　肪：0.1 克
糖　　　类：1.5 克
胆　固　醇：0
膳 食 纤 维：2.6 克
生　物　素：0
胡 萝 卜 素：0.03 毫克
叶　　　酸：43 微克
泛　　　酸：0.25 毫克
烟　　　酸：0.6 毫克

钙：28 毫克
铁：0.5 毫克
磷：38 毫克
钾：209 毫克
钠：7.2 毫克
铜：0.06 毫克
镁：8 毫克
锌：0.18 毫克
硒：0.45 微克

维生素 A：5 微克
维生素 B_1：0.04 毫克
维生素 B_2：0.05 毫克
维生素 B_6：0.08 毫克
维生素 B_{12}：0
维生素 C：2 毫克
维生素 D：0
维生素 E：0.99 毫克
维生素 K：2 微克
维生素 P：0

茭白别名菰笋、茭笋、茭耳菜、菰菜、茭瓜、茭首等，原产于我国，是我国特有的水生蔬菜，生长在淡水里。我国南方较多，曾与莼菜、鲈鱼合称为江南三大名菜。

◇ 食补功效

清热解毒、利尿通便、开胃、解酒毒、催乳。

◇ 食用方法

食用方法很多，常见的烹调方法是与肉、蛋一起炒，也可以生吃，还可做成饺子、包子、馄饨的馅料。

◇ 食用宜忌

一般人都可以食用，脾胃虚寒、肾脏疾病、尿道结石者少吃。

◇ 妙用食物

心烦失眠、高血压：茭白 200 克、芹菜 100 克，洗净切碎加调味品炒食，经常食用效果更好。

土　豆

土豆别名洋芋、阳芋、马铃薯、山药蛋、浑番薯等，原产于秘鲁，1650年左右在我国台湾地区就已有栽培。土豆兼有粮食和蔬菜的功能，与水稻、麦、玉米和高粱一起被称为世界五大农作物。土豆营养成分齐全且容易被人体吸收，在法国土豆被称为"地下苹果"，在欧美有"第二面包"的称号。

◇　食补功效

传统医学认为土豆具有健脾、补气、消炎，以及治胃痛、吐泻、腮腺炎、烫伤等功效。土豆对消化不良有一定的效果。

美国科学家认为，每餐只吃土豆和牛奶，便可以得到人体所需的一切营养物质。

土豆含钾量较高，经常食用能有效预防中风的发病机会。

◇　食用方法

土豆的食用方法很多，可炖、炒、烤、凉拌等，也可利用土豆中的淀粉，做成粉丝、凉粉等。

◇　食用宜忌

所有人都可以食用。

发芽、变绿的土豆不能食用。吃土豆时一定要去皮，土豆中的龙葵碱主要存在于皮中和土豆发芽、变绿的部位中，该物质能破坏血液中的红细胞，严重的可导致脑充血、脑水肿及肠胃炎。

◇　妙用食物

1. 预防中风：每周平均吃6～10个土豆，患中风的概率会减少40%左右。

2. 腮腺炎：新鲜土豆1个洗净，以醋磨汁，以汁搽患处，干了再搽，不间断。

3. 急、慢性咽炎：新鲜土豆切片贴于喉部，早晚各一次。

营养成分（/100克）

热　　量：88千卡

蛋 白 质：1.7克
脂　　肪：0.3克
糖　　类：19.6克
胆 固 醇：0
膳 食 纤 维：0.3克
生 物 素：0
胡 萝 卜 素：0.01毫克
叶　　酸：21微克
泛　　酸：1.3毫克
烟　　酸：0.4毫克

钙：47毫克
铁：0.5毫克
磷：64毫克
钾：302毫克
钠：0.7毫克
铜：0.12毫克
镁：23毫克
锌：0.18毫克
硒：0.78微克

维生素A：5微克
维生素B_1：0.1毫克
维生素B_2：0.03毫克
维生素B_6：0.18毫克
维生素B_{12}：0
维生素C：16毫克
维生素D：0
维生素E：0.34毫克
维生素K：0
维生素P：0

山 药

营养成分（/100克）

热　　量：64千卡

蛋　白　质：1.5克
脂　　肪：0
糖　　类：14.4克
胆　固　醇：0
膳食纤维：0.8克
生　物　素：0
胡萝卜素：0.02毫克
叶　　酸：8微克
泛　　酸：0.4毫克
烟　　酸：0.61毫克

钙：14毫克
铁：0.3毫克
磷：42毫克
钾：452毫克
钠：18.6毫克
铜：0.24毫克
镁：20毫克
锌：0.27毫克
硒：0.55微克

维生素A：3微克
维生素B$_1$：0.08毫克
维生素B$_2$：0.02毫克
维生素B$_6$：0.06毫克
维生素B$_{12}$：0
维生素C：6毫克
维生素D：0
维生素E：0.2毫克
维生素K：0
维生素P：0

山药别名薯蓣、山芋、怀山药、白苕、蛇芋、九黄姜、白药子等，主要生长在山野向阳处，现全国各地都有栽培，主产地为河南、湖北、湖南等地，既可作蔬菜，也可做主粮。

◇ 食补功效

传统医学认为山药具有固肾益精、健脾、补肺，以及治消渴遗精、小便频繁、脾虚泄泻、咳嗽等功效。

山药中含有较为丰富的皂甙、游离氨基酸、黏蛋白、淀粉酶、多酚氧化酶等，具有滋补作用，对病后康复有益。

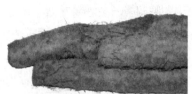

山药中几乎不含脂肪，有很好的减肥健美作用。

◇ 食用方法

食用山药的时候应去皮，因为山药皮中含有使人产生麻、刺口感的物质，不去皮口感不好。

山药食用方法很多，除可做主粮、蔬菜外，还可制成糖葫芦之类的小吃。常见的烹调方法是用山药煮汤。

◇ 食用宜忌

所有人均可食用。

◇ 妙用食物

1. 山药羊肉汤：山药100克、羊肉50克、黄酒30毫升、红糖30克。将山药切小段，羊肉切块，一起煮汤，喝汤，吃山药、羊肉。

功效：可补肾虚，对心悸也有一定的疗效。

2. 消渴：新鲜山药洗净蒸熟，饭前吃90～120克。

芋　头

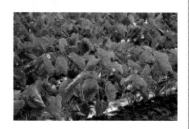

营养成分（/100克）

热　　量：79千卡

蛋　白　质：2.2克
脂　　肪：0.2克
糖　　类：17.1克
胆　固　醇：0
膳食纤维：1克
生　物　素：0
胡萝卜素：0.16毫克
叶　　酸：30微克
泛　　酸：1毫克
烟　　酸：0.7毫克

钙：36毫克
铁：1毫克
磷：55毫克
钾：378毫克
钠：33.1毫克
铜：0.37毫克
镁：23毫克
锌：0.49毫克
硒：1.45微克

维生素A：27微克
维生素B$_1$：0.06毫克
维生素B$_2$：0.05毫克
维生素B$_6$：0.15毫克
维生素B$_{12}$：0
维生素C：6毫克
维生素D：0
维生素E：0.45毫克
维生素K：0
维生素P：0

芋头别名芋艿、毛芋、芋根、土芋、蹲鸱、土芝等，原产于东南亚及我国南部等热带或亚热带沼泽湿地，现我国南方广为种植，富含淀粉，既可当作菜，也可作粮食。

◇　食补功效

传统医学认为芋头具有消疬散结，以及治牛皮癣、烫伤、腹中癖块等功效。

芋头的营养功效类似土豆，但芋头不含龙葵碱。

芋头含氟较高，有洁齿防龋、保护牙齿的作用。

芋头是一种防癌食品，在癌症手术后或者放疗、化疗期间，经常食用芋头具有一定的辅助治疗作用。

◇　食用方法

生吃芋头有毒，所以芋头不可以生吃。

芋头可以水煮熟后去皮直接食用或者蘸糖等食用，也可将芋头去皮后与肉类红烧，还可将芋头去皮后切片做汤。

◇　食用宜忌

一般人都可以食用，特别适合于体虚者食用。

芋头烹调时一定要熟透，否则其所含的刺激性物质会刺激喉咙，让人食用时产生不舒服感。

芋头的淀粉含量较多，不能一次食用过量，否则会造成消化不良。

◇ **妙用食物**

1. 牛皮癣：芋头、生大蒜，一起捣碎敷患处。

2. 芋头鲫鱼汤：将新鲜芋头250克，鲫鱼500克，加水一起煮至烂熟，加盐、料酒等调料，喝汤，吃鱼、芋头。

功效：对脾胃虚弱、无力有增补效果。

剥芋头

因为芋头黏液中含有一种刺激性化合物，在剥洗芋头时，手部皮肤会很痒，所以剥洗时最好戴手套，如果不小心粘上了，应尽快清洗，或者把手放在火上烤，即能减轻症状，也可用生姜捣汁擦洗。

传说故事

剥 皮 鬼

广东各地有在中秋节吃芋头的习俗，据传是纪念元末杀鞑子的历史故事，中秋节杀鞑子后，便以其头祭月，后来改以芋头代替。至今广东人剥芋头皮时仍称为"剥鬼皮"。

荸荠

荸荠别名乌芋、马蹄、马薯、地栗、地梨、勃脐、红慈姑等，生长在水田中，我国温暖地区均有栽培。荸荠皮紫黑而肉洁白，生吃清脆味甜可当水果，也可与其他蔬菜烹调成美味菜肴。

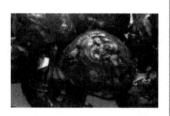

◇ 食补功效

传统医学认为荸荠具有化痰、清热、消积，以及治黄疸、热淋、湿病、消渴、目赤、咽喉肿痛等功效。

荸荠中含有抗菌成分——荸荠英，对金黄色葡萄球菌、产气杆菌及大肠杆菌均有抑制作用。

荸荠含磷丰富，对骨骼和牙齿的健康很有好处，同时能促进人体的生长发育和营养物质的正常代谢功能。

◇ 食用方法

可生食，做菜或者提炼出荸荠粉，用于加工成各种小吃，如广东的马蹄糕等。

荸荠最好是煮熟后再食用，因荸荠生长在泥中，可能附有细菌和寄生虫，如果生吃，最好用开水先烫一下。

◇ 食用宜忌

一般人都可以食用。

荸荠性寒，脾、胃虚寒者应少吃。

荸荠有生津的作用，发热病人常吃有辅助疗效。

◇ 妙用食物

1. 咽喉肿痛：新鲜荸荠200克，洗净去皮榨汁饮用。

2. 痔疮出血：新鲜荸荠100克，洗净后用开水烫5分钟，连皮一起吃，早晚各一次。

营养成分（/100克）

热　　量	59千卡
蛋　白　质	1.2克
脂　　肪	0.2克
糖　　类	13.1克
胆　固　醇	0
膳　食　纤维	1.1克
生　物　素	0
胡　萝　卜素	0.02毫克
叶　　酸	0
泛　　酸	0
烟　　酸	0.7毫克
钙	4毫克
铁	0.6毫克
磷	44毫克
钾	306毫克
钠	15.7毫克
铜	0.07毫克
镁	12毫克
锌	0.34毫克
硒	0.7微克
维生素A	3微克
维生素B_1	0.02毫克
维生素B_2	0.02毫克
维生素B_6	0
维生素B_{12}	0
维生素C	7毫克
维生素D	0
维生素E	0.65毫克
维生素K	0
维生素P	0

扁 豆

营养成分（/100克）

热　　量：32千卡

蛋 白 质：1.9克
脂　　肪：0.3克
糖　　类：5.3克
胆 固 醇：0
膳食纤维：1.9克
生 物 素：0
胡 萝 卜 素：0.6毫克
叶　　酸：50微克
泛　　酸：0.17毫克
烟　　酸：0.7毫克

钙：53毫克
铁：1.2毫克
磷：46毫克
钾：178毫克
钠：0.6毫克
铜：0.12毫克
镁：34毫克
锌：0.28毫克
硒：0.94微克

维生素A：100微克
维生素B_1：0.04毫克
维生素B_2：0.07毫克
维生素B_6：0.07毫克
维生素B_{12}：0
维生素C：6毫克
维生素D：0
维生素E：0.2毫克
维生素P：60微克
维生素P：0

扁豆又名菜豆、四季豆、小刀豆、鹊豆、树豆、藤豆、羊眼豆、茶豆、沿篱豆等，原产于印度尼西亚，明宣德年间（15世纪初）引入我国，现全国大部分地区有栽培。日常食用的主要是其嫩荚，成熟后的种子也可作菜食用。

◇ 食补功效

传统医学认为扁豆具有消暑化湿、健脾和中，以及治食少久泻、水停消渴、暑湿吐泻、脾虚呕逆、赤白带下等功效。

扁豆富含蛋白质和人体所需的多种氨基酸，经常食用可健脾胃，夏天食用还有消暑功效。

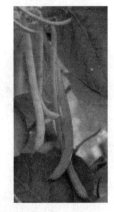

◇ 食用方法

扁豆的烹调方法很多，炒、煮、焖等都可以做出营养丰富的美味佳肴。

◇ 食用宜忌

一般人都可以食用。

患寒热病者忌食。

生扁豆或者没有烹调熟透的扁豆不可食用，生扁豆中含大量的皂素和生物碱，这种物质有毒，人吃了轻者感到头痛、头晕，重者引起恶心、呕吐和腹痛。因此扁豆一定要烹调熟透才可以食用。

◇ 妙用食物

扁豆荷叶粥

原料：扁豆50克、鲜荷叶1张、粳米100克、冰糖30克。

制法：将扁豆洗净去筋，入锅煮，水沸后，放入粳米，待扁豆黏软，放入冰糖及洗净的荷叶，煮20分钟即成。

功效：预防中暑。

豇 豆

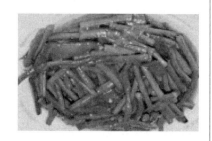

营养成分（100克）

热　　量：27千卡

蛋 白 质：2.1克
脂　　肪：0.2克
糖　　类：4.1克
胆 固 醇：0
膳 食 纤 维：1.8克
生 物 素：0
胡 萝 卜 素：0.14毫克
叶　　酸：30微克
泛　　酸：0.6毫克
烟　　酸：0.8毫克

钙：65毫克
铁：1.2毫克
磷：55毫克
钾：210毫克
钠：33.8毫克
铜：0.11毫克
镁：43毫克
锌：1.46毫克
硒：1.4微克

维生素A：23微克
维生素B$_1$：0.07毫克
维生素B$_2$：0.07毫克
维生素B$_6$：0.3毫克
维生素B$_{12}$：0
维生素C：11毫克
维生素D：0
维生素E：0.65毫克
维生素K：16微克
维生素P：0

豇豆别名羊豆、长豇豆、浆豆、饭豆、裙带豆、带豆等，是世界最古老的蔬菜作物之一，豇豆在新石器时代已有栽培，现我国大部分地区有栽培。作蔬菜食用的主要是其果实尚未成熟时的嫩荚，成熟后的种子也可加入米中做饭食用。

◇ 食补功效

传统医学认为豇豆具有补肾止带、健脾利湿，以及治遗精、白带、小便频数、脾胃虚寒、泻痢、消渴等功效。

◇ 食用方法

豇豆在烹调的时候一定要熟透，生豇豆不宜食用。

◇ 妙用食物

豇豆饭

原料：豇豆100克，粳米100克

制法：豇豆洗净切段，与粳米一起煮粥。

功效：健脾益肾，适合肾虚遗精、带下等食补。

豆 腐

营养成分（/100克）

热　　量：98千卡

蛋　白　质：12.2克
脂　　肪：4.8克
糖　　类：1.5克
胆 固 醇：0
膳 食 纤 维：0.5克
生　物　素：0
胡 萝 卜 素：0.03毫克
叶　　酸：0
泛　　酸：0.4毫克
烟　　酸：0.3毫克

钙：138毫克
铁：1.5毫克
磷：158毫克
钾：106毫克
钠：7.3毫克
铜：0.22毫克
镁：63毫克
锌：0.63毫克
硒：1.55微克

维生素A：5微克
维生素B_1：0.05毫克
维生素B_2：0.02毫克
维生素B_6：0.03毫克
维生素B_{12}：0.06微克
维生素C：0.03毫克
维生素D：0
维生素E：6.7毫克
维生素K：0
维生素P：0

我国是最早利用大豆制成豆腐制品的国家。后经由韩国传到日本，进而再传到欧洲、美国、南美洲等。有人认为长期食用豆腐是使日本成为人口最长寿的国家的原因之一。

豆腐是我国的传统食品，苏轼诗称之为"软玉"，并有"没骨肉"等异称。此外，还有以豌豆、小豆、花生、南瓜子、芝麻等制作的豆腐，各有特色。

豆腐品种：有北豆腐、南豆腐两大类群，北豆腐又称老豆腐，以盐卤（氯化镁）点制，含水分较少，色乳白，味微甜略苦，烹调宜用厚味久炖，包括煎、贴、炸及作馅等；南豆腐又称嫩豆腐，以石膏（硫酸钙）点制，含水分达90%，色雪白，质细嫩，味甘而鲜，烹调宜拌、炒、烩、烧及做羹等。

◇ **食补功效**

豆腐高营养、高无机盐、低脂肪、低热量，其丰富的蛋白质有利于增强体质和增加饱感，适合于素食者和单纯性肥胖者食用；还可降低人体血液中铅的浓度；豆腐中含有大量的雌性激素，可帮助女性翘臀并克服更年期症状。豆腐虽含钙丰富，但若单食豆腐，人体对钙的吸收利用率较低，若将豆腐与含维生素D高的食物同煮，却可使人体对钙的吸收率提高20多倍，如鱼头烧豆腐，不仅清淡鲜美，而且营养丰富。民间又有"豆腐得味，远胜燕窝"的说法。

◇ **食用方法**

拌、炒、煮、煎均可。

◇ **食用宜忌**

所有人都可以食用。

生活小贴士

菠菜豆腐汤不科学

菠菜豆腐汤是民间的传统家常汤菜，以其清淡爽口而深得人们喜爱。现代医学研究表明，菠菜和豆腐不应同时吃。菠菜里含有较多草酸（每100克菠菜中约含300毫克草酸），豆腐里含有较多氯化镁、硫酸钙，两者若同时进入人体，会生成不溶性的草酸钙，不但会造成钙质流失，还可能沉积成结石。所以最好不要把菠菜和豆腐一起吃。

麻婆豆腐

相传清同治年间，四川成都北门外郊区有个叫万福桥的集市，附近有一市民名叫陈盛德与他的妻子在这个集市以卖便饭和茶水为生，因陈的妻子脸上有几颗星星点点的麻子，人们便称她麻婆。麻婆会做一手好菜，特别是她做的豆腐，远近闻名。后来，她在这个集市附近专门开了个豆腐店。那时常有不少挑油工路经此地，并在此用餐。麻婆就用他们油篓中的剩油炒制牛肉沫，并与豆腐、豆豉草、豆瓣酱、干辣椒面合煮，后撒下些花椒面，味道特别鲜美。后来人们与卖豆腐的人混熟了，就称之为"麻婆豆腐"。至清光绪年间，《成都通览》将陈麻婆开的豆腐店定为名店，定麻婆豆腐为名菜。麻婆豆腐一直相传至今，已成为家喻户晓、享誉国内外的名肴。但仍以四川陈氏麻婆豆腐为正宗。

制作时豆腐宜选用细嫩清香"石膏豆腐"，辣椒面以红辣椒为最佳，牛肉以黄牛肉为最佳，制作麻婆豆腐有四字要诀：即"麻、辣、烫、捆（形整的意思）"。

特点：色泽淡黄，豆腐嫩白而有光泽。有人用"麻、辣、烫、鲜、嫩、香、酥"等七个字来形容这道菜，颇为形象地概括了它的特点。现在国内外的川菜馆都以经营此菜来招揽顾客。据说近年来，日本有家食品公司还将麻婆豆腐制成罐头销往世界各地。

传说故事

豆腐简史

豆腐的起源，可以追溯到汉代。两汉时，淮河流域的农民已使用石制水磨。农民利用水磨自制豆浆，人们从豆浆久放变质凝结这一现象得到启发，终于用原始的自淀法创制了最早的豆腐。

相传汉代淮南王刘安始创豆腐术。刘安是汉高祖刘邦的孙子，封地在淮南。他曾招集大批方士炼丹、制药、求仙。方士懂得一定的化学知识，改进了农民无名氏制豆腐的方法，采用石膏或盐卤作凝结剂用，洁白细嫩的豆腐制作出来了。豆腐五代时已在南北食物市场上出现。据当时的《清异录》记载，人们呼豆腐为"小宰羊"，认为豆腐的白嫩与营养价值可与羊肉相提并论。宋代，豆腐作坊在各地如雨后春笋般开设出来。登泰山去拜佛和游览的人都要尝尝绵滑细腻的泰安豆腐。古代泰安城里多豆腐作坊，夜间全城磨轮辘辘，豆香四溢。安徽的八公山豆腐、湖北的黄州豆腐、福建的上杭豆腐、河北正定府的豆腐、广西桂林腐竹、浙江绍兴腐乳都是古代有名的豆腐制品。

香 椿

营养成分（/100克）

热　　量：47千卡

蛋　白　质：1.7克
脂　　肪：0.4克
糖　　类：9.1克
胆　固　醇：0
膳食纤维：1.8克
生　物　素：0
胡萝卜素：0.7毫克
叶　　酸：0
泛　　酸：0
烟　　酸：0.9毫克

钙：96毫克
铁：3.9毫克
磷：147毫克
钾：548毫克
钠：4.6毫克
铜：0.09毫克
镁：36毫克
锌：2.25毫克
硒：0.42微克

维生素A：117微克
维生素B₁：0.07毫克
维生素B₂：0.12毫克
维生素B₆：0
维生素B₁₂：0
维生素C：40毫克
维生素D：0
维生素E：0.99毫克
维生素K：230微克
维生素P：0

香椿别名春尖叶、椿叶、椿木叶、香椿芽等，是香椿树枝头上生长的嫩芽，因此也被称为"树上蔬菜"，每年春季谷雨前后，香椿树发的嫩芽可作为蔬菜食用。分为紫椿、油椿两种，紫椿质优。

◇ 食补功效

传统医学认为香椿具有杀虫、解毒、清热，以及治疥疮、漆疮、肠炎、痢疾等功效。

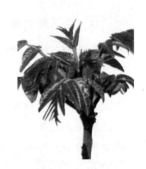

香椿含有挥发性芳香有机物，有健脾开胃、增加食欲的作用，这种有机物能透过蛔虫卵的表皮，使蛔虫卵被排出体外。

香椿含有性激素物质，有滋阴补阳和抗衰老的作用。

◇ 食用方法

谷雨前的香椿食用口感最好，谷雨后由于香椿的纤维老化，食用口感很差，且营养也大量减少。

香椿的吃法很多，常见的有香椿炒鸡蛋、香椿拌豆腐、盐渍生香椿、油炸香椿鱼等。

◇ 食用宜忌

香椿为发物，食用过多易诱使痼疾复发，故慢性疾病患者应少食或不食。

◇ 妙用食物

1. 食欲不振：香椿洗净后清炒食用。
2. 常吃香椿拌豆腐有改善粉刺的作用。

黄花菜

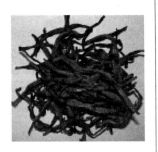

营养成分（/100 克）

热　　　量：199 千卡

蛋　白　质：19.4 克
脂　　　肪：1.4 克
糖　　　类：27.2 克
胆　固　醇：0
膳 食 纤 维：7.7 克
生　物　素：0
胡 萝 卜 素：1.84 毫克
叶　　　酸：36 微克
泛　　　酸：0.4 毫克
烟　　　酸：3.1 毫克

钙：301 毫克
铁：8.1 毫克
磷：216 毫克
钾：380 毫克
钠：59.2 毫克
铜：0.37 毫克
镁：85 毫克
锌：3.99 毫克
硒：4.22 微克

维生素 A：307 微克
维生素 B_1：0.05 毫克
维生素 B_2：0.21 毫克
维生素 B_6：0.09 毫克
维生素 B_{12}：0
维生素 C：10 毫克
维生素 D：0
维生素 E：4.92 毫克
维生素 K：35 微克
维生素 P：0

黄花菜别名金针菜、萱草花、下奶药、宜男草、川草花、金针花、连珠炮、鹿葱花、忘忧草等，是干制蔬菜，在我国栽培已有几千年的历史，最早的文字记载见于《诗经·卫风》："焉得谖草，言树之背。"其中"谖草"指的就是黄花菜。黄花菜民间又叫宜男草，传说是当妇女怀孕时，在胸前插上一枝萱草花就会生男孩，故名宜男草。

◇ 食补功效

传统医学认为黄花菜具有安神、宽胸膈、利湿热、养血平肝，以及治痔疮出血、夜少安寐、胸膈烦热、黄疸、小便赤涩等功效。

黄花菜具有很好的益智、健脑、抗衰老、降低胆固醇、护肝等功能，有"健脑菜"、"安神菜"之称。

◇ 食用方法

新鲜黄化菜含有秋水仙碱，食用可能会引起中毒，黄花菜在晒干过程中秋水仙碱已经被破坏，因此最好食用干制黄花菜。

干制黄花菜最好用冷水发制，常见的烹调方法有凉拌、炒、做汤等。

食用时如要凉拌，一定要将黄花菜焯熟，炒食与其他菜一起炒口味更好。

◇ **食用宜忌**

一般人都可以食用。

老年人、孕妇尤其适合食用。

变质的黄花菜有毒不能食用。

◇ **妙用食物**

1. 失眠：干黄花菜50克，冷水发制后洗净，加水煮半小时，加适量冰糖再煮2～3分钟，睡前服用。

2. 唱歌致声音嘶哑：干黄花菜30克，冷水发制后洗净，加水煮熟，调蜂蜜15克，含咽。

3. 保肝、护肝：黄花菜与豆腐一起煮食，可增加食欲，保肝、护肝。

酱黄花菜

安徽淮阳县特产，淮阳县酱制黄花菜的历史，可以上溯到公元前136年。当时，汉武帝派汲黯任淮阳太守，厨师孙同军将黄花菜用盐腌渍10多天，再用甜面酱酱制数月，做成酱金针。此菜吃起来入口脆嫩，酱香浓郁，酯香余长，甜中有咸，咸中有甜，味道鲜美。同时他又好心肠地把制作方法传给了几家酱菜作坊，遂使之得以普及。

黄花菜名的由来

相传当年陈胜挨饿讨饭时，一户黄姓的贫家善良母女，曾给他蒸过一碗萱草花解饥。后来，陈胜起义称王后，想起当年黄家母女的解饥之恩，便把她们请来。欢宴之中，陈胜请黄婆婆母女蒸一碗当年的萱草花调调胃口，一吃果然鲜美无比，食欲大增，于是为感谢黄姓母女，就将萱草花命名黄花菜。

莼 菜

莼菜别名水葵、茆、水芹、露葵、马蹄草、丝莼、锦带等，原为野菜，明末清初开始有人工培植。主要产于我国长江以南地区，尤其以江浙一带池沼湖泊中较多，以西湖莼菜最为有名。

◇ 食补功效

传统医学认为莼菜具有解毒、消肿、利水、清热，以及治疗疮、痈肿、黄疸、热痢等功效。

莼菜的黏质含有某些抗癌物质，特别是对胃癌有预防和辅助治疗作用。

◇ 食用方法

常见的烹调方法是炒食，或与鱼、肉、豆腐等做菜做汤。

◇ 食用宜忌

一般人都可以食用，特别适合于胃火旺导致的牙龈肿痛者食用。

脾胃虚寒者应少食。

◇ 妙用食物

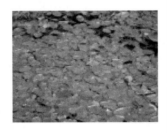

新鲜莼菜和鲜鲫鱼一起煮汤，对慢性胃炎、胃溃疡、胃癌等有很好的食补功效。

传说故事

莼鲈之思

莼菜向来是游子思乡的寄托物，据《晋书》的记载，历史上有位张翰的官吏，原籍江南，在北方做官多年，常想起江南的莼菜、鲈鱼，于是便弃官回乡，留下了"鲈鱼正肥不归去，空戴南冠作梦囚"的诗句，于是便有了"莼鲈之思"的典故。

营养成分（/100 克）

热　　量：20 千卡

蛋 白 质：1.4 克
脂　　肪：0.1 克
糖　　类：5.3 克
胆 固 醇：0
膳食纤维：0.5 克
生 物 素：0
胡萝卜素：0.33 毫克
叶　　酸：0
泛　　酸：0
烟　　酸：0

钙：49 毫克
铁：22 毫克
磷：59 毫克
钾：21 毫克
钠：43 毫克
铜：0.12 毫克
镁：6 毫克
锌：2.05 毫克
硒：2.03 微克

维生素 A：55 微克
维生素 B_1：0
维生素 B_2：0.06 毫克
维生素 B_6：0
维生素 B_{12}：0
维生素 C：89 毫克
维生素 D：0
维生素 E：90 毫克
维生素 K：0
维生素 P：0

马 兰

营养成分（/100克）

热　　量: 25千卡

蛋 白 质: 2.4克
脂　　肪: 0.4克
糖　　类: 3克
胆 固 醇: 0
膳 食 纤 维: 1.6克
视黄醇当量: 91.4微克
烟　　酸: 0.8毫克

钙: 67毫克
铁: 2.4毫克
磷: 38毫克
钾: 285毫克
钠: 15.2毫克
铜: 0.13毫克
镁: 14毫克
锌: 0.87毫克
硒: 0.75微克
锰: 0.44毫克

维生素A: 340微克
维生素C: 26毫克
维生素E: 0.72毫克
硫 胺 素: 0.06毫克
核 黄 素: 0.13毫克
胡萝卜素: 1.2微克

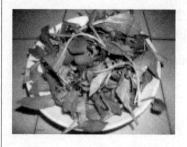

马兰别名马兰头、马郎头、紫菊、鸡儿菜、路边菊、红梗菜、蓑衣莲、田边菊、田菊等，是一种野菜，我国大部分地区有分布。常生长在路边、田野处，春末是马兰长势最旺的季节，多在夏秋季节采收。

◇ 食补功效

传统医学认为马兰具有解毒、利湿、利尿、凉血、清热，以及治蛇咬伤、丹毒、痔疮、咽痛、水肿、疟疾、黄疸、血痢、吐血等功效。

经常食用马兰对咽喉肿痛、急性咽喉炎、上呼吸道感染、扁桃体炎、痈肿疮疖、口腔炎、牙周炎、急性眼结膜炎、乳腺炎等有辅助治疗和预防的功效。

◇ 食用方法

马兰可采摘后新鲜食用，也可将其晒干作干菜，食用时再水发，常见的烹调方法有炒、煮汤、凉拌等。

◇ 食用宜忌

一般人都可以食用。

◇ 妙用食物

1. 气管炎：新鲜马兰200克或干马兰100克，洗净后加水煮至5毫升左右，加糖食用。

2. 胃溃疡、结膜炎：新鲜马兰100克，洗净加水煮汤食用。

荠 菜

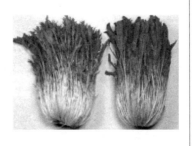

营养成分（/100克）

热　　量：27千卡

蛋 白 质：2.9克
脂　　肪：0.4克
糖　　类：3克
胆 固 醇：0
膳 食 纤 维：1.7克
视黄醇当量：90.6微克
烟　　酸：0.6毫克

钙：294毫克
铁：5.4毫克
磷：81毫克
钾：280毫克
钠：31.6毫克
铜：0.29毫克
镁：37毫克
锌：0.68毫克
硒：0.51微克
锰：0.65毫克

维生素A：432微克
维生素C：43毫克
维生素E：1.01毫克
硫 胺 素：0.04毫克
核 黄 素：0.15毫克
胡萝卜素：1.4微克

荠菜别名地菜、野菜、清明草、鸡心草、芊菜、鸡脚菜、假水草、地米菜等，是一种野菜，各地的叫法也不一样，青海叫"田儿菜"，贵州也叫"雀雀菜"，福建叫"芥只菜"。

◇ 食补功效

传统医学认为荠菜具有止血、明目、利水、和脾，以及治吐血、便血、月经过多、血崩、目赤肿痛、痢疾、水肿、淋病等功效。

荠菜含有类似麦角碱的物质，有止血、降压、利尿作用，其有效成分对急慢性肾炎有一定的辅助疗效。

◇ 食用方法

食用以新鲜荠菜为主，也有将荠菜制成干菜食用，常见的烹调方法有炒、煮、凉拌、作汤等，还可以作馅料。

◇ 食用宜忌

一般人都可以食用。

◇ 妙用食物

荠菜粥

原料：新鲜荠菜100克，粳米100克。

制法：将荠菜洗净，切碎，与粳米一起煮粥。

功效：对血尿、肾炎、高血压、产后流血等有食补功效。

苋 菜

营养成分（/100克）

热　　量：47千卡

蛋　白　质：3.2克
脂　　肪：0.6克
糖　　类：7.1克
胆　固　醇：0
膳食纤维：2.3克
生　物　素：0
胡萝卜素：0.82毫克
叶　　酸：0
泛　　酸：0
烟　　酸：0.6毫克

钙：228毫克
铁：10.5毫克
磷：57毫克
钾：473毫克
钠：52.6毫克
铜：0.07毫克
镁：38毫克
锌：0.64毫克
硒：0.09微克

维生素A：137微克
维生素B$_1$：0.03毫克
维生素B$_2$：0.1毫克
维生素B$_6$：0
维生素B$_{12}$：0
维生素C：13毫克
维生素D：0
维生素E：1.54毫克
维生素K：78微克
维生素P：0

苋菜别名青香苋、赤苋、野苋菜、雁来红、长寿菜等，原是一种野菜，近代才开始大量食用，并有人工栽培，全国大部分地区都有栽培。野生的苋菜以春季摘取的嫩叶或嫩枝最适合食用。

◇ 食补功效

传统医学认为苋菜具有清肝明目、清热、利大小肠、利窍、收敛止血、抗菌止痢、消炎退肿，以及治目雾不明、痔疮、牙痛、崩漏等功效。

苋菜含有丰富的铁、钙，是缺铁性贫血、骨折病人的理想食品，特别是对于贫血患者，苋菜被认为是补血最好的蔬菜之一。由于苋菜的草酸含量很少，其铁、钙的利用率较高，且无副作用。

苋菜的纤维含量较高，适合肥胖患者和需要减肥的人经常食用。

◇ 食用方法

食用以新鲜的红苋菜为佳，烹调过程中汤汁呈红色，最好不要扔掉。常见的烹调方法有凉拌、炒、煮等，也可以用来腌制咸菜。

◇ 食用宜忌

一般人都可以食用，特别适合妇女、老人和小孩，减肥者也可以经常食用。

◇ 妙用食物

苋菜绿豆汤

原料：苋菜200克，绿豆120克。

制法：苋菜与绿豆同煎汤。

功效：杀菌止痢、清热解毒。

鱼腥草

鱼腥草别名折菜、侧耳根、蒠菜、猪鼻孔、紫蕺、九节莲、肺形草、狗子耳等，是一种野生菜，有特殊的鱼腥香味，生长于田间或山野潮湿处，近年开始有人工栽培。我国长江以南和华北、西北各地均有出产，食用源于西南，尤其贵州人特别喜欢吃，无论男女老幼，无论是凉拌还是炒食，都是大家喜食的蔬菜之一。

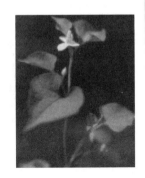

营养成分（/100克）

热　　量：46千卡

蛋　白　质：0
脂　　肪：0
糖　　类：0
胆　固　醇：0
膳 食 纤 维：0.3克
视黄醇当量：86.4微克
烟　　酸：0

钙：123毫克
铁：9.8毫克
磷：38毫克
钾：718毫克
钠：2.6毫克
铜：0.55毫克
镁：71毫克
锌：0.99毫克
硒：0
锰：1.71毫克

维生素A：575微克
维生素C：70毫克
维生素E：0
硫 胺 素：0
核 黄 素：0
胡萝卜素：0

◇ 食补功效

传统医学认为鱼腥草具有消痈、利尿通淋、清热解毒，以及治痢疾、疮疡、热淋、肺痈、风热咳嗽等功效。

鱼腥草对多种细菌有抑制作用，可提高机体免疫力，提高白细胞的吞噬能力、白细胞介素水平，对艾氏腹水癌有抑制效果，所含槲皮甙和钾有利尿作用。

◇ 食用方法

生食、熟食均可，凉拌口味最佳。常见的烹调方法有凉拌、炒食、煮汤、作涮菜等。与酸菜一起凉拌，口感更佳。

◇ 食用宜忌

一般人都可以食用。

初次食用可能会对其特殊的鱼腥味不适应，多吃几次后会觉得其鲜美无比。

◇ 妙用食物

1. 急性支气管炎、肺脓疡：新鲜鱼腥草洗净，切1厘米左右的小段，加蒜泥等调料与莴笋丝一起拌食。

2. 肾病综合征：鱼腥草60克，煮水当茶饮。

蕨 菜

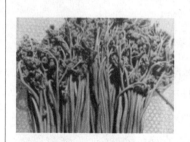

营养成分（/100克）

热　　量：251 千卡

蛋 白 质：6.6 克
脂　　肪：0.9 克
糖　　类：54.2 克
胆 固 醇：0
膳 食 纤 维：25.5 克
生 物 素：0
胡 萝 卜 素：0
叶　　酸：99 微克
泛　　酸：8 毫克
烟　　酸：2.7 毫克

钙：851 毫克
铁：23.7 毫克
磷：253 毫克
钾：59 毫克
钠：1297 毫克
铜：2.79 毫克
镁：82 毫克
锌：18.11 毫克
硒：6.34 微克

维生素A：120 微克
维生素B_1：0.1 毫克
维生素B_2：0.16 毫克
维生素B_6：0.02 毫克
维生素B_{12}：0
维生素C：3 毫克
维生素D：0
维生素E：0.53 毫克
维生素K：120 微克
维生素P：0

蕨菜别名蕨萁、皋头菜、如意菜、龙头菜、乌糯、山凤尾、猫爪子、高沙利、荒地蕨等，是一种野菜，先开花，后长叶子，生长于林下草地，全国各地均有野生。蕨菜历史悠久，在二亿多年前的古生代二叠纪就已经出现，所以被人们称作"野菜之王"。

◇ 食补功效

传统医学认为蕨菜具有滑肠、清热、化痰、降气、养阴，以及治肠风热毒、食膈、气膈、泻痢、湿疹、清热利湿等功效。

现代研究证明，蕨菜有清火、健胃、降压的作用。

◇ 食用方法

日常食的是其枝、叶部分，蕨菜鲜吃最好，由于其很难保鲜，现市场上常见的是干品或腌制品。

不论是干品还是鲜品，食用前都就用开水烫一下，以去除其土腥味和表面黏质。

蕨菜常见的食用方法是凉拌、炒食或煮汤与肉、蛋类一起烹调口味更佳。

除枝、叶外，蕨菜的地下茎也可煨食或磨成蕨根粉食用。

◇ 食用宜忌

一般人都可以食用。

百 合

百合别名蒜脑薯、摩罗、中逢花、夜合花、重迈、倒仙、玉手炉、重箱、中庭、百合蒜等，因其鳞茎由许多肉质瓣片紧紧地抱合在一起，故名百合，有百年好合、和睦美满的象征。现多为人工栽培，全国大部分地区都有栽培，其花供人们观赏，鳞茎可食用。

由于百合是吉祥的象征，每逢喜庆佳节，人们经常食用百合食品或将百合作为礼品互相馈赠。

◇ 食补功效

传统医学认为百合具有清心安神、润肺止咳，以及治神志恍惚、惊悸、虚烦、心肺阴虚、久咳、痰血等功效。

百合还对缓解放疗、化疗毒副作用有很好的效果。

百合有抑制黄曲霉素的突变作用，对肺癌、皮肤癌、恶性淋巴瘤、鼻咽癌等有辅助疗效。

◇ 食用方法

新鲜百合食用最好，烹调方法很多，可蒸、炒、烩、做羹、做粥、制成蜜饯等。

◇ 食用宜忌

所有人都可以食用。

腐烂变质的百合有毒，不能食用。

◇ 妙用食物

1. 新鲜百合洗净与冰糖一起煮食，可清热润肺、滋补益中。

2. 眩晕：新鲜百合30克，猪血60克，一起煮食。

3. 睡眠不宁、神经衰弱：新鲜百合15克、莲子30克、冰糖适量，一起煮食。

4. 肾虚：新鲜百合洗净煮水，经常食用。

营养成分（/100克）

热 量	125 千卡
蛋 白 质	4 克
脂 肪	0.1 克
糖 类	28.3 克
胆 固 醇	0
膳 食 纤 维	5.4 克
生 物 素	212 微克
胡 萝 卜 素	0
叶 酸	77 微克
泛 酸	0.7 毫克
烟 酸	0
钙	9 毫克
铁	1 毫克
磷	71 毫克
钾	740 毫克
钠	1 毫克
铜	0.32 毫克
镁	34 毫克
锌	2.38 毫克
硒	2 微克
维生素 A	0
维生素 B_1	0.08 毫克
维生素 B_2	0.07 毫克
维生素 B_6	0.12 毫克
维生素 B_{12}	0
维生素 C	9 毫克
维生素 D	0
维生素 E	0.5 毫克
维生素 K	0
维生素 P	0

藕

营养成分（/100 克）

热　　量：84 千卡

蛋　白　质：1.9 克
脂　　肪：0.1 克
糖　　类：15.2 克
胆　固　醇：0
膳 食 纤 维：1.2 克
生　物　素：0
胡 萝 卜 素：0.02 毫克
叶　　酸：0
泛　　酸：0
烟　　酸：0.4 毫克

钙：19 毫克
铁：1.4 毫克
磷：51 毫克
钾：497 毫克
钠：44.2 毫克
铜：0.11 毫克
镁：19 毫克
锌：0.23 毫克
硒：0.39 微克

维生素 A：3 微克
维生素 B_1：0.11 毫克
维生素 B_2：0.04 毫克
维生素 B_6：0
维生素 B_{12}：0
维生素 C：25 毫克
维生素 D：0
维生素 E：0.73 毫克
维生素 K：200 微克
维生素 P：0

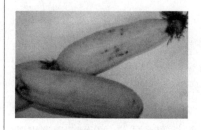

藕也叫光旁、莲菜等，我国中部和南部地区的水塘中有较多种植，其地下膨出肥大部分为莲藕，内有管状小孔。清咸丰年间，莲藕是钦定的御膳贡品。

◇ 食补功效

传统医学认为藕具有健脾开胃、清热、益血、生肌、止泻，以及治吐血、热病烦渴、热淋等功效。

藕含铁量很高，是缺铁性贫血患者很好的食物。

藕含有大量的纤维素和维生素 C，同时含糖量并不高，是肝病、便秘、糖尿病患者和体虚者的理想食品。

藕还含有较多的丹宁酸，有止血和收缩血管的作用，是衄血、尿血、瘀血、便血、吐血、孕妇、白血病患者理想的食品。

◇ 食用方法

藕生、熟均可食用，常见的烹调方法有凉拌、炒、煲汤等。此外，藕的叶即荷叶也可以食用。

◇ 食用宜忌

一般人都可以食用。

煮藕时最好用沙锅，因铁锅煮藕会使食物发黑，影响美感。产妇最好在产后 2 周以后再食用。

◇ 妙用食物

1. 解酒：取新鲜藕几节，洗净后榨汁饮用。

2. 食蟹中毒：饮生藕汁。

3. 口腔溃疡：生萝卜 500 克、藕 500 克，洗净榨汁，每天数次用汁含漱。

莲 子

莲子别名藕实、泽芝、莲蓬子、莲肉、水芝丹等，是莲的种子，可食用，也可药用，有滋补作用。莲子是传统营养补品，据传清乾隆皇帝喝的"八珍汤"中就有莲子珍品。民间用莲制作的"莲子八宝饭"、"冰糖莲子"、"银耳莲子"、"莲子冬菇汤"等饭菜，也是营养丰富的美食。

我国食用莲子的历史久远，在湖南长沙马王堆汉墓的挖掘中，就发现过用以食用的莲子。在汉代，洞庭湖一带的莲子则是进贡给汉高祖刘邦的"贡莲"。

◇ 食补功效

传统医学认为莲子具有补脾、益肾、养心、涩肠，以及治久痢、遗精、夜寐多梦、淋虫、虚泻、妇女崩漏带下等功效。

莲子心具有去热、清心、止血、涩精，以及治遗精、口渴、心烦、吐血、目赤肿痛的功效。莲子心中的一些物质具有抑制心肌收缩力、减慢心率、扩张冠状动脉、降低血压的作用。

莲子还具有镇静作用，可养生安神。

◇ 食用方法

莲子可生食，也可用来煲汤、做糖水或与大米一起煮粥等。

莲子心可泡水喝或者与茶一起泡等。

◇ 食用宜忌

一般人都可以食用。大便干燥者忌食。

◇ 妙用食物

1. 心悸失眠、神经衰弱：莲子40克，放在饭中蒸熟吃。

2. 牙痛：莲子心5克、冰糖10克，加适量的水煮15分钟左右，当茶喝，一般1日即可减痛。

3. 每日用莲子心1.5克，开水冲泡代茶饮。适宜阴虚火旺型和痰火上扰型心悸者服食。

营养成分（/100克）

热　　量	344 千卡
蛋　白　质	17.2 克
脂　　肪	2 克
糖　　类	64.2 克
胆　固　醇	0
膳　食　纤　维	3 克
生　物　素	0
胡　萝　卜　素	0
叶　　酸	0
泛　　酸	0
烟　　酸	4.2 毫克
钙	97 毫克
铁	3.6 毫克
磷	550 毫克
钾	846 毫克
钠	5.1 毫克
铜	1.33 毫克
镁	242 毫克
锌	2.78 毫克
硒	3.36 微克
维生素 A	0
维生素 B_1	0.16 毫克
维生素 B_2	0.08 毫克
维生素 B_6	0
维生素 B_{12}	0
维生素 C	5 毫克
维生素 D	0
维生素 D	2.71 毫克
维生素 K	0
维生素 P	0

菱 角

营养成分（/100克）

热 量	98千卡
蛋 白 质	4.5克
脂 肪	0.1克
糖 类	19.7克
胆 固 醇	0
膳食纤维	1.7克
视黄醇当量	73微克
烟 酸	1.5毫克
钙	7毫克
铁	0.6毫克
磷	93毫克
钾	437毫克
钠	5.8毫克
铜	0.18毫克
镁	49毫克
锌	0.62毫克
硒	0
锰	0.38毫克
维生素A	2微克
维生素C	13毫克
维生素E	0
硫 胺 素	0.19毫克
核 黄 素	0.06毫克
胡萝卜素	1微克

菱角别名水菱、芰、芰实、水栗子、水菱、沙角等，原产于我国南方，在长江下游太湖地区和珠江三角洲等地栽培较为集中。果实长于水下泥土中，水上叶略呈三角形，内红外紫，果实叫菱，果肉洁白。

◇ 食补功效

传统医学认为菱角具有益气、健脾、清暑解热、除烦止渴的功效。

菱角中含有一种叫AH-13的抗癌物质，具有抗癌作用，对子宫癌、食管癌患者有益。

◇ 食用方法

菱角既可生吃，亦能熟食，皆鲜美可口，也可制成淀粉用于加工食品。

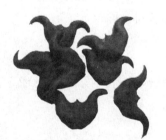

菱角与肉类一起炖食，有补元气、强筋健骨的作用。

◇ 食用宜忌

一般人都可以食用。

因菱角生于水下泥中，生食一定要洗净，最好用开水焯一下，以去除里面的寄生虫。

胃虚脾弱、胸腹痞胀者应少食菱角。

◇ 妙用食物

1. 酒醉、饮酒过多：鲜菱角250克、白糖60克，将菱角洗净，连壳捣碎，水煎后滤汁，一次饮用。

2. 视力减退：鲜菱角500克，水煎1小时后取汁，加红糖适量服用。月经过多也可喝此汤。

海　带

海带别名海草、纶布、西其菜、鹅掌菜、海昆布等，是海生褐藻，生长在水温较低的海水中，夏秋季节从海中捞出后晒干，可供长期食用。我国主要分布在山东、辽宁一带的浅海中。

◇ 食补功效

传统医学认为海带具有行水、软坚，以及治瘿瘤、噎嗝、水肿、瘰疬、睾丸肿痛、带下等功效。

海带中含有丰富的碘，经常食用防止甲状腺肿大（俗称大脖子病），还有乌发的效果。

海带中所含的氨基酸有降压的作用。

海带中的 U 型岩藻多糖能够杀死癌细胞，有防癌抗癌的作用。

海带还能减少脂肪在人体内的贮存，降低血脂和血压。

海带中的褐藻酸钠盐具有预防白血病和骨痛病的作用。

◇ 食用方法

海带烹调方法很多，可凉拌，可煲汤，可炒食等。

◇ 饮食宜忌

一般人都可以食用。

脾胃虚寒者一次不能吃太多。

◇ 妙用食物

1. 高血压：海带、绿豆各 100 克，加适量的水一起煮食，经常食用。

2. 经常食用海带可以预防冠心病和肥胖病的发生。

3. 脚气：海带、黄豆适量，煎服。

营养成分（/100 克）

热　　量：64 千卡

蛋　白　质：4 克
脂　　肪：0.1 克
糖　　类：11.9 克
胆　固　醇：0
膳 食 纤 维：6.1 克
生　物　素：0
胡 萝 卜 素：0.24 毫克
叶　　酸：19 微克
泛　　酸：0.33 毫克
烟　　酸：0.8 毫克

钙：445 毫克
铁：10.2 毫克
磷：52 毫克
钾：1338 毫克
钠：353.8 毫克
铜：0.14 毫克
镁：129 毫克
锌：0.97 毫克
硒：5.84 微克

维生素 A：40 微克
维生素 B_1：0.04 毫克
维生素 B_2：0.23 毫克
维生素 B_6：0.07 毫克
维生素 B_{12}：0
维生素 C：0
维生素 D：0
维生素 E：0.85 毫克
维生素 K：74 微克
维生素 P：0

生活小贴士

洗 海 带

海带很难洗，可以在洗海带的水中滴几滴醋，泡上 15 分钟。这样海带就很容易洗干净了。

紫 菜

营养成分（/100 克）

热　　　量：216 千卡

蛋　白　质：28.2 克
脂　　　肪：3.9 克
糖　　　类：16.9 克
胆　固　醇：0
膳 食 纤 维：27.3 克
生　物　素：0
胡 萝 卜 素：2.42 毫克
叶　　　酸：720 微克
泛　　　酸：1.24 毫克
烟　　　酸：7.3 毫克

钙：422 毫克
铁：46.8 毫克
磷：350 毫克
钾：1640 毫克
钠：365.6 毫克
铜：1.68 毫克
镁：105 毫克
锌：2.3 毫克
硒：7.22 微克

维生素 A：403 微克
维生素 B_1：0.44 毫克
维生素 B_2：2.07 毫克
维生素 B_6：0.06 毫克
维生素 B_{12}：0
维生素 C：2 毫克
维生素 D：0
维生素 E：1.82 毫克
维生素 K：110 微克
维生素 P：0

紫菜别名甘紫菜、紫英、子菜等，是生长在海中岩石上的一种可当蔬菜食用的藻类植物。用其做汤绵软滑爽、味道鲜美，很受人们欢迎。

◇ 食补功效

传统医学认为紫菜具有清热利尿、化痰软坚，以及治脚气、水肿、淋病、瘿瘤的功效。

与海带一样，紫菜含碘丰富，可预防甲状腺肿大、湿性脚气、颈淋巴结核等疾病。

紫菜多糖能提高免疫功能，对抗放射线的辐射损伤。

◇ 食用方法

紫菜常用的烹调方法是用来做汤，因紫菜质嫩味鲜，易溶于水，适于做汤。此外，干紫菜还可以生吃，也经常用于卷寿司等。

◇ 食用宜忌

所有人均可以食用，特别适合长期在各种辐射条件下工作的人食用。

在凉水中浸泡呈蓝紫色的紫菜有毒，不能食用。

◇ 妙用食物

热气烦塞咽喉：紫菜煮汤饮用。

蘑 菇

蘑菇别名蘑菇蕈、肉蕈等，我国在秦朝和战国时期就已经开始大量作为食品食用。现在，蘑菇已是各国人民都非常喜爱的美味，日本人说它是"植物食品的顶峰"，美国人称它为"上帝的食品"。

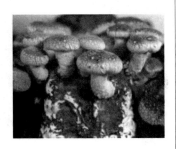

◇ 食用方法

蘑菇用来做菜味道非常鲜美，常见的烹调方法是做汤和炒食等。

◇ 食补功效

传统医学认为蘑菇具有化痰散寒、补益肠胃的功效。

蘑菇含腺嘌呤类物质，经常食用有降脂的作用。此外经常食用蘑菇还有降低血糖的作用。

◇ 食用宜忌

一般人都可以食用。

变质的蘑菇不能食用。

营养成分（/100克）

热　　量：20 千卡

蛋 白 质：2.7 克
脂　　肪：0.1 克
糖　　类：2 克
胆 固 醇：0
膳 食 纤 维：2.1 克
视黄醇当量：92.4 微克
烟　　酸：4 毫克

钙：6 毫克
铁：1.2 毫克
磷：94 毫克
钾：312 毫克
钠：8.3 毫克
铜：0.49 毫克
镁：11 毫克
锌：0.92 毫克
硒：0.55 微克
锰：0.11 毫克

维生素 A：2 微克
维生素 C：2 毫克
维生素 E：0.56 毫克
硫 胺 素：0.08 毫克
核 黄 素：0.35 毫克
胡萝卜素：0.7 微克

生活小贴士

如何鉴别野生蘑菇是否有毒

取新鲜大葱一根，切后用切面在蘑菇上擦一下，如果葱的切面呈青色，说明蘑菇有毒，不能食用。如不慎食用了有毒蘑菇，可用绿豆熬浓汤饮用，并马上送医院救治。

草 菇

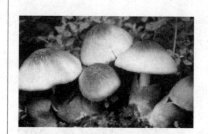

营养成分（/100克）

热　　量：18千卡

蛋　白　质：1.7克
脂　　肪：0.1克
糖　　类：2.7克
胆　固　醇：0
膳食纤维：3.4克
生　物　素：0
胡萝卜素：0
叶　　酸：65微克
泛　　酸：2.9毫克
烟　　酸：8毫克

钙：23毫克
铁：1毫克
磷：33毫克
钾：328毫克
钠：4.7毫克
铜：0.4毫克
镁：21毫克
锌：0.36毫克
硒：0.02微克

维生素A：8微克
维生素B_1：0.21毫克
维生素B_2：0.22毫克
维生素B_6：0.09毫克
维生素B_{12}：1.2微克
维生素C：156毫克
维生素D：1微克
维生素E：0.4毫克
维生素K：0
维生素P：0

　　草菇亦称包脚菇、兰花菇等，刚长出时呈黑色，长成后呈鼠灰色乃至白色，我国多产于两广、江西、福建、台湾等地。草菇清朝才出现，但不久就进贡皇家，作御膳，据说慈禧对它非常喜欢。我国草菇的出口量很大，故国际上称之为"中国蘑菇"。

◇ 食用方法

　　草菇多用于做汤、做涮菜或者素炒。

◇ 食补功效

　　草菇的蛋白质含量比一般的蔬菜要高好几倍，是国际公认的优质蛋白质来源，有"素中之荤"的美称。

　　草菇有降低胆固醇、提高人体抗癌功能的作用。

　　草菇还具有解毒作用，特别是对人体的铅、砷、苯等毒素。

◇ 食用宜忌

　　所有人都可以食用。

　　变质的草菇不能食用。

平 菇

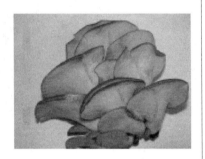

营养成分（/100克）

热　　量：20千卡

蛋 白 质：7.8克
脂　　肪：2.3克
糖　　类：69克
胆 固 醇：0
膳 食 纤 维：5.6克
生 物 素：0
胡 萝 卜 素：0.01毫克
叶　　酸：65微克
泛　　酸：1.32毫克
烟　　酸：6.7毫克

钙：21毫克
铁：3.2毫克
磷：220毫克
钾：258毫克
钠：3.8毫克
铜：0.08毫克
镁：14毫克
锌：0.61毫克
硒：1.07微克

维生素A：2微克
维生素B$_1$：0.12毫克
维生素B$_2$：7.09毫克
维生素B$_6$：0.09毫克
维生素B$_{12}$：0.8微克
维生素C：4毫克
维生素D：1微克
维生素E：0.79毫克
维生素K：0
维生素P：0

　　平菇又名侧耳、耳菇、杨树菇等。是日常食用菌中最常见的一种，以平菇为菜有着悠久的历史，唐宋时期，它是宫廷菜，称"天花菜""天花蕈"等。南宋时期人们以平菇作礼物馈赠。到元代还可以拿到市场上换佃绢。

◇ 食用方法
　　常用的烹调方法有炒、做汤或涮菜等。

◇ 食补功效
　　平菇含有抗肿瘤细胞的多糖，对人体肿瘤细胞有很强的抑制作用。

　　平菇能增强体质、降低胆固醇、预防尿路结石、调节妇女更年期综合征等功效。

◇ 食品用宜忌
　　所有人都可以食用。

　　体弱、更年期妇女、心血管疾病、消化系统疾病及癌症患者尤其适合。

　　变质的平菇不能食用。

金针菇

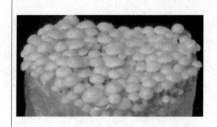

营养成分（/100克）

热　　　量：22千卡

蛋　白　质：17.8克
脂　　　肪：1.3克
糖　　　类：32.3克
胆　固　醇：0
膳食纤维：2.7克
生　物　素：0
胡萝卜素：0.03毫克
叶　　　酸：75微克
泛　　　酸：1.4毫克
烟　　　酸：4.1毫克

钙：12毫克
铁：1.4毫克
磷：97毫克
钾：360毫克
钠：4.3毫克
铜：0.14毫克
镁：17毫克
锌：0.39毫克
硒：0.28微克

维生素A：5微克
维生素B$_1$：0.24毫克
维生素B$_2$：0.17毫克
维生素B$_6$：0.12毫克
维生素B$_{12}$：0
维生素C：2毫克
维生素D：1微克
维生素E：1.14毫克
维生素K：0
维生素P：0

金针菇又名金菇、毛柄金钱菌等，菌肉白色，较薄，盖小而细腻，呈淡黄色或者黄褐色，干形似针，故名金针菇，我国各地均有栽培。还有一种色泽呈白色的叫银针菇，其营养与金针菇大致相同。

◇ 食用方法

金针菇不能生吃，如凉拌应开水焯熟后再拌食，可炒食、做汤和涮菜等。

◇ 食补功效

金针菇的赖氨酸和锌含量较高，有健脑和促进儿童智力发育的功效。

金针菇含多种氧化物歧化酶，能增强体内淋巴细胞的免疫功能，对年老体衰者有补益强身和预防肿瘤功效。

金针菇味道鲜美，有预防和治疗肝脏系统疾病及胃肠道溃疡的作用。

◇ 食用宜忌

所有人都可以食用。

对气血不足、营养不良的儿童和老人尤其适合经常食用。

变质的金针菇不能食用。

猴头菇

猴头菇别名猴头、猴头菌、猴头蘑、刺猬菌等，是一种野生的菌类，生于林间树木上，我国东北和西南地区有分布，因其外形酷似猴子的头而得名。猴头菇是鲜美无比的山珍，与熊掌、鱼翅、海参合称四大名菜，"红焖猴头"是满汉全席的"八珍"之一。由于其有很好的滋补作用，民间有"多食猴头，返老还童"的说法。

◇ 食补功效

传统医学认为猴头菇具有益肾填髓、补脾胃，以及治眩晕、阳痿、食少便溏、胃痛等功效。

对消化不良、消化道溃疡、消化道癌症、乙型肝炎、神经衰弱、心血管疾病等均有一定的疗效。

食用猴头菇还具有提高淋巴细胞的转化率，提高白细胞的数量等作用。

食用猴头菇可以增强机体抗病能力，延缓衰老。

◇ 食用方法

食用猴头菇一定要洗净，常见的烹调方法有蒸、煮、炒、焖等，烹调时一定要熟透才可以食用。

◇ 食用宜忌

所有人都可以食用。

◇ 妙用食物

1. 慢性肝炎、消化道溃疡：每日75克新鲜猴头菇煮水，早晚两次食用完。

2. 身体虚弱、神经衰弱：以猴头菇（干、鲜均可）与鸡肉一起煮食。

营养成分（/100克）

热　　量	13千卡
蛋　白　质	26.3克
脂　　肪	4.2克
糖　　类	44.9克
胆　固　醇	0
膳食纤维	6.4克
生　物　素	0
胡萝卜素	0.01毫克
叶　　酸	0
泛　　酸	0
烟　　酸	16.2毫克
钙	2毫克
铁	18毫克
磷	8.6毫克
钾	8毫克
钠	175.2毫克
铜	0.06毫克
镁	5毫克
锌	0.4毫克
硒	1.28微克
维生素A	4微克
维生素B_1	0.69毫克
维生素B_2	1.89毫克
维生素B_6	0
维生素B_{12}	0.6微克
维生素C	4毫克
维生素D	2微克
维生素E	0.46毫克
维生素K	0
维生素P	0

黑木耳

营养成分（/100克）

热　　量：205千卡

蛋　白　质：12.4克
脂　　肪：1.2克
糖　　类：36.2克
胆　固　醇：0
膳食纤维：33.4克
生　物　素：0
胡萝卜素：0.1毫克
叶　　酸：87微克
泛　　酸：1.14毫克
烟　　酸：2.5毫克

钙：295毫克
铁：11.9毫克
磷：292毫克
钾：773毫克
钠：7.1毫克
铜：0.32毫克
镁：152毫克
锌：1.66毫克
硒：3.72微克

维生素A：17微克
维生素B_1：0.17毫克
维生素B_2：0.44毫克
维生素B_6：0.1毫克
维生素B_{12}：4微克
维生素C：5毫克
维生素D：440微克
维生素E：11.34毫克
维生素K：320微克
维生素P：0

黑木耳又称树鸡、耳子、黑菜、木蛾、云耳、木耳等，黑色，形似人耳，固得名，主产于我国东北、江苏、福建、四川等地，现多为人工栽培。

◇ 食补功效

传统医学认为木耳具有止血、凉血，以及治血痢、血淋、崩漏、肠风、痔疮等功效。

现代医学研究证明，木耳能养血驻颜，可预防缺铁性贫血；木耳所含的胶质能把人体消化道内的杂质、灰尘、矿渣、沙石等吸附并排出体外，有清胃、涤肠的功能；黑木耳对胆结石、膀胱结石、肾结石等内源性异物有比较显著的化解功能。

◇ 食用方法

新鲜木耳含有一种有毒物质，不能食用。

干木耳在水发过程中依然紧缩在一起的部分不宜食用。

干木耳在晒干过程中可能会有灰尘等，食用前一定要洗净。

◇ 食用宜忌

一般人都可以食用。

孕妇和有出血性疾病患者忌食木耳。

◇ 妙用食物

1. 功能性子宫出血：木耳15克、大枣20克、瘦猪肉100克、冰糖15克，加适量的水炖熟后食用。

2. 高血压：干木耳15克，用清水泡一夜后加适量冰糖煮熟后食用。

生活小贴士

轻松洗木耳

水中加入一点食用淀粉，将水发好的黑木耳放入淀粉水中泡1~2分钟后，搅拌几下再用清水冲洗，便可轻松洗净木耳的杂质。

银 耳

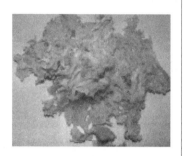

营养成分（/100克）

热　　　量：200千卡

蛋 白 质：10克
脂　　　肪：1.7克
糖　　　类：36.2克
胆 固 醇：0
膳 食 纤 维：33.7克
生 物 素：0
胡 萝 卜 素：0.11毫克
叶　　　酸：76微克
泛　　　酸：1.37毫克
烟　　　酸：5.3毫克

钙：62毫克
铁：2.6毫克
磷：369毫克
钾：987毫克
钠：78.6毫克
铜：0.08毫克
镁：54毫克
锌：4.11毫克
硒：2.95微克

维生素A：18微克
维生素B_1：0.05毫克
维生素B_2：0.25毫克
维生素B_6：0.1毫克
维生素B_{12}：2.6微克
维生素C：2毫克
维生素D：970微克
维生素E：1.26毫克
维生素K：0
维生素P：0

　　银耳别名白木耳、银耳子、雪耳等，半透明、胶质、柔软有弹性，形状似菊花形、牡丹形或绣球形，多产于我国湖北、湖南、云南、四川、福建、河南等地。银耳是名贵的滋补营养品，历来就被皇家贵族看作是"延年益寿之佳品"。购买银耳时要选择呈黄白色、肉厚、有光泽的银耳。

　　从我国汉代《神农本草经》，到明代杰出的医学家李时珍的《本草纲目》，以及近代《中国药学大辞典》对银耳药用的功效都作过记载。公认银耳具有甘平无毒、润肺生津、滋阴养胃、益气和血、健脑嫩肤、恢复肌肉疲劳等功能。入心、肺、胃、肾三经，能清肺中热、养肺阴、济肾燥，治肺热咳嗽、久咳喉痒、咳痰带血、痰中血丝，或者久咳伤肋痛、妇女月经不调、肺热胃炎，大便秘结、大便下血。银耳在医疗上有广泛疗效作用。

◇ 食补功效

　　传统医学认为银耳具有养胃生津、滋阴润肺，以及治痰中带血、虚痨咳嗽、虚热口渴等功效。

　　现代医学证明银耳具有保肝护肝，提高肝脏解毒能力的作用。对人体内放射治疗和化学药物治疗引起的白细胞减少症有一定的辅助治疗作用。

　　常食银耳可减少脂肪的吸收，有减肥作用，并有祛除脸部黄褐斑、雀斑的功效。

　　银耳有清肺的作用，所含的银耳多糖对肺源性心脏病、老年慢性支气管炎有显著功效，并有抗衰老的作用。

◇ 食用方法

　　干银耳最好用开水泡发，银耳一般的烹调方法有煮、蒸等，常见的是与水果、冰糖一起煮糖水。

◇ 食用宜忌

　　一般人都可以食用。

　　因银耳有滋阴清热的作用，风寒引起的感冒和阴虚患者忌食。

　　变质银耳有毒，不能食用。

◇ 妙用食物

　　1．银耳、雪梨糖水：鲜银耳30克、雪梨1个、冰糖适量，将银耳洗净撕成小片，雪梨切块，加适量水一起煮。功效：滋阴润肺、凉血。

　　2．经常食用银耳可治雀斑。

　　3．口腔溃疡：干木耳、银耳各10克，清水泡发后洗净，山楂10克，一起煮水喝。

香　菇

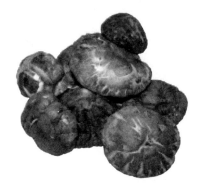

营养成分（/100 克）

热　　量：211 千卡

蛋　白　质：20 克
脂　　肪：1.2 克
糖　　类：30.1 克
胆　固　醇：0
膳 食 纤 维：31.6 克
生　物　素：0
胡 萝 卜 素：20 毫克
叶　　酸：240 微克
泛　　酸：16.8 毫克
烟　　酸：7.93 毫克

钙：83 毫克
铁：10.5 毫克
磷：258 毫克
钾：1960 毫克
钠：11.20 毫克
铜：0.45 毫克
镁：104 毫克
锌：8.57 毫克
硒：6.42 微克

维生素 A：3 微克
维生素 B_1：0.19 毫克
维生素 B_2：0.126 毫克
维生素 B_6：0.45 毫克
维生素 B_{12}：1.7 微克
维生素 C：5 毫克
维生素 D：17 微克
维生素 E：0.66 毫克
维生素 K：0
维生素 P：0

香菇别名香信、香蕈、冬菇、真细等，为山珍之一，现多为人工栽培，我国福建、浙江、安徽、广西、广东等地均有栽培。

◇ 食补功效

传统医学认为香菇具有止血、托疹毒、益胃气，以及治麻疹不透、血证、胃痛等功效。

香菇是一种高蛋白质、低脂肪、低热量、多种氨基酸、多糖和多种维生素的食物，具有降低胆固醇、降血压、防癌抗癌的作用。

◇ 食用方法

香菇的烹调方法有炒、焖、煮等，常与肉食一起烹调，味道更鲜美。

长得太大的香菇最好不要食用，因其可能是用激素催的。

◇ 食用宜忌

所有人都可以食用。

一次食用香菇不宜过多。

变质的香菇不能食用。

◇ 妙用食物

每日食用 3～4 个香菇能预防高血压。

竹荪

营养成分（/100克）

热　　量：235千卡

蛋　白　质：19.4克
脂　　肪：2.6克
糖　　类：60.6克
胆　固　醇：0
膳食纤维：8.4克
生　物　素：0
胡萝卜素：0.4毫克
叶　　酸：0
泛　　酸：0
烟　　酸：42.8毫克

钙：55毫克
铁：12.1毫克
磷：288毫克
钾：567毫克
钠：68.9毫克
铜：4.32毫克
镁：134毫克
锌：3.21毫克
硒：3.1微克

维生素A：8微克
维生素B$_1$：0.03毫克
维生素B$_2$：0.06毫克
维生素B$_6$：0
维生素B$_{12}$：1.4微克
维生素C：0
维生素D：5微克
维生素E：1.2毫克
维生素K：0
维生素P：0

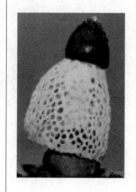

竹荪别名竹笙、竹参、植物鸡、网参、纱荪、网纱菇等，主要产于西南地区，是名贵的山珍，生长在竹类根部上面。因其营养丰富、口感极佳，历来就是皇宫御膳，现已走入普通百姓家。

◇ 食补功效

竹荪是一种高蛋白质、低脂肪、低热量的食品，富含人体所需的16种氨基酸，可提高人体的免疫抗病能力，保护肝脏，减少脂肪的存积和降血压，降血脂等。

现代医学证明，竹荪中含有能抑制肿瘤的成分，有预防癌症的功效。

◇ 食用方法

干竹荪应用淡盐水泡发后洗净再食用，最常见的烹调方法是用来做汤。

◇ 食用宜忌

所有人都可以食用。

生活小贴士

竹荪防腐

竹荪有一定的防腐作用，具有延长汤羹等食品存放时间、保持菜肴鲜味不馊不腐的奇特功能，夏季在剩菜汤里放一二朵竹荪，菜汤存放三四天不会变馊。

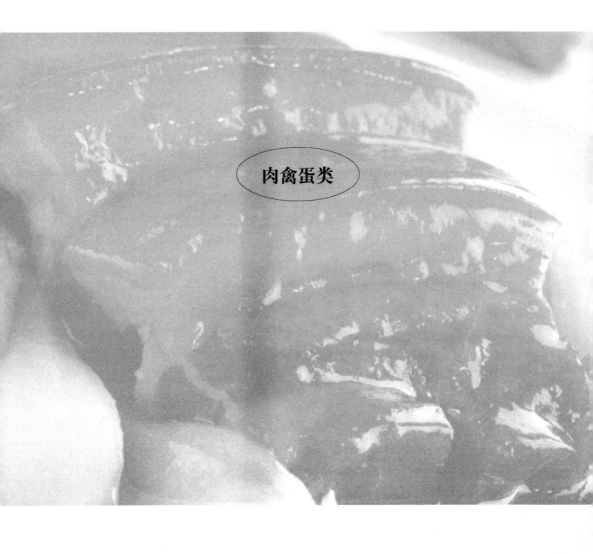

肉禽蛋类

猪 肉

猪肉别名豚肉、豕肉、彘肉、豨肉等，猪是我国主要的家畜之一，在8 000多年前由野猪驯化而成，全国大部分地区都有养殖。猪肉味道纯正、肉质细嫩，经过烹调加工后味道鲜美，是我国大部分地区主要的肉食。

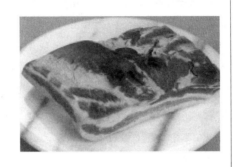

营养成分（/100克）

热　　量：331 千卡

蛋 白 质：14.6克
脂　　肪：30.8克
糖　　类：1.1克
胆 固 醇：69毫克
膳 食 纤 维：0
生 物 素：8微克
胡 萝 卜 素：0
叶　　酸：1微克
泛　　酸：0
烟　　酸：2.8毫克

钙：11毫克
铁：2.4毫克
磷：130毫克
钾：162毫克
钠：57.5毫克
铜：0.13毫克
镁：12毫克
锌：0.84毫克
硒：2.94微克

维生素A：16微克
维生素B_1：0.26毫克
维生素B_2：0.11毫克
维生素B_6：0.37毫克
维生素B_{12}：0.3微克
维生素C：1毫克
维生素D：230微克
维生素E：0.95毫克
维生素K：0
维生素P：0

◇ 食补功效

传统医学认为猪肉食之润肠胃，丰肌体，生津液，泽皮肤。

在我国大部分地区，猪肉是人们蛋白质和脂肪酸的主要来源之一，此外猪肉还能提供有机铁促进铁吸收的营养物质，能有效地预防贫血。

◇ 食用方法

在传统的猪肉烹调中，如果注意方法，会使猪肉的营养物质更好地被人体吸收，同时减少一些有害物质。

1. 炖猪肉时长时间煮炖会使不饱和脂肪酸增加，胆固醇含量降低，脂肪减少30%以上。

2. 炒猪肉时散发出来的油烟与香烟里的致癌物质结合会使患肺癌的概率大为提高。

◇ 食用宜忌

所有人都可以食用。

高血脂者和肥胖者不宜多吃猪肉，特别是肥肉。

有人在食用猪肉后为了解油腻，会大量喝茶，这是一种不健康的生活习惯，食用猪肉后不宜大量喝茶。

文山肉丁

　　文山肉丁是江西省的一道名菜。原料和制作方法都十分简单，可是味道却鲜美可口，历来都是江西人家宴中的必备佳肴。

　　相传在南宋末年，文天祥任右丞相时，坚决主张抵抗元军的南侵。端宗景炎二年（公元1277年），他亲自率兵进攻江西，收复了许多被元兵占领的失地，深得群众拥护。有一次，他带兵路过家乡江西吉安时，乡亲们纷纷前去拜访他，鼓励和支持他的抗元斗争。乡亲们的爱国热忱极大地鼓舞了文天祥。为了感谢乡亲们对他的信任，文天祥在家中设宴，要亲自下厨房为乡亲们烹饪。乡亲们见文天祥这样礼贤下士，都开心地笑了。有一位长者捋着胡须打趣地说："你这个状元宰相还会自己做菜，君子不远庖厨了。"文天祥也笑了。他脱去官服，换上便装，卷起衣袖，扎上围裙，走进厨房。乡亲们一是出于尊敬，二是出于好奇，也都跟着他来到厨房，要亲眼看看这位宰相如何烹调。只见文天祥不慌不忙地取过一块去掉筋膜的猪里脊肉，用刀轻轻将肉拍松，切成四分见方的肉丁。又取过一个冬笋，切成与肉同样大小的丁，放在一旁备用。然后，把肉丁放在碗中，加上盐和鸡蛋清，用手抓匀后放入湿淀粉中拌匀，再放入滚热的油锅中用铲子搅散。待肉转色后，随即捞出。接着文天祥又把锅放在旺火上，用少许猪油将切好的干辣椒和笋丁炒了几下，又倒上一些汤、酱油、料酒、白糖、醋等作料，并用湿淀粉勾芡。最后，又见他将过好油的肉丁和香葱倒入搅动了几下，淋上几滴香油。于是，一盘颜色红润、香味扑鼻的肉丁便出现在乡亲们的眼前。在整个烹调过程，文天祥有条不紊，动作娴熟，宛然一位庖厨，乡亲们都看呆了。品尝后，更觉肉丁滑嫩爽口、味辣而鲜、油而不腻、十分可口，于是满座啧啧，赞不绝口。

　　散席后，大家纷纷仿制。由于文天祥号文山，乡亲们便将这个菜取名"文山肉丁"。自此，文山肉丁便流传于世。

东坡肉

　　东坡肉是古黄州一带的名菜，已有900余年历史。北宋元丰二年十二月（公元1080年初），苏轼因"乌台诗案"受挫，被贬至黄州任协团练副使。由于贬职，每月薪俸不多，生活不宽裕。在此期间，他常亲自烹制各式菜肴与诗友、棋友对酌。一次他同客人下棋，直至局终才想起锅里的肉，急忙跑进厨房，觉香气扑鼻，揭开锅一看，但见肉色红艳，他尝了一块，满口醇香，糯而不腻，客人们更是交口称赞。后人为怀念苏东坡，便把他创造的这道菜取名为"东坡肉"。

猪 蹄

猪蹄别名猪手、猪脚等，是我国人民非常喜欢的食品之一。

◇ 食补功效

传统医学认为猪蹄具有通乳、补血、托疮，以及治妇女乳少、疮毒、痛疽等功效。

猪蹄的脂肪含量比猪肉低，含有丰富的胶原蛋白质，且不含胆固醇，有增强人体生理功能，促进儿童生长发育，抗衰老，保持皮肤光洁润滑的作用，人称"美容食品"。

◇ 食用宜忌

所有人都可以食用。

老人、儿童、妇女、手术后及疾病恢复期的人，食用猪蹄有益身体康复。

高血压、胆囊炎、胆结石、动脉硬化及肝病患者应少吃。

◇ 妙用食物

黄豆猪脚汤

原料：猪脚一只、黄豆100克。

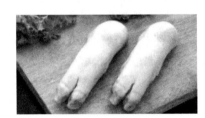

制法：猪脚去甲、洗净、剁块，黄豆洗净，加水适量，煮熟调味即可。

功效：滋补、妇女产后催乳。

营养成分（/100克）

热　　量	260千卡
蛋　白　质	23.2克
脂　　肪	17.7克
糖　　类	1.9克
胆　固　醇	0
膳 食 纤 维	0
生　物　素	3微克
胡 萝 卜 素	0
叶　　酸	1微克
泛　　酸	0.7毫克
烟　　酸	1.5毫克
钙	32毫克
铁	2.4毫克
磷	32毫克
钾	50毫克
钠	110毫克
铜	0.09毫克
镁	5毫克
锌	0.78毫克
硒	5.85微克
维生素A	6微克
维生素B_1	0.05毫克
维生素B_2	0.04毫克
维生素B_6	0.02毫克
维生素B_{12}	0.4微克
维生素C	0
维生素D	182微克
维生素E	0.1毫克
维生素K	1微克
维生素P	0

猪 肝

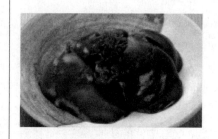

营养成分（/100克）

热　　　量：143千卡

蛋　白　质：22.7克
脂　　　肪：5.7克
糖　　　类：0.3克
胆　固　醇：368毫克
膳　食　纤　维：0
生　物　素：28微克
胡　萝　卜　素：0
叶　　　酸：1 000微克
泛　　　酸：6.4毫克
烟　　　酸：13.5毫克

钙：54毫克
铁：7.9毫克
磷：330毫克
钾：300毫克
钠：88.3毫克
铜：0.65毫克
镁：24毫克
锌：3.86毫克
硒：19.21微克

维生素A：10 756微克
维生素B$_1$：0.22毫克
维生素B$_2$：2.41毫克
维生素B$_6$：0.89毫克
维生素B$_{12}$：52.8微克
维生素C：30毫克
维生素D：420微克
维生素E：0.3毫克
维生素K：1微克
维生素P：0

◇ **食补功效**

　　传统医学认为猪肝具有明目、养血，以及治夜盲、目赤、血虚、水肿、脚气等功效。

　　猪肝营养丰富，是常见的补血食品。此外猪肝的维生素A含量丰富，有明目、预防夜盲、防止眼睛疲劳等作用。

◇ **食用方法**

　　肝脏是储存能量和解毒的重要器官，新鲜肝脏应用水冲洗10分钟左右后，再浸泡半小时左右再清洗。

　　烹调猪肝一定要熟透才能食用。

◇ **食用宜忌**

　　一般人都可以食用。特别适合夜盲、贫血者和长时间在电脑前工作的人食用。

　　猪肝胆固醇含量较高，冠心病、高血压患者一次不能食用过多。

◇ **妙用食物**

　　贫血：猪肝、菠菜各200克，加水煮汤调味食用。

猪 血

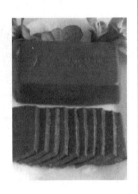

营养成分（/100克）

热　　量：55千卡

蛋　白　质：12.2克
脂　　肪：0.3克
糖　　类：0.9克
胆　固　醇：116毫克
膳　食　纤维：0
生　物　素：2.3微克
胡　萝　卜素：0
叶　　酸：0
泛　　酸：0
烟　　酸：0.3毫克

钙：4毫克
铁：8.7毫克
磷：16毫克
钾：29毫克
钠：56毫克
铜：0.1毫克
镁：5毫克
锌：0.28毫克
硒：7.94微克

维生素A：12微克
维生素B_1：0.03毫克
维生素B_2：0.04毫克
维生素B_6：0
维生素B_{12}：0
维生素C：0
维生素D：386微克
维生素E：0.2毫克
维生素K：90微克
维生素P：0

◇ **食补功效**

传统医学认为猪血具有治中满腹胀、头风眩晕、嘈杂、宫颈糜烂等功效。

猪血是常见的补血食品，猪血的含铁量较高，且都是易被人体吸收用的血红素铁。猪血中含有人体所需的微量元素钴，可预防肿瘤的生长。猪血还具有利肠通便的作用，可以清除消化道内的垃圾。

◇ **食用方法**

猪血在烹调时一定要熟透才可以食用。

◇ **食用宜忌**

一般人都可以食用。

特别适合老人、儿童、孕妇、哺乳期妇女、贫血患者和长期从事粉尘等工作的人。

◇ **妙用食物**

预防硅肺病：猪血、黄豆芽各200克，加水煮熟后调味，可经常食用。

牛　肉

营养成分（/100克）

热　　　量:	125 千卡
蛋　白　质:	17.8 克
脂　　　肪:	2 克
糖　　　类:	0.2 克
胆　固　醇:	122 毫克
膳 食 纤 维:	0
生　物　素:	10.1 微克
胡 萝 卜 素:	0
叶　　　酸:	6 微克
泛　　　酸:	0.66 毫克
烟　　　酸:	4.1 毫克
钙:	6 毫克
铁:	2.2 毫克
磷:	150 毫克
钾:	270 毫克
钠:	48.6 毫克
铜:	0.1 毫克
镁:	17 毫克
锌:	1.77 毫克
硒:	6.26 微克
维生素 A:	3 微克
维生素 B_1:	0.02 毫克
维生素 B_2:	0.24 毫克
维生素 B_6:	0.38 毫克
维生素 B_{12}:	0.8 微克
维生素 C:	0
维生素 D:	243 微克
维生素 E:	0.42 毫克
维生素 K:	7 微克
维生素 P:	0

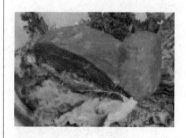

牛肉的脂肪含量低，而蛋白质含量高，是世界上食用最多的肉类之一，在我国的食用量仅次于猪肉，并且呈逐年上升的趋势。

相传公元前 3 000 多年前，伏羲氏教民饲养六畜中就包括牛。牛最初是作为人们的肉食饲养，黄帝时代开始用牛拉车、耕种，到商代牛已经是作为农业生产的主要劳力。

◇ 食补功效

传统医学认为牛肉具有强筋骨、益气血、补脾胃，以及治腰膝酸软、水肿、脾弱不运、虚损羸瘦等功能。

牛肉所含氨基酸多为人体所必需的，有强身健体、增强抵抗力的作用。冬天吃牛肉有补体暖胃的作用。

◇ 食用方法

牛肉食用方法很多，除新鲜食用外还可加工成牛肉干等食品。牛肉煨汤其营养成分保存比较好。

◇ 食用宜忌

一般人都可以食用。

◇ 妙用食物

1. 老人夜尿：新鲜牛肉、韭菜适量，炒食。
2. 产后无乳：新鲜牛肉、花生煲汤，吃肉喝汤。

生活小贴士

巧烹牛肉

牛肉的纤维比猪肉粗糙，烹调时不易熟烂，如果放入一点茶叶（或一个山楂、一块橘皮亦可），烹调时牛肉就更容易熟烂。

羊 肉

羊肉是我国三大肉食之一，肉质比猪肉细嫩，胆固醇、脂肪的含量比猪肉和牛肉都低。我国食用的羊肉主要有山羊肉和绵羊肉两种，绵羊肉比山羊肉细嫩，山羊全国各地均有饲养，绵羊以北方地区居多。

◇ 食补功效

传统医学认为羊肉具有温中暖下、益气补虚，以及治产后虚冷、中虚反胃、腹痛寒冷、虚劳羸瘦、腰膝酸软等功效。

羊肉是冬季进补肉类之一，有益气补虚、补肾壮阳的功效，经常食用羊肉能增强御寒能力，促进人体血液循环，起到强身健体的作用。

◇ 食用方法

羊肉的食用方法很丰富，可炒、煮、涮、烤等，烹调羊肉时一定要熟透再食用，羊肉炖汤其营养物质保持比较好。

◇ 食用宜忌

一般人都可以食用，一年四季均可以吃，特别是冬季。

体虚胃寒、阳虚者，多吃羊肉能强身健体。

羊肉是温补型食品，阴虚火旺，有发热、上火、口舌生疮、牙痛和咳吐黄痰等症状者在发病期间应少吃羊肉，以免加重病情。

◇ 妙用食物

1．经常吃羊肉对盗汗、虚冷反胃、老年夜尿等有辅助疗效，并有健脾补肾的功能。

2．冻疮：羊肉、葱各250克，煮汤食用。

3．腰腿无力、肾衰虚

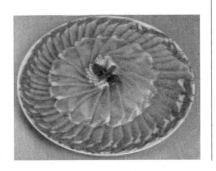

营养成分（/100 克）

热　　量：118 千卡

蛋 白 质：20.5 克
脂　　肪：3.9 克
糖　　类：0.2 克
胆 固 醇：60 毫克
膳 食 纤 维：0
生　物　素：12 微克
胡 萝 卜 素：0
叶　　酸：1 微克
泛　　酸：0.72 毫克
烟　　酸：5.2 毫克

钙：9 毫克
铁：3.9 毫克
磷：196 毫克
钾：403 毫克
钠：69.4 毫克
铜：0.11 毫克
镁：17 毫克
锌：6.06 毫克
硒：7.18 微克

维生素 A：11 微克
维生素 B_1：0.15 毫克
维生素 B_2：0.16 毫克
维生素 B_6：0.3 毫克
维生素 B_{12}：2 微克
维生素 C：1 毫克
维生素 D：320 微克
维生素 E：0.31 毫克
维生素 K：6 微克
维生素 P：0

弱：新鲜羊肉300克，萝卜一个，煮熟后加调料食用。

如何去掉羊肉的膻味

　　羊肉虽然营养丰富，但是由于有人对羊肉的膻味反感而不喜欢吃羊肉，其实去除羊肉的膻味很简单，煨羊汤时加几粒绿豆或与萝卜同煮，就可去除膻味。在烹调羊肉时放姜、葱或者孜然就可去除羊肉的膻味。

传说故事

涮羊肉的来历

　　据说起源于元初，忽必烈在北征途中，想吃清炖羊肉，于是命厨师杀羊煮肉。羊肉还未下锅，探马来报：敌军来袭，已经离此不远了。眼看忽必烈就要吃不上新鲜的羊肉，于是聪明的厨师想了一个办法，在羊身上挑了一个肉好的部位，将肉切成薄片，放在沸水中涮一下，便捞在碗里，加盐等调料，送到忽必烈的面前。忽必烈一尝，感觉肉片格外鲜嫩，饱餐了一顿。击退敌军胜利返回后，重赏了厨师，问明这种羊肉片的烹调技术，便御赐菜名为"涮羊肉"。

羊肉泡馍的来历

　　传说，羊肉泡馍是在公元前11世纪古代"牛羊羹"的基础上演化而来的。西周时曾将"牛羊羹"列为国王、诸侯的"礼馔"。据《宋书》记载，南北朝时，毛修之因向宋武帝献上牛羊羹这一绝味，被武帝封为太官史，后又升为尚书光禄大夫。还有一段风趣的传说，大宋皇帝赵匡胤称帝前受困于长安，终日过着忍饥挨饿的生活，一日来到一家正在煮制牛羊肉的店铺前，掌柜见其可怜，遂让其把自带的干馍掰碎，然后给他浇了一勺滚热肉汤放在火上煮透。赵匡胤狼吞虎咽地吞食，感到其味是天下最好吃的美食。后来，赵匡胤黄袍加身，做了皇帝，一日，路过长安，仍不忘当年在这里吃过的牛羊肉煮馍，同文武大臣专门找到这家饭铺吃了牛羊肉泡馍，仍感鲜美无比，胜过山珍海味，并重赏了这家店铺的掌柜。皇上吃泡馍的故事一经传开，牛羊肉泡馍成了长安街上的著名小吃。北宋大文学家苏东坡曾有"陇馍有熊腊，秦烹唯羊羹"的赞美诗句。

　　现在羊肉泡馍全国大部分地区都能吃到，但以西安最为正宗，吃羊肉泡馍时讲究掰馍要像蜜蜂头一样细。

兔　肉

兔肉是一种高蛋白质、低脂肪、低胆固醇的肉类，肉质细嫩，有"荤中之素"之称。凡肉类多为温性，而兔肉却为凉性。

◇　食补功效

传统医学认为兔肉具有凉血解毒、止消渴、补中益气，以及治胃热呕吐、便血、消渴羸瘦等功效。

兔肉含有丰富的卵磷脂，是大脑和其他器官发育不能缺少的重要物质，有益智健身的功效。高血压患者常吃兔肉可以预防血栓的形成。吃兔肉能止消渴（糖尿病）。兔肉质地细嫩，易消化吸收，非常适合老年人食用。

常吃兔肉，有助于保持皮肤细嫩有弹性，所以有"美容肉"的美称。

◇　食用方法

兔肉可炒、煮、红烧，制成腊肉等。

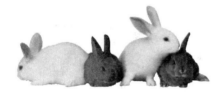

◇　食用宜忌

所有人都可以食用。

兔肉性凉，寒冬季节不宜吃，最好在夏秋季节吃兔肉。有四肢怕冷症状的妇女最好少吃兔肉。

兔肉与鸭血一起食用会导致腹泻。

民间有孕妇吃兔肉后所生小孩会有三瓣嘴（兔子嘴）的说法，这是没有科学根据的。

◇　妙用食物

糖尿病人形体消瘦、小便频多：兔肉加水煮，熟后加调料调味，吃肉喝汤。

营养成分（/100 克）

热　　量：102 千卡

蛋　白　质：19.7 克
脂　　　肪：2.2 克
糖　　　类：0.9 克
胆　固　醇：59 毫克
膳　食　纤维：0
生　物　素：6 微克
胡　萝　卜素：0
叶　　　酸：0
泛　　　酸：0
烟　　　酸：5.8 毫克

钙：12 毫克
铁：2 毫克
磷：165 毫克
钾：284 毫克
钠：45.1 毫克
铜：0.12 毫克
镁：15 毫克
锌：1.3 毫克
硒：10.93 微克

维生素 A：212 微克
维生素 B_1：0.11 毫克
维生素 B_2：0.1 毫克
维生素 B_6：0
维生素 B_{12}：2.68 微克
维生素 C：0
维生素 D：188 微克
维生素 E：0.42 毫克
维生素 K：0
维生素 P：0

狗 肉

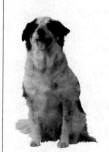

营养成分（/100克）

热　　　量：116千卡

蛋　白　质：16.8克
脂　　　肪：4.6克
糖　　　类：1.8克
胆　固　醇：62.5毫克
膳　食纤维：0
生　物　素：4.3微克
胡　萝卜素：0
叶　　　酸：0
泛　　　酸：0
烟　　　酸：3.5毫克

钙：52毫克
铁：2.9毫克
磷：107毫克
钾：140毫克
钠：47.4毫克
铜：0.14毫克
镁：14毫克
锌：3.18毫克
硒：14.75微克

维生素A：157微克
维生素B_1：0.34毫克
维生素B_2：0.2毫克
维生素B_6：0
维生素B_{12}：2.21微克
维生素C：0
维生素D：206微克
维生素E：1.4毫克
维生素K：0
维生素P：0

狗别名犬、黄耳、地羊、家犬等，从狼驯化而来，是所有动物中家养动物历史最早的，现全国各地都有饲养，多为宠物狗。狗肉烹调时气味醇厚、芳香四溢，有香肉之称，民间有"狗肉滚三滚，神仙站不稳"的说法。

◇ 食补功效

传统医学认为狗肉具有理气利水、温肾助阳、补中益气，以及治寒疟、腰膝酸软、水肿、脾肾气虚、胸腹胀满等功效。

狗肉与羊肉一样都是冬季进补佳品，狗肉所含蛋白质以球蛋白最多，质量极佳，有增强抵抗力、强身健体、补肾壮阳的作用，冬季常吃狗肉，可增强抗寒能力。民间有"喝了狗肉汤，冬天能把棉被当"的说法。

◇ 食用方法

冬季狗肉肥美，是食用的最佳季节。狗肉的烹调方法很多，可红烧、油爆、卤制、清炖等，既可单独烹调食用，也可以配一些中药制成药膳，广东潮州还有"狗肉全席"。

烹调狗肉时一定要熟透后再食用。

◇ 食用宜忌

一般人都可以食用，特别是老年人。

狗肉是温性肉类，夏秋季节不宜食用，咳嗽、腹泻、感冒、发热和上火等在发病期间忌食狗肉。

吃完狗肉不宜喝茶，狗肉性温，食后易口干，可喝白开水或米汤等。

◇ 妙用食物

1. 冬季经常食用狗肉，可抵抗寒冷，增强体质，特别是老人。
2. 体虚、腰膝酸软、肾虚、遗尿等：狗肉与黑豆一起煮食。

生活小贴士

如何去除狗肉的腥味

狗肉的腥味较重，若不去除会影响人的食欲。可用姜片、白酒反复揉搓狗肉几分钟后，将狗肉放入清水中浸泡，并在清水中加入少许白酒，最后用清水洗净，便可去除大部分腥味。

驴 肉

营养成分（/100克）

热　　量：124千卡

蛋　白　质：20.2克
脂　　肪：4.8克
糖　　类：0.4克
胆 固 醇：73毫克
膳食纤维：0
生 物 素：2微克
胡萝卜素：0.07毫克
叶　　酸：0
泛　　酸：0
烟　　酸：1.4毫克

钙：2毫克
铁：4.3毫克
磷：178毫克
钾：185毫克
钠：46.9毫克
铜：0.23毫克
镁：7毫克
锌：4.26毫克
硒：6.1微克

维生素A：72微克
维生素B$_1$：0.03毫克
维生素B$_2$：0.16毫克
维生素B$_6$：0
维生素B$_{12}$：1.86微克
维生素C：0
维生素D：201微克
维生素E：2.76毫克
维生素K：0
维生素P：0

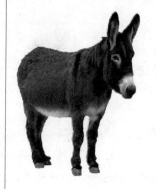

驴肉营养丰富，细嫩味美，是低脂肪、高蛋白质肉类，在我国食用历史悠久，民间很早就有"天上龙肉，地下驴肉"之说。

◇ 食补功效

传统医学认为驴肉具有益气、补虚、补血，以及治心烦、风眩、劳损等功效。

驴肉有滋阴补肾、补气养血、益精壮阳、利肺的作用，对安神清脑、止烦有独特功效。

由驴皮熬成的膏叫驴膏，又叫阿胶，是补血止血、滋阴润燥的良药。

◇ 食用方法

驴肉的食用方法很多，多作为酱菜、卤菜凉拌食用，也可制馅。

◇ 食用宜忌

一般人都可以食用，特别适合体虚瘦弱者经常食用。

吃完驴肉后不宜马上喝茶，肠炎、腹泻者在发病期间应忌食驴肉。

◇ 妙用食物

气血不足、食少乏力、消瘦：驴肉250克、大枣10枚、山药30克，煮汤食用。

鸡 肉

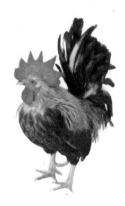

营养成分（/100克）

热　　量：166 千卡

蛋　白　质：18.5 克
脂　　肪：9.6 克
糖　　类：1.4 克
胆　固　醇：187 毫克
膳 食 纤 维：0
生　物　素：2 微克
胡 萝 卜 素：0
叶　　酸：11 微克
泛　　酸：1.68 毫克
烟　　酸：5 毫克

钙：17 毫克
铁：0.9 毫克
磷：160 毫克
钾：340 毫克
钠：72.4 毫克
铜：0.08 毫克
镁：7 毫克
锌：1.29 毫克
硒：5.4 微克

维生素 A：42 微克
维生素 B_1：0.07 毫克
维生素 B_2：0.08 毫克
维生素 B_6：0.18 毫克
维生素 B_{12}：0.4 微克
维生素 C：3 毫克
维生素 D：221 微克
维生素 E：0.2 毫克
维生素 K：53 微克
维生素 P：0

家鸡品种繁多，现供食用和蛋用的鸡基本都是集中饲养的，全国各地均有养殖。鸡是我国十二生肖之一，被看作勤劳善良的象征，在民间传说和神话故事里，往往与人同在。

◇ 食补功效

传统医学认为鸡肉具有补精添髓、温中益气，以及治产后乳少、病后虚弱、崩漏、带下、水肿、下痢、泄泻、虚劳羸瘦等功效。

鸡的蛋白质含量高，且易被人体吸收和利用，具有强壮身体，增强体力的作用。

◇ 食用方法

鸡肉肉质细嫩，适合多种烹调方法，日常以煨汤、热炒较多，此外还可以酱、卤、熏等。

◇ 食用宜忌

一般人都可以食用，特别适合体弱、病人、老年人和产妇食用。

鸡屁股是细菌和病毒集中的地方，不能食用。

痛风病人在发病期间忌食鸡肉。

特色食品

云南美食——气锅鸡

气锅鸡烹制方式特殊，汤鲜肉嫩，为滇中名菜。气锅鸡早在清代乾隆年间就在民间流传。新中国成立前，有一家卖气锅鸡的著名餐馆，叫"培养正气"，以后又增加了天麻气锅鸡，也是昆明的滋补名菜。蒸制气锅鸡的气锅选用建水县所产的特制陶器，建水县盛产陶器，历史悠久，此地研制出的气锅，外形像荸荠，锅中心有一个空心管子，从蒸锅底通至上边盖子附近，样子也是古朴雅致。蒸鸡时，先将生鸡切块，放入气锅内，加入生姜、精盐等作料，再加入云南名贵药材三七、虫草、天麻等，盖上盖子。把气锅放在另一口盛水的汤锅上，水沸后，汤锅中的蒸汽便从空心管子冲入气锅，蒸3~4小时后即可食用，鸡肉软嫩，汤汁鲜美。用此法蒸制的鸽子、排骨更具风味，有滋补强身、祛病延年之效。

气锅鸡历史悠久，用嫩母鸡和火腿蒸制而成，鸡肉酥烂，汤汁鲜美，味道香醇。气锅鸡最早起源于云南杨林、建水，当地原用名贵药材冬虫夏草煨制鸡，叫"杨林鸡"，煨制鸡所用陶制火锅叫"杨林锅"。杨林锅产于建水，建水陶器已有千年以上历史，清末，陶工向逢春继承祖传的手艺创造了烹饪用的气锅。用这种气锅烹鸡，成熟快、香味不易走失，能保持原汁原味，鲜味甚佳，所以气锅鸡逐渐取代了杨林鸡，并著称于世。

乌 鸡

乌鸡别名乌骨鸡、武山鸡、药鸡、竹丝鸡等，原产于我国江苏泰和县，现全国大部分地区都有饲养，有白毛乌鸡和黑毛乌鸡之分，营养基本一样。乌鸡肉质细嫩，味道鲜美，其营养远远高于普通鸡。

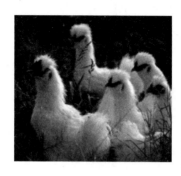

◇ 食补功效

传统医学认为乌鸡具有养阴退热、补益肝肾、养血益精，以及治带下、月经不调、脾虚滑泄、虚劳羸瘦等功效。

乌鸡富含蛋白质、氨基酸、维生素和矿物质，是补体、强身、养身的上佳食品。

◇ 食用方法

传统上食用乌鸡讲究女用雄鸡，男用雌鸡，以清炖为宜。

◇ 食用宜忌

一般人都可以食用，特别适合体虚、肝肾疾病的人食用。

体胖或患严重皮肤疾病、严重外感疾病者在发病期间宜少食或忌食。

◇ 妙用食物

炖乌鸡时加入莲子、枸杞，营养更加丰富。

生活小贴士

巧炖乌鸡

为了不让乌鸡的营养丢失，在切的时候可以把乌鸡的骨头砸碎，使骨头里的营养也能炖出来，炖乌鸡最好用沙锅文火炖。

营养成分（/100克）

热　　量	111千卡
蛋　白　质	22.3克
脂　　肪	2.3克
糖　　类	0.3克
胆　固　醇	106毫克
膳食纤维	0
生　物　素	16微克
胡萝卜素	0
叶　　酸	0
泛　　酸	0
烟　　酸	7.1毫克

钙	17毫克
铁	2.3毫克
磷	210毫克
钾	323毫克
钠	64毫克
铜	0.26毫克
镁	51毫克
锌	1.6毫克
硒	7.73微克

维生素A	42微克
维生素B_1	0.02毫克
维生素B_2	0.2毫克
维生素B_6	0.33毫克
维生素B_{12}	2.12微克
维生素C	0
维生素D	250微克
维生素E	1.77毫克
维生素K	0
维生素P	0

鸭肉

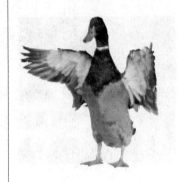

营养成分（/100克）

热　　量：149千卡

蛋　白　质：17.3克
脂　　肪：9克
糖　　类：0.2克
胆　固　醇：89毫克
膳食纤维：0
生　物　素：2微克
胡萝卜素：0
叶　　酸：2微克
泛　　酸：1.13毫克
烟　　酸：2.4毫克

钙：12毫克
铁：2.5毫克
磷：84毫克
钾：100毫克
钠：80.7毫克
铜：0.21毫克
镁：14毫克
锌：0.9毫克
硒：10微克

维生素A：47微克
维生素B₁：0.22毫克
维生素B₂：0.34毫克
维生素B₆：0.33毫克
维生素B₁₂：0.6微克
维生素C：0
维生素D：136微克
维生素E：0.2毫克
维生素K：8微克
维生素P：0

鸭别名家鸭、鹜等，我国早在3000多年前就已经驯化和饲养鸭子，现存最早的文字记录是在公元前475～前221年的战国时期。鸭肉蛋白质含量较高，脂肪含量适中且易于消化。

◇ 食补功效

传统医学认为鸭肉具有利水消肿、养胃滋阴、解毒，以及治水肿、咳嗽、痨热骨蒸等功效。

鸭肉可补充人体水分，还可补阴并清热止咳。

◇ 食用宜忌

一般人都可以食用，特别适于体内有热、虚弱、食少、大便干燥、上火者食用。

脾虚、腹泻，或外感未清的病人在发病期间应忌食鸭肉。

鸭肉不宜与大蒜、木耳、杨梅和鳖肉同食。

◇ 妙用食物

1. 补肺、清除油腻：鸭肉与山药一起煲汤食用。

2. 哮喘：老鸭一只，去毛、内脏，将冰糖、核桃仁、蜂蜜各120克放入鸭肚内，煮食。

特色食品

北京烤鸭

北京烤鸭被称为京菜之首，游客到北京，吃烤鸭是必选之一。北京烤鸭，以全聚德最为正宗，也最为著名。

吃北京烤鸭，有许多讲究。

讲究季节：冬、春、秋三季吃烤鸭。原因是冬春二季的北京鸭，肉质肥嫩，秋季天高气爽，温度和湿度都特别适宜制作烤鸭，此时的鸭子也比较肥壮。而夏季气候炎热，空气湿度较大，此时的北京鸭肉少膘薄，烤制后的鸭皮不松脆，口味相对较差。

讲究片法：片得好不仅菜肴造型美观，而且口味更美。一是片的时机，烤鸭出炉，要在鸭脯凹塌前及时片下皮肉装盘，此时的鸭肉吃在嘴里酥香味美。二是片的方法，首先是趁热先片下鸭皮吃，酥脆香美，然后再片鸭肉吃；其次是片片有皮带肉，薄而不碎，一只2千克重的鸭子，要片出100余片鸭肉片，而且大小均匀如丁香叶。

讲究作料：作料有三种类型，其一是甜面酱加葱段，再配黄瓜条或青萝卜条等，清口解腻；其二是蒜泥加酱油，也可配黄瓜条或青萝卜条等，蒜泥口感清香又带一丝辣意，可解油腻，这种作料早年很受欢迎；其三是以白糖为主的甜食法。甜面酱做作料是现在最常见的，而所用甜面酱讲究用北京"六必居"出产的，不然口味就不能算作正宗。

讲究佐食：吃烤鸭的佐食品有两种，一为荷叶饼，一为空心芝麻烧饼。荷叶饼可一揭两片，每片抹上甜面酱再放葱段、黄瓜条（或青萝卜条）、烤鸭片，或者抹上蒜泥、酱油、黄瓜条（或青萝卜条），再夹上烤鸭片卷起来吃。早年，全聚德烤鸭店还常年备有一种配以大麦米和红小豆熬制的小米粥。这种小米粥色泽美观，滑润爽口，吃完烤鸭后喝上一小碗这种特制的小米粥，是一种无比舒畅的享受。

鹅 肉

营养成分（/100克）

热　　量：251 千卡

蛋 白 质：17.9克
脂　　肪：19.9克
糖　　类：0
胆 固 醇：74毫克
膳 食 纤 维：0
视黄醇当量：61.4微克
烟　　酸：4.9毫克

钙：4 毫克
铁：3.8毫克
磷：144 毫克
钾：232 毫克
钠：58.8毫克
铜：0.43毫克
镁：18 毫克
锌：1.36毫克
硒：17.68微克
锰：0.04毫克

维生素 A：42 微克
维生素 C：0
维生素 E：0.22 毫克
硫 胺 素：0.07毫克
核 黄 素：0.23 毫克
胡萝卜素：0.8微克

鹅主要生活于河湖沼泽等水域地带，我国华东、华南地区饲养食用较多。我国民间有"喝鹅汤，吃鹅肉，一年四季不咳嗽"的说法。广东人喜食鹅肉，广州烧鹅如北京烤鸭一样是当地特色食品。

◇ 食补功效

传统医学认为鹅肉具有和胃止渴、补虚益气，以及治消渴、羸瘦的功效。

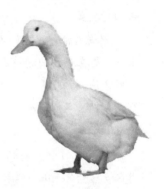

鹅肉所含的蛋白质中含有十多种人体生长发育所必需的氨基酸，还富含维生素 E，由于维生素 E 具有抗氧化作用，所以鹅肉不易酸败。常吃鹅肉能强身健体，增强抵抗力。

老年糖尿病患者经常吃鹅肉、喝鹅汤还有控制病情发展和补充营养的作用。

◇ 食用宜忌

一般人都可以食用。

冬天吃鹅肉，可预防感冒和急慢性气管炎。

疮毒患者在发病期间忌食。

◇ 妙用食物

鹅血200克，黑木耳50克，加盐、姜等调料一起煮汤食用，可用于肿瘤及化疗后白细胞降低的食补。

鹌鹑肉

鹌鹑别名鹑鸟、赤喉鹑、循、宛鹑等，是迁徙性雉类鸟，供食用的多为人工饲养，全国大部分地区有饲养。鹌鹑营养丰富，肉嫩味香，香而不腻，有很高的食用和药用价值，有"动物人参"之称。

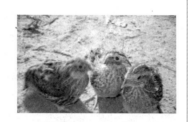

◇ 食补功效

传统医学认为鹌鹑肉具有温肾助阳、止咳、止痢、止泻、补中气、壮筋骨，以及治百日咳、泻痢、久病体弱等功效。

鹌鹑肉是高蛋白质、低胆固醇、低脂肪肉类，还富含多种维生素、矿物质和卵磷脂，中老年人、高血压和肥胖患者可经常食用。

◇ 食用方法

鹌鹑食用方法很多，可炒、煲汤、烤等。

◇ 食用宜忌

所有人都可以食用，特别适合中老年人和体弱者食用。

◇ 妙用食物

1. 健忘：鹌鹑2只、百合30克、桂圆肉15克，加调料一起煮食。

2. 腰膝酸痛、肝肾阴虚：鹌鹑1只、枸杞30克、杜仲9克，加调料一起煮食。

营养成分（/100克）

热　　量：97千卡

蛋　白　质：18.8克
脂　　肪：2.4克
糖　　类：0.1克
胆　固　醇：138毫克
膳食纤维：0
生　物　素：5.5微克
胡萝卜素：0
叶　　酸：11微克
泛　　酸：1.85毫克
烟　　酸：6.3毫克

钙：69毫克
铁：1.4毫克
磷：100毫克
钾：204毫克
钠：58.5毫克
铜：0.1毫克
镁：20毫克
锌：2.23毫克
硒：11.67微克

维生素A：133微克
维生素B_1：0.04毫克
维生素B_2：0.09毫克
维生素B_6：0.53毫克
维生素B_{12}：0.7微克
维生素C：0
维生素D：352微克
维生素E：0.44毫克
维生素K：53微克
维生素P：0

鸽子肉

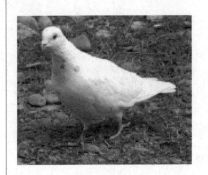

营养成分（/100克）

热　　量：201千卡

蛋　白　质：16.5克
脂　　肪：14.2克
糖　　类：1.7克
胆　固　醇：99毫克
膳食纤维：0
生　物　素：4微克
胡萝卜素：0
叶　　酸：2微克
泛　　酸：4.48毫克
烟　　酸：6.9毫克

钙：30毫克
铁：3.8毫克
磷：136毫克
钾：334毫克
钠：63.6毫克
铜：0.24毫克
镁：27毫克
锌：0.82毫克
硒：11.08微克

维生素 A：53微克
维生素 B₁：0.06毫克
维生素 B₂：0.2毫克
维生素 B₆：0.53毫克
维生素 B₁₂：2微克
维生素 C：3毫克
维生素 D：186微克
维生素 E：0.99毫克
维生素 K：5微克
维生素 P：0

鸽子别名白凤、飞奴、鹁鸽等，全世界都有饲养，供观赏、比赛和食用。鸽子肉是一种肉嫩味美、高蛋白质、低脂肪的珍禽肉类，自古就有"一鸽胜九鸡"的美称，著名中成药乌鸡白凤丸的原料就有鸽子。

◇ 食补功效

传统医学认为鸽子肉具有祛风解毒、滋肾益气、补血，以及治恶疮疥癣、妇女血虚经闭、虚羸、消渴、久疟等功效。

鸽子肉除蛋白质含量高外，维生素、矿物质含量也比其他肉类都高，且利于人体消化吸收，经常食用可增强体质，提高抗病能力。

乳鸽含有丰富的软骨素，可与鹿茸相媲美。经常食用，可使皮肤白嫩。

鸽肉所含的营养物质可预防动脉硬化，改善血液循环，护肤美容，抗衰老，还对白发、脱发有一定的食补疗效。

鸽血富含血红蛋白，对手术后伤口愈合有很好的促进作用。

传统医学认为，女性常食鸽肉可调补气血、提高性欲。

◇ 食用方法

鸽肉的食用方法很多，可煲汤、烤、炒食等，清蒸和煮粥是保存和利用营养最好的烹调方法。

◇ **食用宜忌**

所有人都可以食用，特别适合妊娠及哺乳期的妇女、体虚病弱者、老年人和病后康复的人经常食用。

◇ **妙用食物**

1. 妇女阴冷：鸽子1只，洗净后加枸杞煮汤食用。老年体虚者也可食用。

2. 冠心病：乳鸽1只，新鲜荷叶1张，黑木耳、黄花菜、香菇适量，将黑木耳、黄花菜、香菇切碎加调料炒熟后，填入乳鸽腹内，用荷中包紧扎牢，入蒸笼蒸2小时左右取出食用。

鸡 蛋

营养成分（/100克）

热　　量：140千卡

蛋　白　质：12.9克
脂　　肪：9.1克
糖　　类：1.5克
胆　固　醇：1200毫克
膳食纤维：0
生　物　素：13微克
胡萝卜素：0
叶　　酸：36微克
泛　　酸：0.1毫克
烟　　酸：0

钙：30毫克
铁：1.2毫克
磷：182毫克
钾：60毫克
钠：196.4毫克
铜：0.07毫克
镁：11毫克
锌：1.01毫克
硒：14.98微克

维生素A：154微克
维生素B_1：0.16毫克
维生素B_2：0.17毫克
维生素B_6：0.07毫克
维生素B_{12}：0.9微克
维生素C：0
维生素D：3微克
维生素E：2.29毫克
维生素K：12微克
维生素P：0

鸡蛋别名鸡卵，是各种家鸡所下的蛋。鸡蛋的脂肪含量很少，又含有人体所必需的所有氨基酸，被认为是人体优良的完全蛋白质来源。

◇ 食补功效

传统医学认为鸡蛋具有补血安胎、滋阴润燥，以及治烫伤、下痢、胎动不安、产后口渴、燥咳声嘶、目赤咽痛、热病烦闷等功效。

鸡蛋中含有丰富的卵磷脂和DHA等，对人体发育和神经系统有促进作用，能促进肝细胞再生，健脑益智，增强记忆力，避免老年人记忆力衰退。

鸡蛋含有较多的维生素B_2和微量元素如硒、锌等，可以分解和氧化人体内的致癌物质，有防癌作用。

蛋白含大量水分和蛋白质，这种蛋白质在人体内利用率最高。

蛋黄中含脂肪、胆固醇、无机盐和维生素，脂肪呈分散的细小颗粒，易被人体吸收，无机盐、钙、磷和铁都较丰富，蛋黄是婴幼儿铁的良好来源，维生素以维生素A、D和维生素B_2较多。

◇ 食用方法

鸡蛋的食用方法很多，蒸、煮、炒、做汤、腌制均可，以煮鸡蛋保存营养最好。

◇ 食用宜忌

一般人都可以食用，特别适合妊娠和哺乳期的妇女、老人、儿童和病人食用。

生鸡蛋最好不要食用。

毛蛋不能食用，因毛蛋是死胎，会有大量的细菌和病毒，食用可能会使细菌和病毒传染到人体。

变质的鸡蛋不能食用。

慢性肾脏疾病在发病期间应少吃鸡蛋，重度高胆固醇患者应忌食蛋黄，冠心病患者在发病期间应少吃鸡蛋。

一般人身体每天能消化吸收的鸡蛋为2个，多吃无益。

煮鸡蛋

煮鸡蛋的时间以5~7分钟最好，时间太短会因温度不够，鸡蛋里的细菌不能被杀死，时间太长会使鸡蛋里的营养成分变成硫化物，影响鸡蛋的营养。

蛋买回后不能立即放入冰箱

生活中，不少朋友会把从市场上买回来的鲜鸡蛋直接放在冰箱的蛋架上。由于受到外界污染，蛋壳表面存有多种细菌。而那些有明显可见的禽粪、血斑的蛋，微生物污染则更为严重。这些细菌大都可在低温下生长，因此冰箱储藏室温度并不能抑制它们的生长繁殖。如果将鲜鸡蛋直接放入冰箱，就极有可能造成对冰箱乃至冰箱里其他食品的卫生污染。

买回鲜鸡蛋后，先将它们洗干净，尤其是那些留有禽粪、血斑的蛋，然后再放入干燥洁净的食品袋里，搁置在冰箱蛋架上就可以了。

鸭 蛋

	营养成分（/100克）	咸鸭蛋 营养成分（/100克）	皮蛋 营养成分（/100克）

营养成分（/100克）

热　　　量：180千卡

蛋　白　质：12.6克
脂　　　肪：13克
糖　　　类：3.1克
胆　固　醇：550毫克
膳　食　纤　维：0
生　物　素：20微克
胡　萝　卜　素：0
叶　　　酸：0
泛　　　酸：0
烟　　　酸：0.2毫克

钙：62毫克
铁：2.9毫克
磷：226毫克
钾：60毫克
钠：106毫克
铜：0.11毫克
镁：13毫克
锌：1.67毫克
硒：15.68微克

维生素A：261微克
维生素B₁：0.17毫克
维生素B₂：0.35毫克
维生素B₆：0
维生素B₁₂：0
维生素C：0
维生素D：4微克
维生素E：4.98毫克
维生素K：0
维生素P：0

咸鸭蛋
营养成分（/100克）

热　　　量：190千卡

蛋　白　质：12.7克
脂　　　肪：12.7克
糖　　　类：6.3克
胆　固　醇：647毫克
膳　食　纤　维：0
生　物　素：20微克
胡　萝　卜　素：0
叶　　　酸：0
泛　　　酸：0
烟　　　酸：0.1毫克

钙：118毫克
铁：3.6毫克
磷：231毫克
钾：110毫克
钠：2706毫克
铜：0.14毫克
镁：30毫克
锌：1.74毫克
硒：24微克

维生素A：134微克
维生素B₁：0.17毫克
维生素B₂：0.33毫克
维生素B₆：0
维生素B₁₂：0
维生素C：0
维生素D：5.68微克
维生素E：6.25毫克
维生素K：0
维生素P：0

皮蛋
营养成分（/100克）

热　　　量：161千卡

蛋　白　质：14.2克
脂　　　肪：10.7克
糖　　　类：4.5克
胆　固　醇：1100毫克
膳　食　纤　维：0
生　物　素：22微克
胡　萝　卜　素：0
叶　　　酸：63微克
泛　　　酸：0.94毫克
烟　　　酸：0.1毫克

钙：63毫克
铁：3.3毫克
磷：165毫克
钾：73毫克
钠：542.7毫克
铜：0.12毫克
镁：13毫克
锌：1.48毫克
硒：25.24微克

维生素A：215微克
维生素B₁：0.06毫克
维生素B₂：0.18毫克
维生素B₆：0.01毫克
维生素B₁₂：1.1微克
维生素C：0
维生素D：6微克
维生素E：3.05毫克
维生素K：26微克
维生素P：0

　　因鸭蛋有一股腥味，人们日常很少直接食用，其实鸭蛋和鸡蛋一样营养丰富，日常食用鸭蛋最多的是咸鸭蛋和松花蛋。

咸鸭蛋由鸭蛋用盐水泡制而成。

皮蛋别名松花蛋、变蛋等，由鸭蛋加工而成，因制作皮蛋的原料中有的含铅，经常大量食用会引起铅中毒。

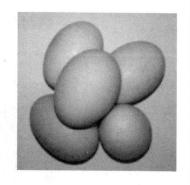

◇ 食补功效

传统医学认为鸭蛋具有清肺、滋阴，以及治泻痢、齿痛、膈热、咳嗽等功效。咸鸭蛋具有清肺热、降阴火等功效。儿童多食咸蛋黄油可治疳积，外抹可治湿疹、烫伤。皮蛋具有养阴、止痢、清肺，以及治喉疼、牙痛、热咳、胸闷、赤白痢等功效。

鸭蛋中的矿物质含量比鸡蛋高，特别是钙、铁的含量较高，能预防缺铁性贫血，并有利于骨骼的生长发育。

◇ 食用方法

鸭蛋的烹调方法与鸡蛋一样，咸鸭蛋常见的食用方法是煮食，皮蛋以凉拌为主，也可用于煮粥等。

◇ 食用宜忌

一般人都可以食用，慢性肾脏疾病、心血管疾病在发病期间应少食。

煮鸭蛋适合阴虚火旺者食用。

咸鸭蛋的钠含量较高，高血压患者应少吃。

有的皮蛋加工原料中含有铅，不宜经常大量食用，食用时可加些姜、醋，可解其毒。

◇ 妙用食物

腹泻：鸭蛋 1~2 个，酸菜 250 克，一起煮食。

鹌鹑蛋

营养成分（/100克）

热　　量	162 千卡
蛋　白　质	11.7克
脂　　肪	12.4克
糖　　类	1克
胆　固　醇	500毫克
膳 食 纤 维	0
生　物　素	15微克
胡 萝 卜 素	0
叶　　酸	91微克
泛　　酸	0.98毫克
烟　　酸	0.1毫克
钙	140毫克
铁	4.6毫克
磷	220毫克
钾	138毫克
钠	94.7毫克
铜	0.09毫克
镁	11毫克
锌	1.4毫克
硒	25.48微克
维生素A	345微克
维生素B_1	0.11毫克
维生素B_2	0.31毫克
维生素B_6	0.13毫克
维生素B_{12}	4.7微克
维生素C	0
维生素D	3微克
维生素E	3.08毫克
维生素K	15微克
维生素P	0

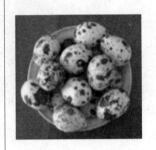

鹌鹑蛋别名鹌鸟蛋、鹌鹑卵等，鹌鹑蛋营养丰富、味道鲜美，是蛋类中的珍品。

◇ 营养成分

高蛋白质，维生素B_1、维生素B_2、铁和卵磷脂的含量均高于鸡蛋，并含有维生素P等成分。

◇ 食补功效

传统医学认为鹌鹑蛋具有强身健脑、补益气血，以及治神经衰弱、贫血、营养不良等功效。

鹌鹑营养丰富，是糖尿病、肥胖型高血压、心血管疾病、贫血、肝硬化、腹水等患者食补的佳品。

鹌鹑蛋含有丰富的卵磷脂，有健脑作用，对神经系统的发育很有好处。

◇ 食用宜忌

所有人都可以食用，每日5个左右。

◇ 妙用食物

每日吃10个煮鹌鹑蛋对神经衰弱、肺结核有食补效果。

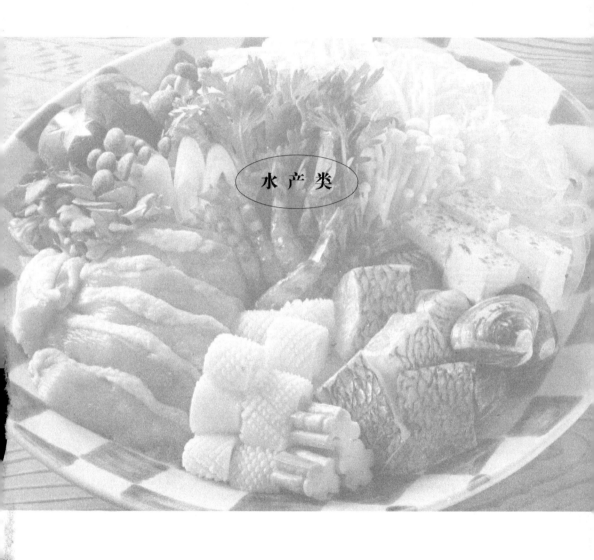

水 产 类

鲤　鱼

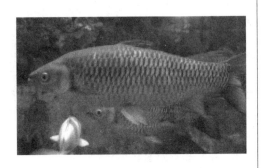

营养成分（/100克）

热　　量：109千卡

蛋　白　质：17.7克
脂　　肪：4.1克
糖　　类：0.5克
胆　固　醇：83毫克
膳　食　纤　维：0
生　物　素：0
胡　萝　卜　素：0
叶　　酸：5微克
泛　　酸：1.48毫克
烟　　酸：2.7毫克

钙：50毫克
铁：1毫克
磷：204毫克
钾：334毫克
钠：53.7毫克
铜：0.06毫克
镁：33毫克
锌：2.08毫克
硒：15.38微克

维生素A：25微克
维生素B_1：0.03毫克
维生素B_2：0.09毫克
维生素B_6：0.13毫克
维生素B_{12}：10微克
维生素C：0
维生素D：14微克
维生素E：1.27毫克
维生素K：0
维生素P：0

鲤鱼别名鲤子、拐子、赤鲤鱼等，因鳞上有十条纹理，故得名，是一种淡水鱼，原产于亚洲，我国大部分地区有养殖。鲤鱼肉质细嫩鲜美，是我国人民喜食的鱼类之一。在传统文化中，鲤鱼被视为吉祥、勤劳、善良、坚贞的象征，特别是逢年过节食用鲤鱼，有"鱼跃龙门"、"年年有余"的吉祥意义。以鲤鱼为主题的民间年画比比皆是，"鲤鱼跳龙门"的传说在民间也广为流传。

◇ 食补功效

传统医学认为鲤鱼具有健胃、通乳、下气、利水、消肿，以及治乳汁不通、咳嗽气逆、脚气、黄疸、水肿等功效。

常食鲤鱼对肝、眼、肾、脾等脏器疾病有保健作用，鲤鱼还是孕妇和产后妇女的高级保健食品。

◇ 食用方法

蒸、炒、煮、炸等均可，煮汤保存营养成分较好。

◇ 食用宜忌

一般人都可以食用。

鲤鱼是发物，慢性病患者忌食，所有的鱼胆都含有毒性成分，不能吞食鱼胆。

◇ 妙用食物

1. 急性肝炎、肝硬化腹水、脚气：鲜鲤鱼1条，去鳞、内脏，洗净后加赤小豆100克煮食。

2. 鱼骨鲠喉：鲤鱼鳞烤干后研成粉，用醋调服，慢慢咽下。

如何去除鲤鱼的腥味

鱼腹两侧各有一条细线一样的白筋，去掉白筋可以除去腥味。

传说故事

鲤鱼跳龙门

相传在滔滔的黄河上，有一道龙门，每隔多少年才出现一次。居住在黄河里的鲤鱼听说龙门风光好，都想去观光。它们从孟津的黄河里出发，通过洛河，又顺伊河来到龙门水溅口的地方，但龙门山上无水路，上不去，它们只好聚在龙门的北山脚下。"我有个主意，咱们跳过这龙门山怎样？"其中一条鲤鱼提议道。只见它从半里外就使出全身力量，像离弦的箭。纵身一跃，一下子跳到半天云里，带动着空中的云和雨往前走。一团天火从身后追来，烧掉了它的尾巴。它忍着疼痛，继续朝前飞跃，终于越过龙门山，落到山南的湖水中，一眨眼就变成了一条巨龙。山北的鲤鱼们见此情景，一个个被吓得缩在一块，不敢再去冒这个险了。这时，忽见天上降下一条巨龙说："不要怕，我就是你们的伙伴大红鲤鱼，因为我跳过了龙门，就变成了龙，你们也要勇敢地跳呀！"鲤鱼们听了这些话，受到鼓舞，开始一个个挨着跳龙门山。可是除了个别的跳过去化为龙以外，大多数都过不去。凡是跳不过去，从空中摔下来的，额头上就落一个黑疤。直到今天，这个黑疤还长在黄河鲤鱼的额头上呢。

后来，唐朝大诗人李白专门为这件事写了一首诗："黄河三尺鲤，本在孟津居，点额不成龙，归来伴凡鱼。"

草 鱼

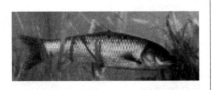

营养成分（/100 克）

热　　量：112 千卡

蛋 白 质：18.5 克
脂　　肪：4.3 克
糖　　类：2.5 克
胆 固 醇：86 毫克
膳 食 纤 维：0
生 物 素：0
胡 萝 卜 素：0
叶　　酸：0
泛　　酸：0
烟　　酸：1.95 毫克

钙：36 毫克
铁：0.8 毫克
磷：166 毫克
钾：312 毫克
钠：46 毫克
铜：0.05 毫克
镁：31 毫克
锌：0.87 毫克
硒：6.66 微克

维生素 A：11 微克
维生素 B_1：0.03 毫克
维生素 B_2：0.15 毫克
维生素 B_6：0
维生素 B_{12}：8 微克
维生素 C：0
维生素 D：20 微克
维生素 E：2.03 毫克
维生素 K：0
维生素 P：0

　　草鱼别名鲩鱼、油鲩、草鲩、草根等，因背和鳍呈青黄色而得名，主要生活在水层，以吃水草为主。与青鱼、鲢鱼和鳙鱼并称为我国四大淡水鱼。

◇ 食补功效

　　传统医学认为草鱼具有祛风、暖胃和中，以及治胃寒冷痛等功效。

　　草鱼肉质细嫩，含丰富的不饱和脂肪酸、硒等，能改善血液循环、抗衰老、养颜护肤，对肿瘤也有一定的预防作用。

◇ 食用方法

　　草鱼骨刺较少，常用作水煮鱼、菊花鱼等。

◇ 食用宜忌

　　一般人都可以食用。

◇ 妙用食物

　　草鱼煮汤食用对风虚头痛有食补功效。

鲢 鱼

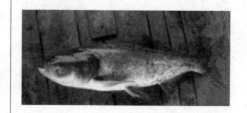

营养成分（/100克）

热　　　量：100千卡

蛋　白　质：15.3克
脂　　　肪：2.2克
糖　　　类：4.7克
胆　固　醇：112毫克
膳　食纤维：0
生　物　素：0
胡萝卜素：0
叶　　　酸：0
泛　　　酸：0
烟　　　酸：2.8毫克

钙：82毫克
铁：0.8毫克
磷：180毫克
钾：229毫克
钠：60.6毫克
铜：0.07毫克
镁：26毫克
锌：0.76毫克
硒：19.47微克

维生素A：34微克
维生素B_1：0.04毫克
维生素B_2：11毫克
维生素B_6：0
维生素B_{12}：4.3微克
维生素C：2.65毫克
维生素D：18微克
维生素E：0
维生素K：0
维生素P：0

鲢鱼别名白鲢、鲢子、白脚鲢、胡子鲢、生仔鱼、塘虱鱼等，是一种淡水鱼。鲢鱼周身无鳞，头扁口阔，长有胡须，体长可达1米，以仲春和仲夏间食用最佳。俗话说"青鱼尾巴鲢鱼头"，鲢鱼以头最为鲜美。

◇ 食补功效

传统医学认为鲢鱼具有利水、止咳、温中益气等功效。

鲢鱼刺少，肉质细嫩鲜美，易消化，对营养不良、身体虚弱及产后妇女有很好的食疗功效。

◇ 食用方法

鲢鱼的烹调方法很多，以炖煮最好。

◇ 食用宜忌

一般人都可以食用。特别是老人、儿童、产后妇女及消化功能不佳的人。

鲢鱼不宜与牛羊的油、肝或鹿肉一起食用。

泥 鳅

泥鳅别名鳅鱼，生活在富有泥土的池塘或河川里，我国各地均有分布。泥鳅除鳃呼吸外，还会做肠呼吸，即将头伸出水面吸空气送到肠内，在肠内吸收氧气后，由肛门排出。泥鳅肉质细嫩，味道鲜美，营养十分丰富。

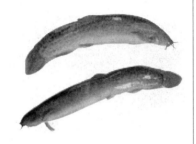

营养成分（/100 克）

热　　量：96 千卡

蛋 白 质：17.9 克
脂　　肪：2 克
糖　　类：1.7 克
胆 固 醇：136 毫克
膳 食 纤 维：0
视黄醇当量：76.6 微克
烟　　酸：6.2 毫克

钙：299 毫克
铁：2.9 毫克
磷：302 毫克
钾：282 毫克
钠：74.8 毫克
铜：0.09 毫克
镁：28 毫克
锌：2.76 毫克
硒：35.3 微克
锰：0.47 毫克

维生素 A：14 微克
维生素 C：0
维生素 E：0.79 毫克
硫 胺 素：0.1 毫克
核 黄 素：0.33 毫克
胡萝卜素：1.8 微克

◇ 食补功效

传统医学认为泥鳅具有补中益气、强精补血、醒酒、解消渴，以及治痔疾、阳痿、传染性肝炎等功效。

◇ 食用方法

泥鳅的吃法很多，一般常见的有清蒸、红焖、油炸等。

◇ 食用宜忌

一般人都可以食用。

由于泥鳅所含脂肪成分较低，胆固醇更少，且含一种可助人体抵抗血管衰老的重要物质类似二碳烯酸的不饱和脂肪酸，因此，老年人食之更为适宜，高血压等心血管疾病患者、贫血患者、肝炎病人等，也以多食为益。

◇ 妙用食物

泥鳅煮食能预防阳痿、早泄。

生活小贴士

如何洗烧泥鳅

泥鳅买回后，最好在家多养 1～2 天，去掉其体内泥沙，炖时要用中火，调味料不宜过早放。

鳙 鱼

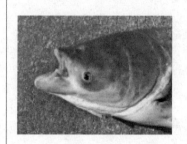

营养成分（/100克）

热　　量：100千卡

蛋　白　质：15.3克
脂　　肪：2.2克
糖　　类：4.7克
胆　固　醇：112毫克
膳 食 纤 维：0
生　物　素：0
胡 萝 卜 素：0
叶　　酸：0
泛　　酸：0
烟　　酸：2.8毫克

钙：82毫克
铁：0.8毫克
磷：180毫克
钾：229毫克
钠：60.6毫克
铜：0.07毫克
镁：26毫克
锌：0.76毫克
硒：19.47微克

维生素A：34微克
维生素B$_1$：0.04毫克
维生素B$_2$：11毫克
维生素B$_6$：0
维生素B$_{12}$：4.3微克
维生素C：2.65毫克
维生素D：18微克
维生素E：0
维生素K：0
维生素P：0

　　鳙鱼别名胖头鱼、黄鲢、松鱼、花鲢、黑鲢、大头鱼等，头大，有小黑斑，是我国四大淡水鱼之一。

◇ 食补功效

　　传统医学认为鳙鱼具有化痰、平喘、补虚、暖胃，以及治消化不良、脾胃虚弱等功效。

　　鳙鱼是高蛋白质、低脂肪、低胆固醇鱼类，富含磷脂、脑垂体后叶素，有改善记忆力、保护心血管系统的作用，特别是鱼头，有益智、增强记忆力、抗衰老的作用。

◇ 食用方法

　　鳙鱼的烹调方法很多，以炖煮最好。鳙鱼头大且味道鲜美，常见的食用方法有鱼头火锅、剁椒等。

　　鳙鱼的精华在于头，据说聂卫平嗜食鱼头，一顿可吃五六个。

◇ 食用宜忌

　　一般人都可以食用，特别是经常用脑的人。

　　有瘙痒性皮肤病、癣病、荨麻疹患者在发病期间应忌食。

鲫 鱼

鲫鱼别名鲋鱼、鲫瓜子、喜头、鲫拐子、河鲫鱼等，是一种淡水鱼，全国各地都有分布。肉质细嫩鲜美，营养价值极高，特别是鲫鱼头，民间有"鲫鱼脑壳四两参"的说法。

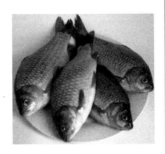

◇ 食补功效

传统医学认为鲫鱼具有健脾利湿、通乳，以及治溃疡、淋病、水肿、便血、痢疾、脾胃虚弱、四肢无力、产后无乳等功效。

鲫鱼的蛋白质含量齐全，质优，易于人体的消化吸收，是人体优良蛋白质来源之一。

产妇食鲫鱼汤，能增加乳汁。

◇ 食用方法

鲫鱼食用方法很多，以炖汤最能保存营养，炖汤时加入豆腐，营养更加丰富。民间常用炖鲫鱼汤给产后妇女滋补身体。

◇ 食用宜忌

所有人都可以食用。

鱼子胆固醇含量较高，中老年人和高血压、高胆固醇、高血脂患者应忌食。

鲫鱼不宜与冬瓜、麦冬、沙参、芥菜同食。

◇ 妙用食物

1. 糖尿病或糖尿病合并肾病：鲫鱼1条去鳞、内脏，洗净后将枸杞30克左右（或绿茶适量）填入鱼腹内，清蒸食用。

2. 神经衰弱：鲫鱼与糯米一起煮稀粥食用。

3. 鲜竹笋与鲫鱼一起煮汤食用，可益气，清热，适用于水痘初起、小儿麻疹、风疹等。

营养成分（/100克）

热 量	91 千卡
蛋 白 质	17.4 克
脂 肪	1.3 克
糖 类	2.5 克
胆 固 醇	130 毫克
膳 食 纤 维	0
生 物 素	0
胡 萝 卜 素	0
叶 酸	14 微克
泛 酸	0.69 毫克
烟 酸	2.5 毫克

钙	64 毫克
铁	1.2 毫克
磷	193 毫克
钾	290 毫克
钠	70.8 毫克
铜	0.08 毫克
镁	41 毫克
锌	2.75 毫克
硒	14.31 微克

维生素 A	32 微克
维生素 B_1	0.04 毫克
维生素 B_2	0.07 毫克
维生素 B_6	0.11 毫克
维生素 B_{12}	5.5 微克
维生素 C	1 毫克
维生素 D	4 微克
维生素 E	0.68 毫克
维生素 K	0
维生素 P	0

甲 鱼

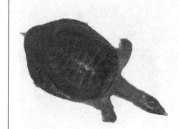

营养成分（/100克）

热　　量：197 千卡

蛋　白　质：16.5 克
脂　　肪：0.1 克
糖　　类：1.6 克
胆 固 醇：95 毫克
膳 食 纤 维：0
生 物 素：0
胡 萝 卜 素：0
叶　　酸：16 微克
泛　　酸：0.2 毫克
烟　　酸：3.7 毫克

钙：107 毫克
铁：1.4 毫克
磷：135 毫克
钾：150 毫克
钠：10 毫克
铜：0.05 毫克
镁：23 毫克
锌：4.4 毫克
硒：3.25 微克

维生素 A：94 微克
维生素 B$_1$：0.62 毫克
维生素 B$_2$：0.37 毫克
维生素 B$_6$：0.11 毫克
维生素 B$_{12}$：1.2 微克
维生素 C：1 毫克
维生素 D：4 微克
维生素 E：1 毫克
维生素 K：5 微克
维生素 P：0

甲鱼别名鳖、团鱼、鼋鱼、脚鱼、王八、神守、水鱼等，多生活在河、湖、池沼的泥沙中，全国大部分地区都有野生或养殖。甲鱼营养丰富，既可药用，也可食用，自古就被视为滋补佳品。

◇ 食补功效

传统医学认为甲鱼具有补劳伤、壮阳气、大补阴之不足，以及治崩漏带下、久痢、久疟、骨蒸痨热等功效。

甲鱼对肺结核、贫血、肝癌、白血病、胃癌等有防治作用，还具有增加血浆蛋白、促进骨髓造血功能、降血压、降血脂等功效。

◇ 食用方法

甲鱼一定要烹调熟透才能食用，生甲鱼不能食用，包括甲鱼血、胆等都不可以生食。常见的甲鱼烹调方法有蒸煮、清炖、烧卤、煎炸等。

◇ 食用宜忌

一般人都可以食用，特别适合身体虚弱者。

孕妇及脾胃阳虚者忌食，患有肠胃炎、胃溃疡、胆囊炎和失眠等疾病患者不宜食用。

甲鱼不能与苋菜、薄荷同食。

以鲜活甲鱼食用最好，死甲鱼和变质的甲鱼不能食用。

◇ 妙用食物

更年期综合征：甲鱼1只，去头、足、内脏，加枸杞30克，煮食。

鲈　鱼

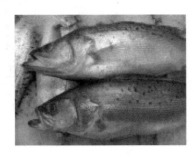

营养成分（/100克）

热　　　量：100千卡

蛋　白　质：18.6克
脂　　　肪：3.4克
糖　　　类：0.4克
胆　固　醇：86毫克
膳 食 纤 维：0
生　物　素：0
胡 萝 卜 素：0
叶　　　酸：0
泛　　　酸：0
烟　　　酸：3.1毫克

钙：56毫克
铁：1.2毫克
磷：131毫克
钾：205毫克
钠：144.1毫克
铜：0.05毫克
镁：37毫克
锌：2.83毫克
硒：33.06微克

维生素A：19微克
维生素B_1：0.03毫克
维生素B_2：0.17毫克
维生素B_6：0
维生素B_{12}：4.6微克
维生素C：0
维生素D：30微克
维生素E：0.75毫克
维生素K：0
维生素P：0

鲈鱼别名花鲈、鲈板、鲈鲛、花寨、板鲈、鲈子鱼等，淡水鱼类，以鱼、虾为食，我国沿海地区养殖较多。鲈鱼肉质细嫩清香，没有腥味，秋末冬初是吃鲈鱼最好的季节。鲈鱼自古就是鱼中珍品，古人多有赞颂，吴人曾献鲈鱼脍于隋炀帝，隋炀帝赞其为"金齑玉脍，东南佳味"。

◇ 食补功效

传统医学认为鲈鱼具有补肝肾、益脾肺，以及治风痹、水气、安胎的功效。

鲈鱼对肝肾病人、孕妇、产妇有很好的补益作用。

◇ 食用方法

常见的烹调方法有清蒸、红烧、炖汤等，以清蒸、红烧保存营养最好。

◇ 食用宜忌

一般人都可以食用。

鳜鱼

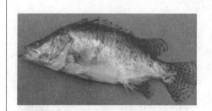

营养成分（/100 克）

热　　量：117 千卡

蛋　白　质：19.9 克
脂　　肪：4.2 克
糖　　类：0
胆　固　醇：124 毫克
膳　食　纤维：0
生　物　素：0
胡　萝　卜素：0
叶　　酸：0
泛　　酸：0
烟　　酸：5.9 毫克

钙：63 毫克
铁：1.0 毫克
磷：217 毫克
钾：295 毫克
钠：68.6 毫克
铜：0.10 毫克
镁：32 毫克
锌：1.07 毫克
硒：26.5 微克

维生素 A：12 微克
维生素 B_1：0.02 毫克
维生素 B_2：0.07 毫克
维生素 B_6：0
维生素 B_{12}：2.8 微克
维生素 C：0
维生素 D：32 微克
维生素 E：0.87 毫克
维生素 K：0
维生素 P：0

鳜鱼别名花鳜鱼、水豚、鳜花鱼、鳌鱼、石桂鱼、锦鳞鱼等。淡水鱼类，是我国的特产。我国各江河、湖泊都有出产。鳜鱼肉质细嫩丰满、味道鲜美，少刺，自古就被列为名贵鱼类，是人们喜食的鱼类之一。

◇ 食补功效

传统医学认为鳜鱼具有益脾胃、补气血，以及治肠风泻血、虚劳羸瘦等功效。

鳜鱼肉质细嫩丰满，易于消化吸收，是身体虚弱者、老人、小孩的食补佳品。

◇ 食用方法

常见的烹调方法有清蒸、红烧、炖汤等，以清蒸、红烧保存营养最好。

◇ 食用宜忌

一般人都可以食用，特别适合于老幼、妇女、虚弱者经常食用。

哮喘、咯血患者在发病期间应少吃鳜鱼。

带 鱼

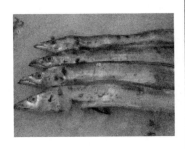

营养成分（/100克）

热　　量: 127千卡

蛋　白　质: 17.7克
脂　　肪: 4.9克
糖　　类: 3.1克
胆　固　醇: 76毫克
膳 食 纤 维: 0
生　物　素: 0
胡 萝 卜 素: 0
叶　　酸: 2微克
泛　　酸: 0.56毫克
烟　　酸: 2.8毫克

钙: 28毫克
铁: 1.2毫克
磷: 191毫克
钾: 280毫克
钠: 150.1毫克
铜: 0.08毫克
镁: 43毫克
锌: 0.7毫克
硒: 36.57微克

维生素A: 29微克
维生素B_1: 0.02毫克
维生素B_2: 0.06毫克
维生素B_6: 0.2毫克
维生素B_{12}: 0.9微克
维生素C: 1毫克
维生素D: 14微克
维生素E: 0.82毫克
维生素K: 0
维生素P: 0

带鱼别名刀鱼、鳞刀鱼、裙带鱼、鞭鱼等，因其身体扁长形似带子而得名，咸水鱼类，生活在深海里。我国以山东、浙江舟山出产的带鱼最为肥美，质量最佳。

◇ 食补功效

传统医学认为带鱼具有和中开胃、养肝补血、消瘿瘤等功效。

带鱼的银白色油脂含有一种抗癌成分——6-硫代鸟嘌呤，对白血病和癌症有辅助疗效。

◇ 食用方法

带鱼的烹调方法很多，如红烧、油煎、糖醋等。

◇ 食用宜忌

一般人都可以食用，特别适合于高血压、心血管疾病、贫血、肝肾患者食用。

湿疹、疥疮等皮肤病或皮肤过敏者在发病期间应忌食。

带鱼的粉末状细鳞是抗癌药物的原料，食用带鱼时最好不要刮掉。

平 鱼

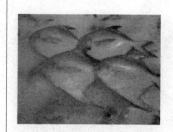

营养成分（／每100克）

热　　　量：142 千卡

蛋　白　质：18.5克
脂　　　肪：7.8克
糖　　　类：0.5克
胆　固　醇：77毫克
膳 食 纤 维：0
生　物　素：0
胡 萝 卜 素：0
叶　　　酸：7微克
泛　　　酸：1.37毫克
烟　　　酸：2.1毫克

钙：46毫克
铁：1.1毫克
磷：155毫克
钾：328毫克
钠：62.5毫克
铜：0.14毫克
镁：39毫克
锌：0.8毫克
硒：27.21微克

维生素A：24微克
维生素B$_1$：0.04毫克
维生素B$_2$：0.07毫克
维生素B$_6$：0.3毫克
维生素B$_{12}$：1.4微克
维生素C：1毫克
维生素D：30微克
维生素E：1.26毫克
维生素K：0
维生素P：0

平鱼别名鲳鱼、镜鱼、叉扁鱼、白昌、叉片鱼等，咸水鱼类，身体扁平，刺少肉嫩，生活于近海的中下层，是一种名贵的海产鱼类。

◇ 食补功效

传统医学认为平鱼具有充精、益血、补脾胃，以及治筋骨疼痛、血虚、消化不良等功效。

平鱼含有丰富的镁和硒，有预防癌症、心血管疾病和抗衰老的作用。

◇ 食用方法

常见的烹调方法有红烧、干烧、熏制、醋熘、清蒸等。平鱼头部鲜美可口，营养丰富，被人们视为平鱼的名贵部分。

◇ 食用宜忌

一般人都可以食用，特别适合高血压、高胆固醇患者食用。

平鱼是发物，慢性病患者忌食。

◇ 妙用食物

消化不良：平鱼与扁豆、葱、姜、香菇一起煮汤食用。

鲨　鱼

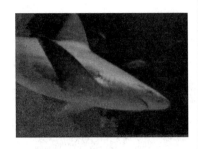

营养成分（/100克）

热　　量：110千卡

蛋　白　质：22.2克
脂　　肪：3.2克
糖　　类：0.5克
胆　固　醇：70毫克
膳食纤维：0
生　物　素：0
胡萝卜素：0
叶　　酸：2微克
泛　　酸：0.73毫克
烟　　酸：3.1毫克

钙：41毫克
铁：0.9毫克
磷：212毫克
钾：285毫克
钠：102.2毫克
铜：0.06毫克
镁：30毫克
锌：0.73毫克
硒：57.02微克

维生素A：21微克
维生素B$_1$：0.01毫克
维生素B$_2$：0.05毫克
维生素B$_6$：0.33毫克
维生素B$_{12}$：1.7微克
维生素C：0
维生素D：10微克
维生素E：0.58毫克
维生素K：0
维生素P：0

鲨鱼别名鲛、沙鱼等，是一种可食用的大型海洋鱼类之一，主要生活在热带和亚热带的海洋中，现市场所售的多为人工养殖的食用鲨鱼。

◇ 食补功效

传统医学认为鲨鱼肉具有补虚壮肾、益气滋阴、行水化痰等功效。

鲨鱼肉所含的各种脂肪酸，对下肢静脉曲张、内痔等有辅助疗效。

鲨鱼是世界上唯一不会患癌症的动物，鲨鱼肉具有防癌抗癌作用。

鲨鱼肝是提取鱼肝油的主要来源之一。

◇ 食用方法

鲨鱼肉一般加工成鱼片、鱼丸、鱼丝或鱼肉罐头等。

◇ 食用宜忌

一般人都可以食用，特别适合于癌症、心血管疾病、免疫系统疾病等患者食用。

鱼　翅

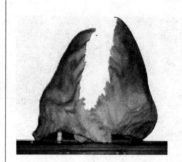

营养成分（/100克）

热　　　量：342 千卡

蛋　白　质：83.9 克
脂　　　肪：1.6 克
糖　　　类：0.01 克
胆　固　醇：250 毫克
膳 食 纤 维：0
生　物　素：0
胡 萝 卜 素：0
叶　　　酸：23 微克
泛　　　酸：0.24 毫克
烟　　　酸：0.5 毫克

钙：65 毫克
铁：1.2 毫克
磷：36 毫克
钾：3 毫克
钠：180 毫克
铜：0.24 毫克
镁：55 毫克
锌：0
硒：0

维生素 A：0
维生素 B_1：0
维生素 B_2：0
维生素 B_6：0.02 毫克
维生素 B_{12}：0.9 微克
维生素 C：0
维生素 D：11 微克
维生素 E：0.4 毫克
维生素 K：0
维生素 P：0

　　鱼翅是鲨鱼背鳍、胸鳍、尾鳍的统称，是非常名贵的高级食品，营养丰富。

◇ 食补功效

　　传统医学认为鱼翅具有养颜益寿、降血脂，以及防治阴虚肺燥、咳嗽咽干、脾胃虚弱、消化不良等功效。

◇ 食用方法

　　将干鱼翅用开水浸洗后，去掉粗皮、软骨、嫩肉，取其白色粉丝状（条状）的翅丝炖汤或蒸食。

鲍 鱼

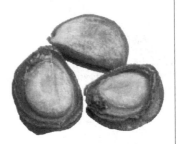

营养成分（/100克）

热　　　量	84千卡
蛋　白　质	12.6克
脂　　　肪	0.8克
糖　　　类	6.6克
胆　固　醇	242毫克
膳食纤维	0
生　物　素	0
胡萝卜素	0.03毫克
叶　　　酸	22微克
泛　　　酸	1毫克
烟　　　酸	0.2毫克
钙	266毫克
铁	22.6毫克
磷	77毫克
钾	136毫克
钠	2011.7毫克
铜	0.72毫克
镁	59毫克
锌	1.75毫克
硒	21.38微克
维生素A	24微克
维生素B_1	0.01毫克
维生素B_2	0.16毫克
维生素B_6	0.02毫克
维生素B_{12}	0.4微克
维生素C	1毫克
维生素D	24微克
维生素E	2.2毫克
维生素K	23微克
维生素P	0

鲍鱼别名九孔鲍、石决明肉、镜面鱼、明目鱼、鳆鱼等，是海产贝类，我国主要产于广东、福建等沿海地区。

◇ 食补功效

传统医学认为鲍鱼具有益精明目、滋阴清热、养血柔肝，以及治青盲内障、淋病、带下、崩漏、骨蒸劳热、咳嗽等功效。

鲍鱼富含蛋白质和8种人体必需的氨基酸，具有滋补作用。鲍鱼含有鲍鱼素，有防癌抗癌的功效。

◇ 食用方法

鲍鱼可鲜食，也可晒成干品，烹调时一定要熟透才可以食用。

◇ 食用宜忌

一般人都可以食用。

鳗 鱼

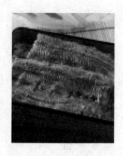

海鳗鱼
营养成分（/100克）

热　　量：122 千卡

蛋　白　质：18.8克
脂　　肪：5克
糖　　类：0.5克
胆　固　醇：71毫克
膳食纤维：0
生　物　素：0
胡萝卜素：0.02毫克
叶　　酸：0
泛　　酸：0
烟　　酸：3毫克

钙：28毫克
铁：0.7毫克
磷：159毫克
钾：266毫克
钠：95.8毫克
铜：0.07毫克
镁：27毫克
锌：0.8毫克
硒：25.85微克

维生素A：22微克
维生素B₁：0.06毫克
维生素B₂：0.07毫克
维生素B₆：0
维生素B₁₂：2.2微克
维生素C：0
维生素D：8微克
维生素E：1.7毫克
维生素K：0
维生素P：0

河鳗鱼
营养成分（/100克）

热　　量：181 千卡

蛋　白　质：18.6克
脂　　肪：10.8克
糖　　类：2.3克
胆　固　醇：177毫克
膳食纤维：0
生　物　素：0
胡萝卜素：0.3毫克
叶　　酸：0
泛　　酸：0
烟　　酸：3.8毫克

钙：42毫克
铁：1.5毫克
磷：248毫克
钾：207毫克
钠：58.8毫克
铜：0.18毫克
镁：34毫克
锌：1.15毫克
硒：33.66微克

维生素A：31微克
维生素B₁：0.02毫克
维生素B₂：0.02毫克
维生素B₆：0
维生素B₁₂：1.3微克
维生素C：0
维生素D：10微克
维生素E：3.6毫克
维生素K：0
维生素P：0

　　河鳗鱼别名鳗鲡鱼、鳗鱼、蛇鱼、白鳝、青鳗、风鳗等，主要生活于江河湖泊中，是珍贵的食用鱼类，有"水中人参"之称。

　　海鳗鱼别名慈鳗、勾鱼、尖嘴鳗、乌皮鳗等，我国主要分布于东南沿海一带。海鳗的脂肪、胆固醇含量要比河鳗低得多。

◇ 营养成分

鳗鱼含有丰富的脂肪，肉和肝中维生素 A 的含量特别高，具有相当高的营养价值。

◇ 食补功效

传统医学认为鳗鱼具有祛风明目、补虚养血、活血通络、杀虫，以及治疥疮、皮肤恶疮、风湿痹痛、脚气、小儿疳积、妇女崩漏等功效。

鳗鱼含有多种人体必需的营养物质，是久病、体虚贫血等患者良好的食疗佳品。

◇ 食用方法

鳗鱼不能生吃，烹调时一定要熟透才可以食用。

鳗鱼血清有毒，这种毒素主要毒害神经系统，引起痉挛、心脏衰弱，致使呼吸停止等，甚至死亡。人体的伤口接触鳗血后会引起炎症、化脓、坏疽等症状，在加工和食用鳗鱼过程中，口腔、眼和手等受伤情况下均要避免接触鳗血，以免引起危险。鳗鱼血清的毒素可被加热或胃液所破坏。

◇ 食用宜忌

一般人都可以食用，特别适合于体虚者食用。

鳗鱼为发物，慢性病患者在发病期间应忌食。

鳝 鱼

营养成分（/100克）

热　　量	89千卡
蛋 白 质	18克
脂　　肪	1.4克
糖　　类	1.2克
胆 固 醇	126毫克
膳食纤维	0
生 物 素	0
胡萝卜素	0
叶　　酸	9微克
泛　　酸	0.86毫克
烟　　酸	3.7毫克
钙	42毫克
铁	2.5毫克
磷	206毫克
钾	263毫克
钠	70.2毫克
铜	0.05毫克
镁	18毫克
锌	1.97毫克
硒	34.56微克
维生素A	890微克
维生素B_1	0.06毫克
维生素B_2	0.98毫克
维生素B_6	0.1毫克
维生素B_{12}	2.3微克
维生素C	2毫克
维生素D	21微克
维生素E	1.34毫克
维生素K	0
维生素P	0

别名黄鳝、长鱼、海蛇等，无鳞淡水鱼类，是我国特产。主要生活在江河、湖泊和稻田中，我国大部分地区有野生或养殖。每年端午前后是吃鳝鱼的最佳季节。传说古代的大力士之所以力大无穷，就是因为经常吃鳝鱼的原因。

◇ 食补功效

传统医学认为鳝鱼具有强筋骨、补虚损、通脉络、止血、除风湿，以及治痨伤、产后淋漓不尽、风寒湿痹、痔疮等功效。

鳝鱼中含有丰富的卵磷脂和DHA，有健脑益智、增强记忆力的作用；鳝鱼含有鳝鱼素，是控制血糖的高效物质，具有双向调节血糖的作用，即血糖高时可降低血糖，血糖低时可升高血糖；鳝鱼的维生素A含量非常高，因此有"眼药鱼"之称。

◇ 食用方法

活的、新鲜的鳝鱼才可以食用，死过半天以上的鳝鱼可能含有毒素，不能食用。

◇ 食用宜忌

一般人都可以食用，特别适合脑力工作者、学生、长期在电脑前工作的人、夜盲患者、糖尿病等患者食用。

过量食用鳝鱼对身体无益。

◇ 妙用食物

肾虚腰痛、阳痿、早泄、遗精：新鲜鳝鱼肉250克、枸杞子30克，加调料煮汤食用。

生活小贴士

小心购买鳝鱼

现市场上出售的鳝鱼多是人工养殖，据报道有的养殖户为了让鳝鱼长得快，在饲料中加了避孕药，这种鳝鱼人吃后对身体健康极为不利，所以在挑选鳝鱼时最好不要选择过于肥大的鳝鱼。

鱿 鱼

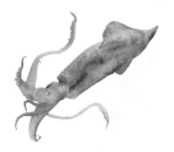

营养成分（/100克）

热　　量：77千卡

蛋 白 质：60.1克
脂　　肪：4.7克
糖　　类：7.9克
胆 固 醇：638毫克
膳 食 纤 维：0
生 物 素：0
胡 萝 卜 素：0
叶　　酸：0
泛　　酸：0
烟　　酸：1.9毫克

钙：62毫克
铁：4.1毫克
磷：393毫克
钾：1 130毫克
钠：965.3毫克
铜：0.2毫克
镁：0.61毫克
锌：4.98毫克
硒：155.6微克

维生素A：20微克
维生素B_1：0.02毫克
维生素B_2：0.13毫克
维生素B_6：0
维生素B_{12}：0.3微克
维生素C：0
维生素D：18微克
维生素E：9.73毫克
维生素K：0
维生素P：0

鱿鱼别名柔鱼、枪乌贼等，生活在海中的软体动物，头像乌贼，尾端呈菱形，是名贵的海水鱼类。我国鱿鱼产量最大的是台湾省。

◇ 食补功效

传统医学认为鱿鱼具有滋阴养胃、补虚润肤的功效。

◇ 食用方法

新鲜或干制品都可以食用，烹调时一定要熟透才可以食用，生食或食用未熟透的鱿鱼会导致胃肠功能失调。

◇ 食用宜忌

一般人都可以食用。

鱿鱼胆固醇含量较高，高血脂、高胆固醇患者应少吃。

章 鱼

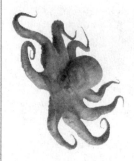

营养成分（/100克）

热　　量：135千卡

蛋　白　质：18.9克
脂　　肪：0.4克
糖　　类：14克
胆　固　醇：0
膳　食　纤　维：0
视黄醇当量：65.4微克
烟　　酸：5.4毫克

钙：21毫克
铁：0.6毫克
磷：63毫克
钾：447毫克
钠：65.4毫克
铜：0.24毫克
镁：50毫克
锌：0.68毫克
硒：0
锰：2.37毫克

维生素A：0
维生素C：0
维生素E：1.34毫克
硫胺素：0.04毫克
核黄素：0.06毫克
胡萝卜素：1.3微克

章鱼别名佶鱼、章举、蛸、八带鱼、络蹄等，生活于沙泥或海底礁石缝中，我国主要分布于东南沿海。

◇ 食补功效

传统医学认为章鱼具有生肌、收敛、益气养血，以及治痈肿疮毒、久疮溃烂、气血虚弱等功效。

◇ 食用方法

常见的烹调方法有炒、烧、煮等。

◇ 食用宜忌

一般人都可以食用。

有荨麻疹史者应忌食。

◇ 妙用食物

常食炒章鱼可补益气血，强身健体。

乌贼鱼

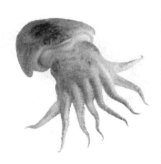

营养成分（/100克）

热　　量：83千卡

蛋　白　质：15.2克
脂　　肪：0.9克
糖　　类：3.4克
胆　固　醇：226毫克
膳 食 纤 维：0
视黄醇当量：79.2微克
烟　　酸：1.8毫克

钙：15毫克
铁：1毫克
磷：165毫克
钾：400毫克
钠：165.5毫克
铜：0.69毫克
镁：39毫克
锌：1.34毫克
硒：37.52微克
锰：0.1毫克

维生素A：0
维生素C：0
维生素E：1.49毫克
硫 胺 素：0.02毫克
核 黄 素：0.04毫克
胡萝卜素：1.3微克

乌贼鱼别名乌贼、墨鱼、墨斗鱼、海螵蛸等，我国主要产于黄海、渤海及东海一带。

◇ 食补功效

传统医学认为乌贼鱼具有养血滋阴、通经、安胎、利产、止血，以及治崩漏、带下、催乳、血虚经闭等功效。

◇ 食用方法

常见的烹调方法有炒、烧、煮等。

◇ 食用宜忌

一般人都可以食用。

◇ 妙用食物

1. 妇女经闭：乌贼鱼与核桃仁一起煮食。
2. 白带多：乌贼鱼2只，瘦猪肉500克，一起煮食。

海 参

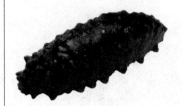

营养成分（/100 克）

热　　量：71 千卡

蛋 白 质：16.5 克
脂　　肪：0.2 克
糖　　类：0.9 克
胆 固 醇：51 毫克
膳 食 纤 维：0
生 物 素：0
胡 萝 卜 素：0
叶　　酸：4 微克
泛　　酸：0.71 毫克
烟　　酸：0.1 毫克

钙：285 毫克
铁：13.2 毫克
磷：28 毫克
钾：43 毫克
钠：502.9 毫克
铜：0.05 毫克
镁：149 毫克
锌：0.63 毫克
硒：63.93 微克

维生素 A：42 微克
维生素 B$_1$：0.03 毫克
维生素 B$_2$：0.04 毫克
维生素 B$_6$：0.04 毫克
维生素 B$_{12}$：2.3 微克
维生素 C：0
维生素 D：10 微克
维生素 E：3.14 毫克
维生素 K：0
维生素 P：0

海参别名刺参、海鼠、海瓜等，是一种珍贵的海味，同时也是滋补良药，因其滋补作用类似人参而得名。海参是高蛋白质、低脂肪食品，与鲍鱼、鱼翅等号称"海味八珍"。

◇ 食补功效

传统医学认为海参具有养血润肤、美颜乌发、补肾益精，以及治精血亏损、阳痿、梦遗、虚弱劳怯、小便频多等功效。

海参含有海参素，能抑制肿瘤生长，有防癌抗癌的作用。

◇ 食用方法

海参食用前应去除其内脏，洗净腔内泥沙。常见的烹调方法有炒、烧、煮、蒸等。

◇ 食用宜忌

一般人都可以食用，特别适合于肾虚、气血不足、神经衰弱、肝病患者食用。

海参不能与甘草同食。

◇ 妙用食物

1．再生障碍性贫血、高血压：海参 50 克，与适量冰糖炖食。

2．滋阴养颜、润肤：海参、鲜笋、瘦猪肉一起炖食。

虾

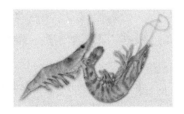

海虾
营养成分（/100克）

热　　量：93千卡

蛋　白　质：18.6克
脂　　肪：0.8克
糖　　类：2.8克
胆　固　醇：193毫克
膳食纤维：0
生　物　素：0
胡萝卜素：0
叶　　酸：23微克
泛　　酸：3.8毫克
烟　　酸：1.7毫克

钙：62毫克
铁：1.5毫克
磷：228毫克
钾：215毫克
钠：165.2毫克
铜：0.44毫克
镁：46毫克
锌：2.38毫克
硒：33.72微克

维生素A：15微克
维生素B_1：0.01毫克
维生素B_2：0.07毫克
维生素B_6：0.12毫克
维生素B_{12}：1.9微克
维生素C：0
维生素D：123微克
维生素E：0.62毫克
维生素K：0
维生素P：0

河虾
营养成分（/100克）

热　　量：84千卡

蛋　白　质：16.4克
脂　　肪：2.4克
糖　　类：2.2克
胆　固　醇：240毫克
膳食纤维：0
生　物　素：0
胡萝卜素：0
叶　　酸：57微克
泛　　酸：0.38毫克
烟　　酸：2.2毫克

钙：325毫克
铁：4毫克
磷：186毫克
钾：329毫克
钠：133.8毫克
铜：0.64毫克
镁：60毫克
锌：2.24毫克
硒：29.65微克

维生素A：48微克
维生素B_1：0.04毫克
维生素B_2：0.03毫克
维生素B_6：0.1毫克
维生素B_{12}：1.1微克
维生素C：0
维生素D：104微克
维生素E：5.33毫克
维生素K：0
维生素P：0

　　河虾主要生活在淡水河流、湖泊中，我国大部分地区分布，包括河虾、青虾、小龙虾、草虾等。

　　海虾包括龙虾、明虾、对虾、基围虾等，我国各海域都有分布。

　　无论是海虾还是河虾都鲜美肥嫩，营养丰富，无骨刺，老幼皆宜，历来就被认为是难得的美味，深受人们的喜爱。

◇ 食补功效

　　传统医学认为虾具有补肾壮阳、开胃化痰、通乳、托毒，以及治阳痿、丹毒、乳汁不下等功效。

　　虾肉蛋白质含量极高，同时还含有丰富的矿物质，肉质细嫩易消化，是身体虚弱、老年人、小孩、产妇理想的补益食品。

　　虾皮富含钙、磷等，能补充肌体的矿物质，对提高食欲和增强体质都有好处。

◇ 食用方法

　　鲜活的虾食用最好，身体变软、发红的虾已经不新鲜，尽量不要食用。已经变质的虾有毒，绝对不可以食用。

　　吃虾的时候应将虾背上的虾线去掉，虾线是虾的内脏，可能还有未排泄完的饲料在里面。

◇ 食用宜忌

　　一般人都可以食用。

　　患疮痈、热病者忌食。

◇ 妙用食物

　　虾与韭菜同炒，腰痛者食后有明显的效果，还能补肾壮阳。

螃　蟹

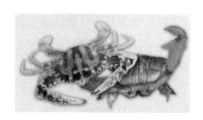

别名螃蟹、毛蟹、清水蟹、横行介士、郭索等，我国大部分地区都有分布。蟹的种类500多种，其中大部分都可供食用。我国食蟹的历史悠久，《周礼》中记载天子宴上有"蟹胥"，据说就是一种螃蟹食品，可见在2500多年以前，我们祖先就已经开始食用螃蟹。但吃蟹作为一种闲情逸致的文化享受，却是从魏晋时期开始的。《世说新语·任诞》记载，晋毕卓（字茂世）嗜酒，间说："右手持酒杯，左手持蟹螯，拍浮酒船中，便足了一生矣。"这种人生观、饮食

海蟹
营养成分（/100克）

热　　量	95千卡
蛋　白　质	13.8克
脂　　肪	2.3克
糖　　类	4.7克
胆　固　醇	125毫克
膳　食　纤　维	0
生　物　素	0
胡　萝　卜　素	0
叶　　酸	22微克
泛　　酸	0.78毫克
烟　　酸	2.5毫克
钙	208毫克
铁	1.6毫克
磷	142毫克
钾	232毫克
钠	260毫克
铜	1.67毫克
镁	47毫克
锌	3.32毫克
硒	82.65微克
维生素A	30微克
维生素B_1	0.01毫克
维生素B_2	0.1毫克
维生素B_6	0.18毫克
维生素B_{12}	4.7微克
维生素C	0
维生素D	95微克
维生素F	2.99毫克
维生素K	0
维生素P	0

河蟹
营养成分（/100克）

热　　量	103千卡
蛋　白　质	17.5克
脂　　肪	2.6克
糖　　类	2.3克
胆　固　醇	267毫克
膳　食　纤　维	0
生　物　素	0
胡　萝　卜　素	0
叶　　酸	13微克
泛　　酸	0.14毫克
烟　　酸	1.7毫克
钙	126毫克
铁	2.9毫克
磷	182毫克
钾	181毫克
钠	19.35毫克
铜	2.97毫克
镁	23毫克
锌	3.68毫克
硒	56.72微克
维生素A	389微克
维生素B_1	0.06毫克
维生素B_2	0.28毫克
维生素B_6	0.16毫克
维生素B_{12}	1.9微克
维生素C	0
维生素D	110微克
维生素E	6.09毫克
维生素K	0
维生素P	0

观影响了许多人。但在众多蟹的诗歌中，最为著名的要数，曹雪芹的名著《红楼梦》第三十八回中的《螃蟹咏》，最为世人所称道。其中薛宝钗诗云："桂霭桐阴坐举觞，长安涎口盼重阳。眼前道路无经纬，皮里春秋空黑黄。酒未敌腥还用菊，性防积冷定顺姜。于今落釜成何益，月浦空余禾黍香。"这首诗小题目寓大意义，被认为"食螃蟹的绝唱"，也是《螃蟹咏》里的压卷之作。至今读来，还是饶有兴味。

◇ 食补功效

传统医学认为螃蟹具有散血、清热、续绝伤，以及治疥癣、筋骨损伤、烫伤、漆伤等功效。

近年发现，螃蟹还有抗结核作用，食后对结核病的康复大有裨益。

此外，螃蟹还具有活血化瘀、消肿止痛、强筋健骨的功效，民间常用于治疗跌打损伤、活血化瘀、筋骨破碎等疾病。

◇ 食用方法

蟹烹调方法很多，除清蒸、做成各种菜肴外，还可以制成蟹糊、蟹酱等。

螃蟹一定要烹调熟透才可以食用，不熟透的蟹食用后容易引起腹泻。

食蟹时最好加些姜、醋，一则可去腥味，二则醋能杀菌。

◇ 食用宜忌

一般人都可以食用。

蟹的鳃、内脏、沙包含有细菌和毒素，不能食用。

死蟹不能食用，熟蟹也不能存放过久，应尽快吃完。

蟹吃得过量，容易腹泻。

蟹不能与柿子同吃，吃蟹后 1 小时内不宜喝茶。

患有肝、胆、心血管疾病、高血压、脾胃虚寒者忌食，蟹（特别是蟹爪）有堕胎作用，孕妇忌食。

生活小贴士

选螃蟹的小知识

1. 看蟹壳：凡壳背呈黑绿色，带有光亮，都为肉厚壮实；而壳背呈黄色，则肉较瘦弱。

2. 看肚脐：凡肚脐突出的，均肥膏满脂；而肚脐凹进的，则膘体不足。

3. 看螯足：凡螯足上绒毛丛生，都膘足老健；而螯足无绒毛，则体软无膘。

4. 看活力：将螃蟹仰放，腹部朝天，凡能迅速翻身爬行的，则显得老健；而不能翻身爬行的，则活力差，不能买。

5. 看雄雌：农历九月前后，雌蟹性腺成熟，肉丰满；农历十月之后，雄蟹性腺成熟，肉丰满。

必须注意，死螃蟹无论怎么便宜也不能购买食用。因为螃蟹喜食动物尸体和腐烂食物，它们的胃肠里也常有致病细菌和有毒杂物。一旦死后，这些病菌便大量繁殖。另外，蟹体内含有较多的组氨酸，螃蟹死的时间越长，体内积累的组氨酸越多。组氨酸是一种有毒物质，当它在体内积蓄到一定程度，就会引起中毒。

螃蟹身体中的沙囊，俗称"沙和尚"。民间传说：在《白蛇传》中，玉皇大帝要惩罚作恶多端的法海和尚，法海吓得无处躲藏，最后只得作法将身体变小，躲进螃蟹的甲壳里，于是螃蟹身体里就有一个像坐仙和尚似的东西。故其胃中藏污纳垢，细菌丛生，不宜食之。

吃螃蟹的小知识

蟹，自古就有"四味"之说。"大腿肉"，肉质丝短纤细，味同干贝；"小腿肉"，丝长细嫩，美如银鱼；"蟹身肉"，洁白晶莹，胜似白鱼；"蟹黄"，含有大量人体必需的蛋白质、脂肪、磷脂、维生素等营养素，营养丰富。

但是，有些人食用螃蟹后会发生腹痛腹泻、恶心呕吐等症状，究其原因主要是由于不注意卫生而引起食物中毒。因此，吃蟹时应当注意下列"七个不宜"：

一、不宜食用生蟹：螃蟹一般以动物尸体或腐殖质为食，因而蟹的体表、鳃及胃肠道中布满了各类细菌和污泥。螃蟹往往带有肺吸虫的囊蚴和副溶血性弧菌，如不高温消毒，肺吸虫进入人体后可造成肺脏损伤。如果副溶血性弧菌大量侵入人体会发生感染性中毒，表现出肠道发炎、水肿及充血等症状。因此，食蟹要蒸熟煮透，一般开锅后再加热30分钟以上才能起到消毒作用。

二、不宜食用存放过久的熟蟹：存放的熟蟹极易被细菌侵入而污染，因此，螃蟹宜现烧现吃，不要存放。万一吃不完，剩下的一定要保存在干净、阴凉通风的地方，吃时必须回锅再煮熟蒸透。

三、不宜乱嚼一气：吃蟹时应当注意四清除。一要清除蟹胃。蟹胃俗称蟹尿包，在背壳前缘中央似三角形的骨质小包，内有污沙；二要消除蟹肠，即由蟹胃通到蟹脐的一条黑线；三要清除蟹心，蟹心俗称六角板；四要清除蟹腮，即长在蟹腹部如眉毛状的两排软绵绵的东西，俗称蟹眉毛。这些部位既脏又无食用价值，切勿乱嚼一气，以免引起食物中毒。

四、不宜食之太多，即便嘴馋也要忍着：因为蟹肉性寒，不宜多食。脾胃虚寒者尤应引起注意，以免腹痛腹泻。因食蟹而引起的腹痛腹泻，可用性温的中药紫苏15克，配生姜5～6片，加水煎服。

五、不宜与茶水同食：吃蟹时和吃蟹后1小时内忌饮茶水。因为开水会冲淡胃酸，茶会使蟹的某些成分凝固，均不利于消化吸收，还可能引起腹痛、腹泻。

六、不宜与柿同食：蟹肥正是柿熟时，应当注意忌蟹与柿子混吃。因为柿子中的鞣酸等成分会使蟹肉蛋白凝固，凝固物质长时间留在肠道内会发酵腐败，引起呕吐、腹痛、腹泻等反应。

七、某些病人不宜食用：

1.患有伤风、发热、胃痛以及腹泻的病人吃蟹会使病情加剧。

2.慢性胃炎、十二指肠溃疡、胆囊炎、胆结石症、肝炎活动期的人，最好不吃蟹，以免使病情加重。

3.蟹黄中胆固醇含量高，患有冠心病、高血压、动脉硬化、高血脂的人应少吃或不吃蟹黄，否则会加重病情。

4.体质过敏的人，吃蟹后容易引起恶心、呕吐，起风疹块。

5.脾胃虚寒的人，应少吃或不吃螃蟹，因为食后容易引起腹痛和腹泻。如果出现这种情况，可用紫苏15克，生姜5片煎服，以止痛、止泻。

海 蜇

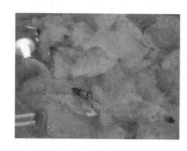

营养成分（/100克）

热 量	33千卡
蛋 白 质	3.7克
脂 肪	0.3克
糖 类	3.8克
胆 固 醇	8毫克
膳 食 纤 维	0
生 物 素	0
胡 萝 卜 素	0
叶 酸	3微克
泛 酸	0
烟 酸	0.2毫克
钙	150毫克
铁	4.8毫克
磷	30毫克
钾	160毫克
钠	235毫克
铜	0.12毫克
镁	124毫克
锌	0.55毫克
硒	30微克
维生素A	12微克
维生素B_1	0.03毫克
维生素B_2	0.05毫克
维生素B_6	0
维生素B_{12}	0.2微克
维生素C	0
维生素D	9微克
维生素E	2.13毫克
维生素K	0
维生素P	0

海蜇别名水母、白皮子、石镜等，海生腔肠动物，我国东南沿海有分布。我国是最早食用海蜇的国家，在晋代张华所著的《博物志》中就已经有食用海蜇的记载。

◇ 食补功效

传统医学认为海蜇具有降压消肿、消积、润肠、清热、化痰，以及治大便干燥、脚肿、痰核、咳嗽、哮喘等功效。

◇ 食用方法

新鲜海蜇有毒，必须用食盐、明矾腌制3次，并脱水3次去除毒素后才能食用。凉拌海蜇时放些醋会使味道更加鲜美。

◇ 食用宜忌

一般人都可以食用。

腐烂变质的海蜇不能再食用。

◇ 妙用食物

1. 降血脂：海蜇100克、白萝卜100克，加调料凉拌食用。

2. 动脉硬化、高血压：海蜇30克、海带30克、鹌鹑蛋2个，加调料炖汤食用。

黄 鱼

营养成分（/100克）

热　　量：96千卡

蛋　白　质：7.7克
脂　　肪：2.5克
糖　　类：0.8克
胆　固　醇：86毫克
膳　食　纤　维：0
生　物　素：0
胡　萝　卜　素：0
叶　　酸：6微克
泛　　酸：0.18毫克
烟　　酸：1.9毫克

钙：53毫克
铁：0.7毫克
磷：174毫克
钾：260毫克
钠：120.3毫克
铜：0.04毫克
镁：39毫克
锌：0.58毫克
硒：42.57微克

维生素A：10微克
维生素B_1：0.03毫克
维生素B_2：0.1毫克
维生素B_6：0.18毫克
维生素B_{12}：2.5微克
维生素C：0
维生素D：62微克
维生素E：1.13毫克
维生素K：0
维生素P：0

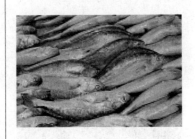

　　黄鱼别名黄花鱼、石头鱼、石首鱼、黄瓜鱼等，有大黄鱼和小黄鱼之分。大黄鱼成体长40～50厘米，小黄鱼30厘米以下，体背黄色。我国主要分布于东海、南海和黄海南部，是我国重要的经济鱼类。

◇ 食补功效

　　传统医学认为黄鱼具有益胃暖中、明目安神，以及治石淋、小便不通等功效。

◇ 食用方法

　　糖醋、煨汤、红烧、清炖等均可，以炖汤最具营养价值。

◇ 食用宜忌

　　所有人都可以食用。

◇ 妙用食物

　　1. 开胃益气：黄鱼与莼菜做羹食用。
　　2. 产后食欲不振：黄鱼去鳞及内脏，炖汤调味食用。

武昌鱼

武昌鱼别名鳊鱼、团头鲂、缩项鲂等，淡水鱼，头圆、背厚、肉细，背鳍短，两侧各有十四根肋骨，比其他鳊鱼类多一根，生活在江河回流之中。武昌鱼主要产于湖北一带江河中，其中樊口附近水面所产最优。

◇ **食补功效**

传统医学认为武昌鱼具有调胃气、利五脏等功效。

常食武昌鱼对防治贫血症、低血糖、高血压和动脉血管硬化等疾病有一定作用。

◇ **食用方法**

清蒸、红烧、油焖、花酿、油煎均可，尤以清蒸为佳。

◇ **食用宜忌**

所有人都可以食用。

◇ **妙用食物**

调治脾胃、脏腑：清蒸武昌鱼。

 传说故事

武 昌 鱼

武昌鱼名来源于三国时期，三国时东吴孙皓欲将都城从建业（南京）迁到武昌，左丞相陆凯上疏劝阻，疏中引用"宁饮建业水，不食武昌鱼"这两句民谣，于是武昌鱼得其名。只是当时的"武昌鱼"可能并不单指鳊鱼。

历代文人对武昌鱼都有赞誉，如唐代岑参有"秋来倍忆武昌鱼，梦魂只在巴陵道"（《送费子归武昌》）的诗句，宋代苏轼也说"长江绕廓知鱼美，好竹连山觉笋香"（《初到黄州》）。

1956年，毛泽东的词中用了"才饮长沙水，又食武昌鱼"，使武昌鱼更是声著华夏，名扬五洲。

营养成分（/100 克）

热　　量：135 千卡

蛋　白　质：18.3 克
脂　　肪：6.3 克
糖　　类：1.2 克
胆　固　醇：94 毫克
膳 食 纤 维：0
视黄醇当量：73.1 微克
烟　　酸：1.7 毫克

钙：89 毫克
铁：0.7 毫克
磷：188 毫克
钾：215 毫克
钠：41.1 毫克
铜：0.07 毫克
镁：17 毫克
锌：0.89 毫克
硒：11.59 微克
锰：0.05 毫克

维生素 A：28 微克
维生素 C：0
维生素 E：0.52 毫克
硫 胺 素：0.02 毫克
核 黄 素：0.07 毫克
胡萝卜素：1.1 微克

青 鱼

营养成分（/100克）

热　　量：118千卡

蛋　白　质：20.1克
脂　　肪：4.2克
糖　　类：0
胆　固　醇：108毫克
膳食纤维：0
视黄醇当量：73.9微克
烟　　酸：2.9毫克

钙：31毫克
铁：0.9毫克
磷：184毫克
钾：325毫克
钠：47.4毫克
铜：0.06毫克
镁：32毫克
锌：0.96毫克
硒：37.69微克
锰：0.04毫克

维生素A：42微克
维生素C：0
维生素E：0.81毫克
硫 胺 素：0.03毫克
核 黄 素：0.07毫克
胡萝卜素：2.4微克

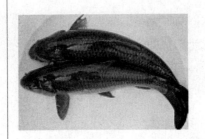

　　青鱼别名鲭、黑鲩、青鲩、螺蛳青等，淡水鱼，体长可达1米多，头尖，背青黑色，腹部银白色，栖息在水底。

◇ 食补功效

　　传统医学认为青鱼具有益气化湿、养肝明目、养胃、补虚，以及治湿病脚气、烦闷、疟疾、血淋等功效。

◇ 食用方法

　　煨汤、清炖等均可，以炖汤最具营养价值。

◇ 食用方法

　　所有人都可以食用。
　　青鱼在冬季最为肥壮。

◇ 妙用食物

　　1. 脚气：青鱼与韭菜煮食。
　　2. 脾肺气虚或脾胃不健、倦怠无力、食少、溏便等症：青鱼500克，党参30克，苹果、陈皮、桂皮各5克，将党参、苹果、陈皮、桂皮分别去杂质洗净，装入纱布袋扎口，将青鱼去鳞，去鳃，去内脏，洗净放入锅中，再注入适量清水，加入药袋、熟猪油、姜片、葱段、盐，煮至鱼肉熟烂，拣去姜、葱、药袋，用胡椒粉调味即成。

沙丁鱼

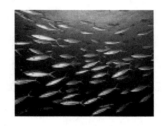

营养成分（/100克）

热　　量：89千卡

蛋　白　质：19.8克
脂　　肪：1.1克
糖　　类：0
胆　固　醇：158毫克
膳　食　纤维：0
视黄醇当量：78微克
烟　　酸：2毫克

钙：184毫克
铁：1.4毫克
磷：183毫克
钾：136毫克
钠：91.5毫克
铜：0.02毫克
镁：30毫克
锌：0.16毫克
硒：48.95微克
锰：0.07毫克

维生素A：0
维生素C：0
维生素E：0.26毫克
硫胺素：0.01毫克
核黄素：0.03毫克
胡萝卜素：1.3微克

　　沙丁鱼属于海水鱼，体形侧扁，长纺锤形，银白色，生活中常见的是沙丁鱼罐头。

◇ 食补功效

　　传统医学认为沙丁鱼具有补五脏、消肿去瘀、增强记忆等功效。

　　沙丁鱼富含蛋白质，并且是鱼类中含铁最高的，还富含能预防心肌梗死等病的EPA及其他不饱和脂肪酸，是一种理想的健康食品。沙丁鱼体内含有的核酸、大量的维生素A和钙，可增强记忆力。

◇ 食用方法

　　常用来制作罐头，或将沙丁鱼和富含维生素C的蔬菜搭配食用。

◇ 食用宜忌

　　所有人都可以食用，特别适合脑力劳动者。
　　病人处于感染发热阶段最好不要食用，以免加重症状。

◇ 特色菜品

　　面式沙丁鱼
　　原料：沙丁鱼(小)400克，面粉、油各适量，大葱两根，红辣椒1片、生姜1片，腌制(4匙醋，3匙酱油，2匙砂糖，4匙汤)。

制法：

1．将大葱切成4厘米见方的小段，穿在签子上，加火烤焦。

2．辣椒去子，切成丝，生姜切丝。

3．将沙丁鱼的内脏洗干净，揩干水分后撒上面粉，多余的粉拍掉，然后放入180℃左右的热油中炸。

4．在锅中放入醋、酱油、砂糖、酒后加火煮。倒入葱、辣椒和姜丝，然后关火，调成汁。

5．将炸好的沙丁鱼放入盘中，浇上热汁，多放一会儿会更有滋味。

◇ **妙用食物**

1．中耳炎：把沙丁鱼烤焦磨成粉，再在香油里炸，敷在耳朵根上。

2．吃烤焦的沙丁鱼头可止牙痛。

3．增强记忆力、延缓脑细胞衰老：将适量的黄豆洗净，与切成小块的沙丁鱼一起加水炖食或红烧，每天或隔天一次食用。

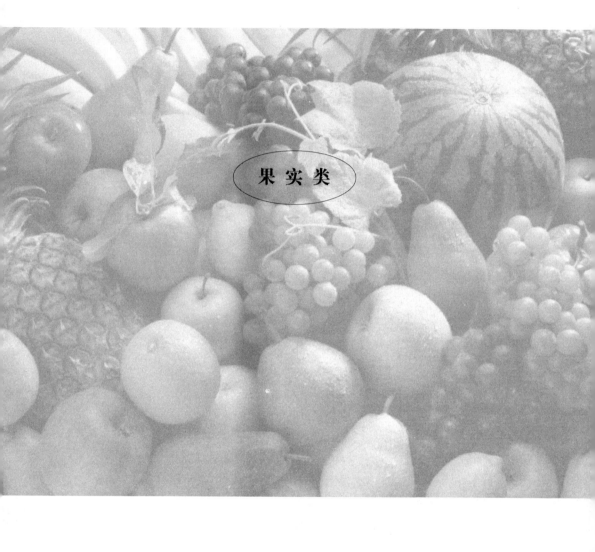

果 实 类

苹　果

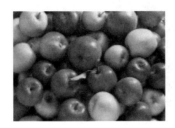

营养成分（/100克）

热　　　量：57 千卡

蛋　白　质：0.1克
脂　　　肪：0.3克
糖　　　类：13.4克
胆　固　醇：0
膳食纤维：0.5克
生　物　素：66微克
胡萝卜素：600毫克
叶　　　酸：5微克
泛　　　酸：0.1毫克
烟　　　酸：0.1毫克

钙：11毫克
铁：0.1毫克
磷：11毫克
钾：2毫克
钠：0.9毫克
铜：0.06毫克
镁：5毫克
锌：0.01毫克
硒：1微克

维生素 A：100微克
维生素 B_1：0.01毫克
维生素 B_2：0.03毫克
维生素 B_6：0.06毫克
维生素 B_{12}：0
维生素 C：8毫克
维生素 D：0
维生素 E：1.46毫克
维生素 K：0
维生素 P：0

　　苹果别名柰、频婆、天然子、超凡子、柰子等，原产于欧洲及中亚，1870年左右传入我国山东，现我国东北、华北、西北等地区有种植。

　　苹果营养丰富，有很高的营养价值和医疗价值，有"水果之王"的美称，许多西方人认为，一天吃一个苹果不用看医师。

◇ 食补功效

　　传统医学认为苹果具有醒酒、开胃、生津、润肺除烦、解暑、利痰，以及治皮肤瘙痒、消化不良、便秘等功效。

　　苹果含有丰富的营养物质，有消除心理压抑感、降血压、降低胆固醇、消除疲劳的作用，多吃苹果还能预防感冒和铅中毒。

　　荷兰医学家认为每天吃一个苹果，可以使冠心病人的死亡率减少一半。

◇ 食用方法

　　鲜食为主，也可加工制成罐头、苹果汁、苹果酒、苹果醋等。家庭有煮、蒸、冻、泡等吃法。

◇ 食用宜忌

　　所有人都可以食用，特别适合老人、病人和婴幼儿食用。

职业人士工作紧张，拿一个苹果闻一闻或者吃下去，能缓解压力、提神醒脑。孕妇吃苹果可以减轻孕期反应。

◇ 妙用食物

1. 失眠：睡前削一个苹果吃下，即可轻松入睡。

2. 预防和解除疲劳，提神醒脑：每日吃 1~2 个苹果，或把 2 个苹果放在玻璃瓶中密封，每次在瓶口嗅几分钟。

3. 减肥，降脂：每周安排一天只吃苹果，即这天分 6 次吃下 3 斤新鲜苹果，不吃别的东西。

4. 去除青春痘、雀斑、黑斑等美容：用半个新鲜苹果、柠檬 3 片、芹菜 30 克、菠萝 50 克，一起绞汁，过滤后调蜂蜜或冰糖服用。

5. 慢性腹泻和大便干燥：每日早晚空腹各吃 1 个苹果即可见效。

6. 饭后吃苹果对反胃、消化不良也有一定的作用。因此，胃肠功能紊乱或腹泻、便秘的人都应多吃新鲜苹果。

7. 将苹果皮泡茶喝，对于支气管炎患者有辅助疗效。

梨

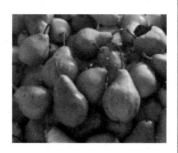

营养成分（/100克）

热　　量：45千卡

蛋白质：0.7克
脂　　肪：0.4克
糖　　类：9.6克
胆固醇：0
膳食纤维：2.1克
生物素：57微克
胡萝卜素：0.6毫克
叶　　酸：5微克
泛　　酸：0.09毫克
烟　　酸：0.2毫克

钙：3毫克
铁：0.7毫克
磷：11毫克
钾：115毫克
钠：0.7毫克
铜：0.08毫克
镁：10毫克
锌：0.1毫克
硒：0.98微克

维生素A：100微克
维生素B_1：0.03毫克
维生素B_2：0.03毫克
维生素B_6：0.03毫克
维生素B_{12}：0
维生素C：4毫克
维生素D：0
维生素E：1.46毫克
维生素K：0
维生素P：0

梨别名果宗、快果、密父、玉乳等，我国大部分地区有种植。因其入口清凉脆甜，能清热除烦，又解渴生津，所以古人称之为果宗，有"百果之宗"的意思。

◇ 食补功效

传统医学认为梨具有解酒、生津、润嗓、清热化痰、清心润肺，以及治热咳、消渴、热病津伤、便秘等功效。

梨性寒凉多汁，有润肺、消痰、清咽降火的作用，经常食用可预防泌尿、消化系统疾病。

◇ 食用方法

鲜食为主，也可加工制成罐头、梨汁等。家庭有煮、蒸、冻、泡、做沙拉等吃法。

◇ 食用宜忌

一般人都可以食用，特别适合上火及肝、肾疾病患者食用。

因梨性寒，脾胃虚弱、腹泻患者在发病期间应少吃，产妇应忌食。

◇ **妙用食物**

1．醉酒不醒：新鲜梨汁40毫升，加适量米醋饮用。

2．失音：新鲜生梨1个，捣汁饮用。

3．口舌生疮：鲜梨片与白萝卜煮汤，加冰糖饮用。

4．美容：鲜梨2个，捣碎取汁，抹面部。

5．声嘶咳嗽：用雪梨3个捣烂，加蜂蜜50克，水煎服用，每日分2次服。

6．糖尿病：雪梨2个，白萝卜250克，绿豆200克，共煮熟服用，有一定辅助治疗作用。每日2次。

7．小儿发热、咳嗽：鸭梨3个洗净切碎，加适量水煎煮半小时，捞去梨渣，再加淘净大米适量，煮成稀粥，趁热食用。

柑

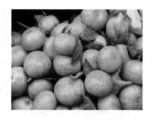

营养成分（/100克）

热　　量：51千卡

蛋　白　质：0.7克
脂　　肪：0.2克
糖　　类：11.5克
胆　固　醇：0
膳　食　纤维：0.4克
视黄醇当量：86微克
烟　　酸：0.4毫克

钙：35毫克
铁：0.2毫克
磷：18毫克
钾：154毫克
钠：1.4毫克
铜：0.04毫克
镁：11毫克
锌：0.08毫克
硒：0.3微克
锰：0.14毫克

维生素A：148微克
维生素C：28毫克
维生素E：0.92毫克
硫胺素：0.08毫克
核黄素：0.04毫克
胡萝卜素：0.3微克

　　柑别名柑子、柑果、瑞金奴、木奴、金实等，原产于我国，果实供食用，果皮可入药。我国西南、湖南、湖北、福建、广东、广西等地有种植。

◇ 食补功效
　　传统医学认为柑具有醒酒、滋阴润肺、健脾、止咳化痰、利尿、生津止渴的功效。

◇ 食用方法
　　鲜食为主，可加工制成罐头、柑汁等。也可煮、蒸、烤、泡、做沙拉等。

◇ 食用宜忌
　　一般人都可以食用。
　　柑一次不能吃太多，吃太多容易上火；肠胃功能不全者要少吃。

◇ 妙用食物
　　用柑皮煮水代茶饮对咽喉痛有效。

橘 子

营养成分（/100 克）

热　　量：42 千卡

蛋 白 质：0.8 克
脂　　肪：0.4 克
糖　　类：8.9 克
胆 固 醇：0
膳食纤维：1.4 克
生 物 素：62 微克
胡 萝 卜 素：1.66 毫克
叶　　酸：13 微克
泛　　酸：0.05 毫克
烟　　酸：0.2 毫克

钙：35 毫克
铁：0.2 毫克
磷：18 毫克
钾：177 克
钠：1.3 毫克
铜：0.07 毫克
镁：16 毫克
锌：1 毫克
硒：0.45 微克

维生素 A：277 微克
维生素 B_1：0.05 毫克
维生素 B_2：0.04 毫克
维生素 B_6：0.05 毫克
维生素 B_{12}：0
维生素 C：33 毫克
维生素 D：0
维生素 E：0.45 毫克
维生素 K：0
维生素 P：350 微克

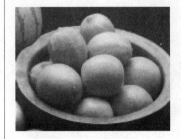

橘子别名黄橘，原产于我国，现全国南方大部分地区有种植。营养丰富，矿物质、维生素、蛋白质的含量均高于梨，是生活中常食的水果之一。橘子皮晒干后就是中药的陈皮，有化湿去痰、解毒止咳、治腰痛等功效。

◇ 食补功效

传统医学认为橘子具有醒酒止痢、止咳润肺、开胃理气的功效。

常吃橘子能有效预防癌症、高血压、冠心病、动脉硬化、糖尿病、痛风。

◇ 食用方法

鲜食为主，可加工制成罐头、橘汁等。也可煮、蒸、烤、泡或做沙拉、橘饼等。

◇ 食用宜忌

一般人都可以食用。

饭前或空腹不宜吃橘子；橘子吃太多容易上火，一次以 1～3 个为宜；吃完橘子后不能马上喝牛奶。

阴虚火旺之人应少吃橘子。

橘络能预防高血压，吃橘子时不应撕去橘络。

◇ 妙用食物

橘核有行气、散结、止痛的作用，可防治疝气痛、睾丸肿痛等症。

橙

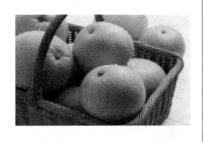

营养成分（/100克）

热　　量：47千卡

蛋　白　质：0.8克
脂　　　肪：0.2克
糖　　　类：10.5克
胆　固　醇：0
膳　食　纤　维：0.6克
生　物　素：61微克
胡　萝　卜　素：0.16毫克
叶　　　酸：34微克
泛　　　酸：0.28毫克
烟　　　酸：0.3毫克

钙：20毫克
铁：0.4毫克
磷：22毫克
钾：159毫克
钠：1.2毫克
铜：0.03毫克
镁：14毫克
锌：0.14毫克
硒：0.31微克

维生素A：27微克
维生素B_1：0.05毫克
维生素B_2：0.04毫克
维生素B_6：0.06毫克
维生素B_{12}：0
维生素C：33毫克
维生素D：0
维生素E：0.56毫克
维生素K：0
维生素P：500微克

橙别名黄果、金环、黄橙、金橙、鹄壳等，我国主要产于南方各省。橙营养丰富，食用和药用价值都很高，有"疗疾佳果"之称。

◇ 食补功效

传统医学认为橙具有增食欲、助消化、醒酒止渴、开胃健脾、止咳消痰、解鱼蟹中毒，以及治腹胀、呕吐、乳痈、酒毒等功效。

经常吃橙或喝橙汁可预防高血压、高血脂、心脏病、胆囊疾病；还能增加皮肤弹性，减少皱纹，有美容养颜的作用。

橙子的芳香气味有助于缓解女性的紧张情绪。

◇ 食用方法

可鲜食，也可加工成罐头、橙汁、橙饼等。

◇ 食用宜忌

所有人都可以食用，服药期间食用可增强人体对药物的吸收利用。

饭前或空腹不宜吃橙；橙吃太多容易上火，一次以1~3个为宜；吃完橙子后不能马上喝牛奶。

腐烂变质的橙不能食用。

◇ 妙用食物

橙皮、生姜各15克煮水，可治疗胃脘气滞。

柚 子

营养成分（/100克）

热　　量：41千卡

蛋 白 质：0.8克
脂　　肪：0.2克
糖　　类：9.1克
胆 固 醇：0
膳食纤维：0.4克
生 物 素：33微克
胡萝卜素：0.1毫克
叶　　酸：21微克
泛　　酸：0.5毫克
烟　　酸：0.9毫克

钙：12毫克
铁：0.3毫克
磷：24毫克
钾：119毫克
钠：3毫克
铜：0.18毫克
镁：4毫克
锌：0.4毫克
硒：3.02微克

维生素A：2微克
维生素B_1：0.07毫克
维生素B_2：0.1毫克
维生素B_6：0.09毫克
维生素B_{12}：0
维生素C：110毫克
维生素D：0
维生素E：3.4毫克
维生素K：0
维生素P：480微克

柚子别名番柚、文旦、胡柚、臭柚、香抛、朱栾、香栾、脬等，产于福建、广东、西南等南方地区，多在每年10～11月份成熟。

◇ 食补功效

传统医学认为柚具有解酒、生津止渴、消食健胃、去肠气、化痰止咳，以及治食滞、疝气等功效。

柚子含丰富的钾、维生素C，经常食用能有效防治高血压、高胆固醇；还有美容作用。

◇ 食用方法

鲜食为主，也可加工成柚汁等。

◇ 食用宜忌

一般人都可以食用，特别适合心脑血管疾病、肾病患者食用。

气虚者应少吃。

◇ 妙用食物

1. 冻疮：鲜柚皮1个，加水煮30分钟左右，先熏患处，后洗，同时用煮过的柚皮摩擦患处。

2. 风寒感冒：未成熟的柚子2个，用酸汤煮沸，取出柚子用针在柚子全身扎眼后，将柚子在病人头、身上滚，反复几次后，用酸汤泡脚。

桃 子

桃子别名桃实、毛桃、白桃等，原产于我国，张骞出使西域时，带到大宛国，经大宛国传入波斯，之后逐渐传遍世界各地。全世界有3 000余个品种，我国有800余个，全国各地都有种植，有供观赏的花桃和食用的果桃两类。

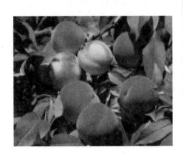

桃在我国民间文化中是长寿、吉祥的象征，往往与"仙"、"寿"相联系，如《西游记》中王母娘娘的蟠桃会，民间寿宴上的寿桃等。

◇ 食补功效

传统医学认为桃子具有补气养血、养阴生津、润肠消积、止咳杀虫的功效。

桃肉含铁量较高，能防治缺铁性贫血。

◇ 食用方法

鲜食为主，也可制成蜜饯。

◇ 食用宜忌

一般人都可以食用，特别适合身体虚弱、大病之后的人食用。

多食令人有热。

桃含糖量较高，糖尿病人忌食；孕妇不能食用桃仁。

未成熟的桃、烂桃不能食用。

◇ 妙用食物

常吃鲜桃能防治高血压。

营养成分（/100克）

热　　　量：38千卡

蛋　白　质：0.6克
脂　　　肪：0.1克
糖　　　类：8.8克
胆　固　醇：0
膳食纤维：0.5克
生　物　素：45微克
胡萝卜素：0.06毫克
叶　　　酸：5微克
泛　　　酸：0.13毫克
烟　　　酸：0.7毫克

钙：12毫克
铁：0.5毫克
磷：20毫克
钾：144毫克
钠：1毫克
铜：0.04毫克
镁：8毫克
锌：0.15毫克
硒：0.1微克

维生素A：5微克
维生素B_1：0.01毫克
维生素B_2：0.03毫克
维生素B_6：0.02毫克
维生素B_{12}：0
维生素C：9毫克
维生素D：0
维生素E：0.7毫克
维生素K：0
维生素P：0

猕猴桃

营养成分（/100克）

热　　量：53千卡

蛋　白　质：1克
脂　　肪：0.1克
糖　　类：13.5克
胆　固　醇：0
膳食纤维：2.5克
生　物　素：33微克
胡萝卜素：35毫克
叶　　酸：36微克
泛　　酸：0.29毫克
烟　　酸：0.29毫克

钙：32毫克
铁：0.3毫克
磷：42毫克
钾：144毫克
钠：3.3毫克
铜：1.87毫克
镁：12毫克
锌：0.57毫克
硒：0.28微克

维生素A：66微克
维生素B$_1$：0.01毫克
维生素B$_2$：0.02毫克
维生素B$_6$：0.12毫克
维生素B$_{12}$：0
维生素C：652毫克
维生素D：0
维生素E：1.3毫克
维生素K：0
维生素P：0

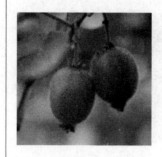

猕猴桃别名狐狸桃、毛桃、阳桃、藤梨、木子、猴子梨、金梨等，因是猕猴喜食的水果，故得名，原产于我国，有中华猕猴桃之称，《诗经》中称之为"苌楚"，唐代已有人工种植。

1849年左右猕猴桃传到国外，最早引种的国家有英国、美国、新西兰等，现亚洲、欧洲、美洲和澳洲都有种植。在外国，猕猴桃的名称很多，美国称"中国醋栗"，新西兰称"基维"，日本则称"中国猴梨"。

◇ 食补功效

传统医学认为猕猴桃具有抗癌、和胃、安胆、解毒、乌发驻颜、消淋、解热止渴，以及治烦热、石淋、痔疮、黄疸、消渴等功效。

猕猴桃有很好的护肝、解汞毒、稳定情绪、镇静的作用。

◇ 食用方法

可鲜食，也可加工成果酱、果脯、果汁等。

◇ 食用宜忌

一般人都可以食用，特别适合情绪低落、肝癌、胃癌、肺癌、乳腺癌、鼻咽癌等癌症患者食用。

猕猴桃的维生素C含量是所有水果中最高的，需要补充维生素C的人可以用猕猴桃进补。

脾胃虚寒者不宜食用。

◇ 妙用食物

维生素C缺乏症：吃鲜猕猴桃就可以了。

常吃猕猴桃或饮猕猴桃汁可防癌。

葡 萄

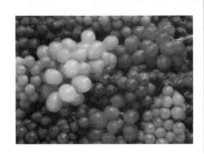

营养成分（/100克）

热　　量：4千卡

蛋 白 质：0.3克
脂　　肪：0.4克
糖　　类：0.2克
胆 固 醇：0
膳 食 纤 维：1.8克
生 物 素：44微克
胡 萝 卜 素：0.13毫克
叶　　酸：4微克
泛　　酸：0.1毫克
烟　　酸：0.2毫克

钙：11毫克
铁：0.2毫克
磷：7毫克
钾：124毫克
钠：0.5
铜：0.1毫克
镁：6毫克
锌：0.02毫克
硒：0.5微克

维生素A：5微克
维生素B$_1$：0.05毫克
维生素B$_2$：0.03毫克
维生素B$_6$：0.04毫克
维生素B$_{12}$：0
维生素C：4毫克
维生素D：0
维生素E：0.34毫克
维生素K：0
维生素P：0

葡萄别名草龙珠、菩提子、山葫芦、蒲桃等，原产于西亚，张骞出使西域时带回种植，在我国已有2 000多年的种植历史。我国著名的品种有新疆的无核葡萄、山东的玫瑰香葡萄、河北的白牛奶葡萄等。葡萄的含糖量较高，达10%，钾的含量也较高。

◇ 食补功效

传统医学认为葡萄具有强筋骨、滋肝肾、补气血、利尿，以及治水肿、淋病、气血虚弱、心悸盗汗、肺虚咳嗽、风湿痹痛等功效。

葡萄含天然聚合苯酚，能与细菌及病毒中的蛋白质化合，使之失去传染疾病能力，对于脊髓灰质病毒及其他一些病毒有良好杀灭作用。

葡萄能降低胆固醇，可很好的预防心脑血管疾病。葡萄所含的营养物质还具有防癌、延缓衰老、美容的作用。

◇ 食用方法

吃葡萄时最好连皮一起吃，因为葡萄皮含有丰富的营养。鲜食、干食均佳，也可加工成葡萄汁、葡萄酒等。

◇ 食用宜忌

一般人都可以食用，特别适合体虚、贫血、高血压、神经衰弱、妇女、儿童食用。

葡萄干中糖和铁的含量较多，是妇女、儿童和体弱贫血者的滋补佳品。葡萄加工成果汁，长期饮用有抗病毒的作用。

葡萄含糖较高，糖尿病人忌食；吃完葡萄马上喝水容易引起腹泻。

◇ 妙用食物

1. 高血压：新鲜葡萄、芹菜各等量，洗净榨汁喝。

2. 呕吐：葡萄汁1小杯，加少许姜汁饮用。

3. 前列腺炎：鲜葡萄200克左右，榨汁饮用，常喝。

生活小贴士

轻松洗葡萄

葡萄的表面有一层粉状物质，很难洗净，在水中加一点食用淀粉，然后把葡萄放在淀粉水中泡1~2分钟，再用清水冲洗，便能轻松洗净葡萄表面的粉状物质和葡萄间的杂质。

菠 萝

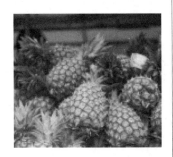

营养成分（/100克）

热　　量：42千卡

蛋　白　质：0.4克
脂　　肪：0.3克
糖　　类：9克
胆　固　醇：0
膳食纤维：0.4克
生　物　素：51微克
胡萝卜素：0.08毫克
叶　　酸：11微克
泛　　酸：0.28毫克
烟　　酸：0.2毫克

钙：18毫克
铁：0.5毫克
磷：28毫克
钾：147毫克
钠：0.8毫克
铜：0.07毫克
镁：8毫克
锌：0.14毫克
硒：0.24微克

维生素A：33微克
维生素B_1：0.08毫克
维生素B_2：0.02毫克
维生素B_6：0.08毫克
维生素B_{12}：0
维生素C：24毫克
维生素D：0
维生素E：0
维生素K：0
维生素P：0

菠萝别名黄梨、凤梨、菠萝蜜、旺梨等，原产于中、南美洲，是热带和亚热带水果，夏季开紫色花，果实密集在一起，外部呈鳞片状。我国台湾、广东、广西、福建等地均有种植。

◇ 食补功效

传统医学认为菠萝具有健脾和胃、消食止泻、消肿祛湿、醒酒益气、利尿，以及治肾炎水肿、消化不良、中暑、腹泻、咳嗽痰多等功效。

菠萝含有菠萝酵素，能分解蛋白质，帮助消化，促进食欲，饭后食用，对于饮食保健最为有益。

吃菠萝对于肾炎小便不利、高血压、热咳、咽喉肿痛、支气管炎、消化不良、酒醉等症状有相当好的食疗效果。

◇ 食用方法

鲜食、加工成罐头、果汁、酿酒等均可。

◇ 食用宜忌

一般人都可以食用，特别适合饭后食用。

发热、湿疹、疥疮、溃疡、凝血功能障碍、胃寒、寒咳者，不宜生食或生饮菠萝汁。

吃得过饱的时候，吃点菠萝能起到助消化的作用，还可以缓解便秘。

◇ **妙用食物**

1. 中暑发热烦渴：菠萝1个，去外皮，绞汁，凉开水冲服。每日2次。

2. 支气管炎：菠萝肉120克，蜂蜜30克，水煎服，每日2次。

3. 消化不良：菠萝1个，榨汁，每次服40毫升，每日2次。

生活小贴士

鲜食菠萝预防"菠萝病"

鲜食菠萝应注意，菠萝中含有对口腔黏膜有刺激作用的生物甙类物质，会刺激口腔黏膜，引起发痒、发麻等不适，有些人吃后15~60分钟会出现腹痛、腹泻、恶心、呕吐、头晕、头痛、皮肤发麻、全身瘙痒等反应，严重者会出现呼吸困难，甚至休克等症状。为防止菠萝病的发生，鲜食菠萝时，将削去皮的菠萝切成小块，放在淡盐水中浸泡10分钟左右再吃。盐水能破坏菠萝中的有毒物质，浸泡后食用可防"菠萝病"。

香　蕉

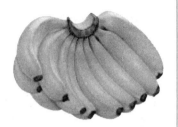

营养成分（/100 克）

热　　量	89 千卡
蛋 白 质	1.5 克
脂　　肪	0.2 克
糖　　类	20.3 克
胆 固 醇	0
膳 食 纤 维	1.1 克
生 物 素	76 微克
胡 萝 卜 素	60 毫克
叶　　酸	26 微克
泛　　酸	0.7 毫克
烟　　酸	0.7 毫克
钙	32 毫克
铁	0.4 毫克
磷	31 毫克
钾	472 毫克
钠	0.4 毫克
铜	0.14 毫克
镁	43 毫克
锌	0.17 毫克
硒	0.87 微克
维生素 A	56 微克
维生素 B_1	0.02 毫克
维生素 B_2	0.04 毫克
维生素 B_6	0.38 毫克
维生素 B_{12}	0
维生素 C	3 毫克
维生素 D	0
维生素 E	0.5 毫克
维生素 K	0
维生素 P	0

　　香蕉别名蕉子、甘蕉、蕉果等，是一种热带、亚热带水果，在我国已有 2 000 多年的种植和食用历史，我国华南、西南等地区有种植。香蕉营养丰富，热量低，含有丰富的磷、镁等，有"智慧之果"的美称，传说释迦牟尼就是吃了香蕉而获得智慧。

◇ 食补功效

　　传统医学认为香蕉具有润肠通便、润肺止咳、清热生津、解毒，以及治便秘、痔血、热病烦渴等功效。

　　荷兰科学家研究发现，香蕉含有能使人减轻心理压力、排解忧郁的物质"开心激素"，食后能让人笑容满面、开心快乐，睡前食用还有镇静的作用。

　　香蕉还具有降血压、防治胃溃疡、预防中风、健脑、减肥、养颜美容等食补作用。

◇ 食用方法

　　生食、加工成香蕉干等均可。

◇ 食用宜忌

　　一般人都可以食用，特别适合肥胖者食用。

　　香蕉性寒，脾胃虚寒、胃疼腹泻、胃酸过多者宜少食。

　　发黑、变质的香蕉不可再食用。

◇ **妙用食物**

1．开水烫伤：香蕉去皮，捣烂挤汁，涂伤处。

2．香蕉面膜：香蕉1只，去皮捣烂成糊状，敷面15～20分钟后洗去。香蕉面膜可去除脸部痤疮及雀斑，使面部红润嫩白。

3．儿童驱虫：一次吃香蕉吃饱。

生活小贴士

香蕉不宜放冰箱保鲜

有人喜欢把香蕉与其他水果一起放入冰箱保鲜，其实这是不对的，香蕉是热带水果，生性喜热，放入冰箱反而使香蕉不适应，加快其变质。正确的保鲜方法是放在阴凉通风处，13℃左右是香蕉最佳保鲜温度。

开车时不宜吃香蕉

香蕉含有大量的镁，空腹大量食用香蕉可导致血镁大幅度增加，会对心血管系统产生抑制作用。人体体液中镁、钙比值发生改变，会出现明显的感觉麻木、肌肉麻痹、嗜睡乏力的现象。在这种情况下开车最容易发生交通事故。

石 榴

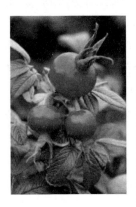

营养成分（/100克）

热　　量：63千卡

蛋　白　质：1.6克
脂　　肪：0.2克
糖　　类：13.7克
胆　固　醇：0
膳食纤维：4.7克
生　物　素：11微克
胡萝卜素：0
叶　　酸：6微克
泛　　酸：0.32毫克
烟　　酸：0.2毫克

钙：6毫克
铁：0.4毫克
磷：70毫克
钾：231毫克
钠：0.7毫克
铜：0.15毫克
镁：17毫克
锌：0.2毫克
硒：0.2微克

维生素A：43微克
维生素B_1：0.05毫克
维生素B_2：0.03毫克
维生素B_6：0.04毫克
维生素B_{12}：0
维生素C：5毫克
维生素D：0
维生素E：2.28毫克
维生素K：0
维生素P：0

　　石榴别名安石榴、珍珠石榴等，原产于西亚，张骞出使西域时带回种植，现我国西南、华南等地区都有种植。石榴营养丰富，可食用也可入药。

◇ 食补功效

　　传统医学认为石榴具有杀虫、止咳、止血、涩肠止痢，以及治下血、带下、脱肛、泻痢、中耳炎、创伤性出血等功效。

　　石榴皮含有"石榴根皮碱"，对伤寒杆菌、痢疾杆菌、结核杆菌和各种皮肤真菌都有抑制作用；石榴含有较多的鞣质，可开胃、助消化、止泻；石榴汁有预防心血管疾病，抗衰老和预防肿瘤的作用。

◇ 食用方法

　　鲜食为主，也可以榨汁饮用。

◇ 食用宜忌

　　一般人都可以食用。

　　多食易伤肺，损齿，生痰。

◇ 妙用食物

石榴叶子泡水当茶喝，能润燥解渴；用以洗眼，还可明目，消除眼疾。

 传说故事

拜倒在石榴裙下

传说杨贵妃除了爱吃荔枝，同时还非常喜爱石榴花。唐天宝年间，唐明皇投其所好，在华清池西绣岭、王母祠等地广泛栽种石榴，每当石榴花竞放之际，这位风流天子即设酒宴于"炽红火热"的石榴花丛中。

杨贵妃饮酒后，双腮绯红，唐明皇爱欣赏宠妃的妩媚醉态，常将贵妃被酒染之粉颈红云与石榴花相比，谁红得艳丽？因唐明皇过分宠爱杨贵妃，不理朝政，大臣们不敢指责皇上，则迁怒于杨贵妃，对她拒不施礼。

杨玉环无奈，依然爱石榴花，爱吃石榴，特别爱穿绣满石榴花的彩裙。一天唐明皇设宴召群臣共饮，并邀杨玉环献舞助兴。可杨贵妃端起酒杯送到唐明皇唇边，向皇上耳语道："这些臣子大多对臣妾侧目而视，不施礼，不恭敬，我不愿为他们献舞。"唐明皇闻之，感到宠妃受了委屈，立即下令，所有文官武将，见了贵妃一律施礼，拒不跪拜者，以欺君之罪严惩。

众臣无奈，凡见到杨玉环身着石榴裙走来，无不纷纷下跪施礼。于是"拜倒在石榴裙下"的典故流传千年，至今成了崇拜女性的俗语。

山 楂

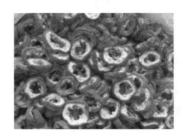

营养成分（/100克）

热　　量：98千卡

蛋 白 质：0
脂　　肪：1.5克
糖　　类：20.7克
胆 固 醇：0
膳 食 纤 维：2.9克
生 物 素：52微克
胡 萝 卜 素：0.05毫克
叶　　酸：0
泛　　酸：0
烟　　酸：0.4毫克

钙：162毫克
铁：0.8毫克
磷：24毫克
钾：299毫克
钠：0.9毫克
铜：0.11毫克
镁：19毫克
锌：0.02毫克
硒：1.22微克

维生素A：8微克
维生素B_1：0.02毫克
维生素B_2：0.01毫克
维生素B_6：0
维生素B_{12}：0
维生素C：19毫克
维生素D：0
维生素E：7.32毫克
维生素K：0
维生素P：0

山楂别名山里红、红果、机子、鼠楂、胭脂果、毛楂、棠梨、赤瓜、映山红果等，原产于我国，是我国独有的水果品种，全国大部分地区都有野生或种植。

◇ 食补功效

传统医学认为山楂具有散瘀血、消积食、驱绦虫、平喘化痰，以及治小儿乳食停滞、肠风、腰痛、疝气、痰饮、泻痢等功效。

山楂的维生素C、钙含量非常丰富，是小儿、孕妇的最佳果品。

山楂及其制剂能消食健胃，活血化瘀，止痢，降压，降血脂，有治食积、增进食欲、防衰老和抗癌作用。

◇ 食用方法

鲜食或加工成果汁均可，也可煮食或制成糖葫芦、山楂糕等。

◇ 食用宜忌

一般人都可以食用。
脾胃虚弱者应少吃。

◇ **妙用食物**

1. 疝气、睾丸肿痛：鲜红山楂30克，水煮后加红糖食用，食果喝汤。

2. 消化不良：山楂60克，粳米100克，加水煮粥食用。

加山楂煮肉易烂

明代杰出的医药学家李时珍也曾经说过："煮老鸡硬肉，入山楂数颗即易烂，则其消向积之功，盖可推矣。"煮鸡肉等硬肉时放入几颗山楂，或用醋将肉腌一下再煮，则肉很容易煮烂。

传说故事

冰糖葫芦的来历

南宋绍熙年间，光宗皇帝赵惇最宠爱的黄贵妃病了，面黄肌瘦，不思饮食。御医用了许多贵重药品，都不见效。光宗见爱妃日见憔悴，也整日愁眉不展，于是下令张榜求医。一位江湖郎中揭榜进宫，为黄贵妃诊脉后说："只要用冰糖与红果（即山楂）煎熬，每顿饭前吃5~10枚，不出半月病准见好。"开始大家还将信将疑，好在这种吃法还合黄贵妃口味，黄贵妃按此办法服后，果然如期病愈了。后来这种做法传到民间，老百姓又把它串起来卖，就成了冰糖葫芦。

西 瓜

西瓜别名寒瓜、夏瓜、水瓜、天生白虎汤等，原产于埃及，公元10世纪经丝绸之路传入新疆，在吐鲁番古墓葬中发现过1 000多年前的碳化西瓜种子，后从新疆一带传入内地。

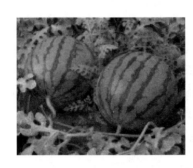

现全国大部分地区都有种植，每年7～10月成熟，是夏天清热消暑之上品。西瓜有夏季"瓜果之王"的美称，古人把夏天吃西瓜的滋味比作"醍醐灌顶，甘露洒心"，可见其甜畅淋漓，民间也有谚语说：夏日吃西瓜，药物不用抓。说明暑夏吃西瓜，不但解暑热，还可以补充水分。

◇ 食补功效

传统医学认为西瓜具有清热解暑、生津止渴、利小便，以及治酒醉、热盛伤津、暑热烦渴、喉痹、口疮、小便不利等功效。

西瓜除了不含脂肪和胆固醇外，含有人体所需的各种营养物质，西瓜瓤、皮还具有美容作用。另据报道西瓜还具有壮阳作用。

◇ 食用方法

遵循自然规律，夏季吃西瓜最好，除瓜瓤外，果皮、种子都可食用、药用。西瓜皮用盐腌后可作小菜。子壳及西瓜皮还可以制成"西瓜霜"，药用可治口疮、口疳、咽喉疼痛等症。

◇ 食用宜忌

一般人都可以食用，特别适合发热、肾病患者食用。

西瓜含糖量较高，糖尿病患者忌食。脾胃虚寒者应少吃。

变质的西瓜不可以再食用。

营养成分（/100克）

热　　量：34千卡

蛋　白　质：0.5克
脂　　肪：0
糖　　类：8.1克
胆　固　醇：0
膳食纤维：0.2克
生　物　素：22微克
胡萝卜素：1.08毫克
叶　　酸：3微克
泛　　酸：0.2毫克
烟　　酸：0.22毫克

钙：13毫克
铁：0.2毫克
磷：8毫克
钾：120毫克
钠：2.3毫克
铜：0.02毫克
镁：11毫克
锌：0.05毫克
硒：0.08微克

维生素A：180微克
维生素B_1：0.03毫克
维生素B_2：0.04毫克
维生素B_6：0.07毫克
维生素B_{12}：0
维生素C：10毫克
维生素D：0
维生素E：0.1毫克
维生素K：0
维生素P：0

◇ **妙用食物**

痱子：新鲜西瓜皮洗净，除去内层瓜瓤，将患处清洁后用西瓜皮擦患处。

生活小贴士

冰西瓜不宜吃

1. **冰西瓜不好吃**：西瓜切开后经较长时间冷藏，瓜瓤表面形成一层膜，冷气被瓜瓤吸收，瓜瓤里的水分往往结成冰晶。医生告诉我们，人咬食"冰"的西瓜时，口腔内的唾液腺、舌部味觉神经和牙周神经都会因冷刺激几乎处于麻痹状态，以致难以"品"出西瓜的甜味和诱人的"沙"味。

2. **冰西瓜让人头疼**：快速食用刚从冰箱冷藏室取出的西瓜时，常常会出现头痛，持续 20~30 秒。这种疼痛发生时，主要感到腭、颞侧及眶部疼痛，或者脑中线双侧疼痛。这是因为刚从冰箱取出的西瓜和口腔内的温度形成较大反差，口腔黏膜受到强烈的刺激，反射性地引起头部血管迅速收缩痉挛，产生头晕、头痛甚至恶心等一系列症状。有偏头痛毛病的人，更易引起刺激性头痛。

3. **冰西瓜伤胃**：夏天人体全身血管是扩张状态，此时胃肠的温度为 36~38℃，刚从冰箱里取出的食品只有 0~5℃，两者温度差异悬殊，胃肠受到强烈的低温刺激血管骤然收缩变细，血流量减少，胃酸和胃蛋白酶分泌明显减少，甚至停止分泌，出现痉挛性收缩，造成胃黏膜严重缺血，直接影响胃的生理功能，引起冰箱性胃炎。

西瓜最好是现买现吃。如果买回的西瓜温度较高，需要冷处理一下，可将西瓜放入冰箱降温，应把温度调至 15℃，西瓜在冰箱里的时间不应超过两小时。这样才既可防暑降温，又不伤脾胃，还能品尝到西瓜的甜沙滋味。

哈密瓜

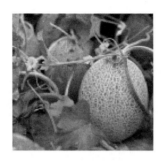

营养成分（/100克）

热　　　量：34 千卡

蛋　白　质：0.5 克
脂　　　肪：0.1 克
糖　　　类：7.7 克
胆　固　醇：0
膳食纤维：0.2 克
生　物　素：34 微克
胡萝卜素：0.92 毫克
叶　　　酸：24 微克
泛　　　酸：0.16 毫克
烟　　　酸：0.8 毫克

钙：4 毫克
铁：0.3 毫克
磷：19 毫克
钾：190 毫克
钠：26.7 毫克
铜：0.01 毫克
镁：19 毫克
锌：0.13 毫克
硒：1.1 微克

维生素 A：153 微克
维生素 B_1：0.05 毫克
维生素 B_2：0.01 毫克
维生素 B_6：0.11 毫克
维生素 B_{12}：0
维生素 C：35 毫克
维生素 D：0
维生素 E：0.2 毫克
维生素 K：0
维生素 P：0

　　哈密瓜别名甜瓜、甘瓜、果瓜等，产于新疆和甘肃敦煌一带，维吾尔语称"库洪"，17世纪开始，哈密瓜列为新疆贡品。每年7~10月成熟，现全国部分地区有种植，哈密、吐鲁番盆地和喀什出产的哈密瓜被认为是最好的，著名的品种有"红心脆"，"网纹香"等。

◇ 食补功效

　　传统医学认为哈密瓜具有清暑热、解烦渴、利小便、清肺化痰，以及治口鼻疮等功效。

◇ 食用方法

　　鲜食或加工成哈密瓜干、果汁等。
　　哈密瓜的瓜子也可以生食或炒食。

◇ 食用宜忌

　　一般人都可以食用。
　　哈密瓜含糖量较高，达15%，糖尿病患者忌食。
　　哈密瓜性寒，急、慢性胃肠疾病和产后有虚寒者忌食。

生活小贴士

　　哈密瓜喜热，如果放入冰箱保鲜，最好不要超过两天。

木 瓜

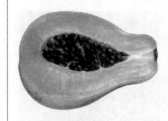

营养成分（/100克）

热　　　量：27千卡

蛋　白　质：0.4克
脂　　　肪：0.1克
糖　　　类：6.2克
胆　固　醇：0
膳食纤维：0.8克
生　物　素：38微克
胡萝卜素：0.87毫克
叶　　　酸：44微克
泛　　　酸：0.42毫克
烟　　　酸：0.3毫克

钙：17毫克
铁：0.2毫克
磷：12毫克
钾：18毫克
钠：28毫克
铜：0.03毫克
镁：9毫克
锌：0.25毫克
硒：1.8微克

维生素A：145微克
维生素B_1：0.02毫克
维生素B_2：0.04毫克
维生素B_6：0.01毫克
维生素B_{12}：0
维生素C：50毫克
维生素D：0
维生素E：0.3毫克
维生素K：0
维生素P：0

木瓜别名枸木、番木瓜、番瓜、铁脚梨、木瓜实等，原产于美洲，传入我国还不到200年，台湾及两广种植较多。最初是作为饲料作物引入推广，20世纪初才开始宣传推广食用。因我国古代将国外统称番邦、番地，故木瓜最初一直叫番瓜。

◇ 食补功效

传统医学认为木瓜具有祛湿舒筋、平肝和胃、助消化、通两便、清暑解渴、解酒毒，以及治吐泻转筋、脚气、湿痹、水肿等功效。

木瓜有保肝作用，能减轻肝细胞坏死，降低转氨酶。木瓜的营养物质能提高机体免疫力，具有抗癌、降血压、抑菌、杀虫的作用。木瓜蛋白能帮助蛋白质消化，有健脾消食的作用。

木瓜酶对乳腺的发育有帮助，有通乳的作用，如果丰胸美容，最好选择青木瓜。

◇ 食用方法

鲜食、加工成果汁、做菜均可。

◇ 食用宜忌

一般人都可以食用，特别适合消化不良、肥胖、产后妇女食用。

木瓜含有木瓜碱，会造成人体过敏或中毒，生吃木瓜一次不能太多。

◇ 妙用食物

用木瓜擦脸或洗手可去除蛋白质、油质积留污秽，可作为一种皮肤清洁剂使用。

荔 枝

荔枝别名丹荔、元红、丽枝等，原产于我国南方，已有2 000多年的栽培历史，200多年前传到我国台湾，是我国南方六大名果之一，以广东产量最多。荔枝果实甜嫩多

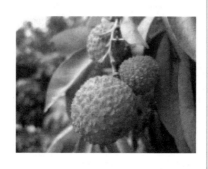

汁，营养丰富，素有"果中皇后"的美称，古代就是达官贵人喜食的水果。诗人杜牧的《过华清宫三绝》诗云："长安回望绣成堆，山顶千门次第开。一骑红尘妃子笑，无人知是荔枝来。"传说当年唐明皇为博杨贵妃红颜一笑，不惜劳师动众，千里快骑从岭南运送荔枝到长安。

◇ 食补功效

传统医学认为荔枝具有益人颜色、生津益血、理气止痛，以及治身体虚弱、气血不足、胃阴不足、疔肿、外伤出血、烦渴等功效。

荔枝维生素含量丰富，有美容护肤，令皮肤光滑红润的作用。常吃荔枝能补脑、强身、益智、增强心、肺功能。

◇ 食用方法

荔枝可鲜食，也可加工成罐头，晒成荔枝干，或酿酒、做菜等。

◇ 食用宜忌

一般人都可以食用，特别适合身体虚弱者食用。

传统中医有"一枚荔枝三把火"的说法，多吃易上火，鲜食荔枝，一次5～10枚为宜。

上火病人忌食荔枝。

食用荔枝前后喝点绿豆汤或凉茶可预防上火。

营养成分（/100克）

热　　量	61千卡
蛋 白 质	0.7克
脂　　肪	0.6克
糖　　类	13.3克
胆 固 醇	0
膳食纤维	0.5克
生 物 素	12微克
胡萝卜素	0.01毫克
叶　　酸	100微克
泛　　酸	1毫克
烟　　酸	0.7毫克

钙	6毫克
铁	0.5毫克
磷	34毫克
钾	193毫克
钠	1.7毫克
铜	0.16毫克
镁	12毫克
锌	0.17毫克
硒	0.14微克

维生素A	2微克
维生素B_1	0.02毫克
维生素B_2	0.06毫克
维生素B_6	0.09毫克
维生素B_{12}	0
维生素C	36毫克
维生素D	0
维生素E	0.1毫克
维生素K	0
维生素P	0

◇ **妙用食物**

1. 健忘失眠：每日早晚食荔枝干8～10克。

2. 气虚胃寒：取5枚鲜荔枝肉，煮酒1小杯服用。

3. 痔疮：鲜荔枝6个，加油、盐少许，隔水蒸熟服食。

4. 妇女虚弱贫血：荔枝干、大枣各8个，水煎服，每日一次。

5. 猫咬伤：鲜荔枝嚼烂敷伤口处。

6. 痢疾：荔枝壳、石榴皮各15克，甘草10克，煮水饮用。

生活小贴士

荔 枝 病

连续进食大量荔枝后常可发生中毒，也叫"荔枝病"。尤以小儿多见。中毒的表现类似低血糖发作。患者多于清晨突然发病，表现为头晕、大汗、面色苍白、全身无力、心慌；部分患者有口渴、饥饿感，也有表现为腹痛、腹泻，重者可出现昏迷、抽搐、心律不齐及血压下降等。发现病人出现中毒症状，尽快鼓励口服大量糖水，并及时送到医院救治。病人多于1～2日恢复健康。

只要不连续多食荔枝即可预防此病。

开车时不能吃荔枝

正常人血糖浓度低于80毫克／毫升时，人就会发生一些低血糖症状，如觉得饥饿、看东西不清楚、心慌、手抖、头晕、出汗、注意力不集中等。对司机来说，这是极其危险的。荔枝中所含的糖是果糖，是一种单糖，不能为人体各器官直接提供营养；它需要经过肝脏内一系列转化酶的催化变成葡萄糖后，才能被人体吸收。如果过多的果糖进入血液，肝内的转化酶一时难以应付，就有可能引起低血糖。

桂 圆

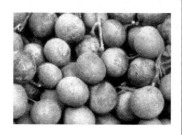

营养成分（/100克）

热　　量：70千卡

蛋　白　质：1.2克
脂　　肪：0.1克
糖　　类：16.2克
胆　固　醇：0
膳食纤维：0.4克
生　物　素：20微克
胡萝卜素：0.02毫克
叶　　酸：20微克
泛　　酸：0
烟　　酸：1.3毫克

钙：6毫克
铁：0.2毫克
磷：30毫克
钾：248毫克
钠：3.9毫克
铜：0.1毫克
镁：10毫克
锌：0.4毫克
硒：0.83微克

维生素A：106微克
维生素B_1：0.01毫克
维生素B_2：0.14毫克
维生素B_6：0.2毫克
维生素B_{12}：0
维生素C：43毫克
维生素D：0
维生素E：0
维生素K：0
维生素P：0

桂圆别名龙眼、益智、桂元、蜜脾、荔奴等，原产于我国南部及越南北部一带，是南亚热带著名的特产，我国已有2 000多年的种植历史。现我国台湾、华南和西南都有种植。因其果核圆黑光亮，果肉呈白色，状如眼珠，故称"龙眼"。果壳黄褐色，光滑美观；果肉淡黄色或乳白色，爽脆润滑，味蜜甜奇香，汁多，营养丰富，既可食用也可药用。龙眼干果就是中药桂圆。

◇ 食补功效

传统医学认为龙眼具有安神、开胃、补气血、益心脾，以及治健忘、失眠、身体虚弱、惊悸、贫血、神经衰弱、记忆力减退等功效。

龙眼含有人体所需的多种营养成分，具有抗衰老的作用，现代研究发现龙眼对子宫癌细胞有很好的抑制作用。

◇ 食用方法

鲜食或加工成罐头、果干等均可。

◇ 食用宜忌

一般人都可以食用，特别适合妇女、儿童、病后调养及体质虚弱的人食用。

龙眼多吃易上火，上火患者应忌食。

◇ **妙用食物**

1．龙眼肉与白糖煮汤，睡前饮用，可改善睡眠。

2．用龙眼肉泡茶常饮，或煮龙眼粥食用，有益心脾、补气血、安心神的用途，尤其适宜心血不足型心悸之人。

3．美容养颜：取龙眼肉 250 克，大枣和蜂蜜各 250 克，姜汁少许，将龙眼肉和大枣洗净后放入锅中加适量的水，煮沸后用小火煮至七分熟时，加入姜汁和蜂蜜，拌匀后煮熟，待冷却后装入瓶中封口即可。每次食用龙眼肉和大枣各 6~8 个，每日 2 次。

4．养心安神：以龙眼肉 15 克，红枣 3~5 枚，粳米 100 克，共煮为粥食用。具有养心、安神、健脾、补血功效。

5．大补气血：以龙眼肉 30 克，白糖 3 克，置碗蒸煮，凡衰羸老弱，每以开水冲服 1 匙，大补气血，力胜参芪，故又名"代参膏"。

6．产后调养：蛋花汤中，加入龙眼肉 50 克，入水共煮五分钟，加糖适量。

7．每晚睡前吃 10 个桂圆，可养心安神，治疗心悸失眠。

8．消除疲劳安神定志：桂圆肉 200 克，加高粱白酒 500 毫升，泡 1 个月。每晚临睡时饮 15 毫升。

9．补脾养心、生血益气：每晨用桂圆 10 枚取肉，煮荷包蛋 2 个，加适量白糖，空腹吃。

李 子

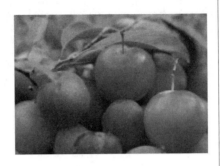

营养成分（/100克）

热　　量：36千卡

蛋　白　质：0.7克
脂　　肪：0.2克
糖　　类：7.8克
胆　固　醇：0
膳食纤维：0.9克
生　物　素：23微克
胡萝卜素：0.15毫克
叶　　酸：37微克
泛　　酸：0.14毫克
烟　　酸：0.4毫克

钙：8毫克
铁：0.6毫克
磷：11毫克
钾：144毫克
钠：3.8毫克
铜：0.04毫克
镁：10毫克
锌：0.14毫克
硒：0.23微克

维生素A：25微克
维生素B$_1$：0.03毫克
维生素B$_2$：0.02毫克
维生素B$_6$：0.04毫克
维生素B$_{12}$：0
维生素C：5毫克
维生素D：0
维生素E：0.74毫克
维生素K：0
维生素P：0

　　李子别名李实、嘉庆子等，原产于我国，已有上千年的栽培历史，现我国大部分地区都有种植。果实于5～6月成熟，大多呈黄或紫红色，果实多用于鲜食或作脯食。

◇ 食补功效

　　传统医学认为李子具有清肝活血、生津、利尿、润肠，以及治肝病腹水、瘀血作痛、口渴咽干、痰饮咳嗽、便秘、小便不利等功效。

　　李子对肝病有很好的保健作用。其所含的营养物质可促进血红蛋白再生，是贫血患者的优良水果。适量吃李子还具有乌发养颜的作用。

◇ 食用方法

　　鲜食或作脯等，饭后吃李子，能增加胃酸，帮助消化。

◇ 食用宜忌

　　一般人都可以食用，特别适合肝病患者食用。

　　不可多食，每次5个左右为宜，多食易损伤脾胃，脾胃虚弱者应忌食。

李子树下埋死人

我国民间有句顺口溜："桃养人，杏伤人，李子树下埋死人。"说明过食杏、李有害。由于李子性温，过食可引起脑涨虚热，产生心烦发热、潮热多汗等症状。尤其切记李子不可与雀肉、蜂蜜同食，同食可损人五脏，严重者可致人死亡。

"李子不沉水者有毒"，若不慎购有发涩、发苦，属于还未成熟的李子，则不可进食。

传说故事

"桃李"的由来

人们历来把老师培养出来的学生称作"桃李"，把老师教育、培养了众多学生称作"桃李满天下"。为什么要把学生称为"桃李"呢？有这么一段故事：

春秋时期，魏国有个大臣叫子质，学富五车，知识广博，他得势的时候，曾培养和保举过不少的人，后来因为得罪了魏文侯，便独自跑到北方躲避。

在北方，子质遇见一个叫子简的人，就向他诉苦，埋怨自己培养的人不肯为他出力，以致流落北方。子简笑着说："春天种下桃树和李树，夏天可以在树下休息纳凉，秋天还可以吃到果子。可是你春天种下的是蒺藜（一种带刺的植物），不仅不能利用它的种子，秋天长出的刺还会刺人。所以君子培养人才，要像种树一样，应该先选准对象，然后再加以培养。"

后来，人们就把培养人才称作"树人"；把培养出来的人才称为"桃李"。

杏

杏别名梅子、杏实、甜梅、叭达杏等，原产于我国，是我国最古老的栽培果树之一，公元前685年的《管子》有云"五沃之土，其木多杏"；公元前400～前250年的《山海经》中也有"灵山之下，其木多杏"的文字记载，杏树远在古代就与桃、李、栗、枣并称为"五果"。

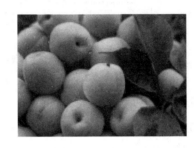

杏树开的花即杏花，是人们喜爱的花卉之一。

杏肉和杏仁都含有丰富的营养，除食用外也可入药。南太平洋上的岛国斐济盛产杏果，人们有吃杏的习惯，该国未曾出现死于癌症者，是世界上独一无二的"无癌之国"，并且居民大多长寿，有"长寿国"之称，据科学家分析，可能与他们经常吃杏有关。

◇ 食补功效

传统医学认为杏具有生津止渴、润肺定喘、止咳、润肠止泻，以及治肺虚久咳、肠燥便秘等功效。

杏是一种低热水果，含有较多的类黄酮，有预防心脏病的作用。杏的维生素 B_{17} 含量较高，能抑制癌细胞的生长并杀死癌细胞，有预防癌症的作用。

◇ 食用方法

杏可以鲜食，也可加工成杏脯、杏干等，常食杏脯、杏干，对心脏病患者有一定好处。

◇ 食用宜忌

一般人都可以食用，特别适合癌症患者、放化疗病人和呼吸系统疾病的人食用。

营养成分（/100 克）

热　　量：36 千卡

蛋　白　质：0.9 克
脂　　肪：0.1 克
糖　　类：7.8 克
胆　固　醇：0
膳 食 纤 维：1.3 克
生 物　素：11 微克
胡 萝 卜 素：1.15 毫克
叶　　酸：2 微克
泛　　酸：0.3 毫克
烟　　酸：0.6 毫克

钙：14 毫克
铁：0.6 毫克
磷：15 毫克
钾：226 毫克
钠：2.3 毫克
铜：0.11 毫克
镁：11 毫克
锌：0.2 毫克
硒：0.2 微克

维生素 A：75 微克
维生素 B_1：0.02 毫克
维生素 B_2：0.03 毫克
维生素 B_6：0.05 毫克
维生素 B_{12}：0
维生素 B_{17}：0.1 毫克
维生素 C：4 毫克
维生素 D：0
维生素 E：0.95 毫克
维生素 K：0
维生素 P：220 微克

大便溏泄者忌食，小儿服食过多易损坏牙齿。

一次不能食用过多，过多可能会造成中毒，每次4粒左右。

◇ **妙用食物**

1. 暑热伤津、慢性泄泻：食用鲜杏。
2. 咳嗽：杏仁炒熟，早晚各吃10粒左右。

生活小贴士

预防吃杏和苦杏仁中毒

苦杏仁里含有一种氰甙的毒素，吃后可引起中毒，多因儿童把杏核砸开吃杏仁，也有吃了治疗咳嗽中药里的苦杏仁中毒，还有是吃了太多凉拌杏仁（未消除大部分毒素）造成中毒。儿童误食苦杏仁粒数至20粒即可出现中毒现象，中毒初期表现为流口水、恶心呕吐等症状，若不及时救治，会因呼吸麻痹或心跳停止而死亡，尤以儿童病死率高。

预防苦杏仁中毒，最好是教育儿童不生吃各种苦味果仁，也不能吃炒过的苦杏仁。若食用凉拌果仁小菜，必须用清水充分浸泡，再敞锅蒸煮，使毒素挥发，同时也不宜吃得太多。

传统医学认为，杏肉味酸、性热，有小毒。过食会伤及筋骨、勾发老病，甚至会落眉脱发、影响视力，若产、孕妇及孩童过食还极易长疮生疖。同时，由于鲜杏酸性较强，过食不仅容易激增胃里的酸液伤胃引起胃病，还易腐蚀牙齿诱发龋齿。

而对于过食伤人较大的杏，每食3~5枚视为适宜。加工成的杏脯、杏干，氢氰酸已经挥发或溶解掉，已无致毒的危险性，可以放心食用。

发现中毒现象后应立即送医院救治。

草 莓

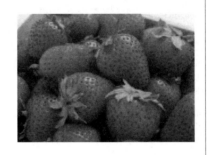

营养成分（/100克）

热　　量：25千卡

蛋 白 质：0.8克
脂　　肪：0.1克
糖　　类：5.2克
胆 固 醇：0
膳食纤维：1.6克
生 物 素：155微克
胡萝卜素：0.01毫克
叶　　酸：90微克
泛　　酸：0.33毫克
烟　　酸：0.4毫克

钙：15毫克
铁：2.2毫克
磷：27毫克
钾：170毫克
钠：6.5毫克
铜：0.04毫克
镁：12毫克
锌：0.11毫克
硒：0.7微克

维生素A：2微克
维生素B_1：0.03毫克
维生素B_2：0.03毫克
维生素B_6：0.04毫克
维生素B_{12}：0
维生素C：35毫克
维生素D：0
维生素E：0.4毫克
维生素K：0
维生素P：0

　　草莓别名红莓、洋莓、洋莓果、地莓、杨莓等，原产于欧洲，20世纪传入我国，全国大部分地区都有种植。我国栽培的草莓大部分是从日本、美国和前苏联等国家引进，现美国、波兰和俄罗斯是世界上种植草莓最多的国家。

　　在中国"相思豆"是红豆的别称，而在法国，草莓由于果形酷似心脏，又晶亮血红，享有"相思果"的美称。

◇ 食补功效

　　传统医学认为草莓具有解酒、明目养肝、消暑解热、润肺生津、健脾和胃、滋补养血、利尿止泻，以及治动脉硬化、坏血症、冠心病、脑溢血、高血压、高血脂等功效。

　　草莓中的维生素和果胶能改善便秘和防治痔疮、结肠癌等消化系统疾病。

　　草莓中含有一种胺类物质，对白血病、再生障碍性贫血等血液病亦有辅助治疗作用。

　　草莓的营养成分很容易被人体消化吸收，多吃也不会"上火"或受凉，是老少皆宜的健康食品，维生素C含量非常丰富。女性常吃草莓对皮肤、头发都有保健作用。

◇ 食用方法

　　草莓的吃法很多，鲜吃最好，还可加工成果汁、果酱、果酒和罐头等。

◇ **食用宜忌**

所有人都可以食用。

尿路结石患者一次不宜食得过多。

◇ **妙用食物**

1. 酒醉不醒：新鲜草莓150克，洗净后一次吃完。

2. 干咳无痰：草莓250克，冰糖100克，炖溶食用。

3. 营养不良、体弱消瘦：草莓400克，葡萄100克，洗净榨汁，兑入米酒500克，早晚各饮2盅。

生活小贴士

选、洗草莓

选：草莓选购以色泽鲜亮、有光泽、颗粒大、清香浓郁、带头叶片鲜绿、无损伤腐烂者为优。颜色过白或过青都尚未成熟。草莓的选购最重要是先看果皮，上品草莓果皮表面颜色鲜红、光彩夺目；顺手抚摸果面是否圆滑；如果草莓还尚未转红，或者是果实成长条状而非心脏型，则最好不要选购。

洗：草莓属于低矮的草茎植物，且表面有凹凸，在栽培施肥时，易受污染。一些细菌、病毒有可能会附着在草莓表面。加之草莓在喷药、采摘、运输过程中，往往会沾上农药、污物、尘埃，所以在食草莓时，必须进行彻底清洗和消毒处理。

具体方法是：先摘掉叶子，在流水下边冲边洗，随后放入清洁的容器内，将高锰酸钾按1∶5 000的比例稀释，将草莓放入消毒液中浸泡5～10分钟（若无高锰酸钾，用食盐溶液也可），最后再用凉开水浸泡1～2分钟后即可食用。

要特别注意的是：在清洗草莓时不要先把带头叶片去掉，也不要浸泡。因为草莓一旦去蒂头，放在水中浸泡，可能造成农药因水分而进入草莓内心，因此反而受更多污染。

杨 梅

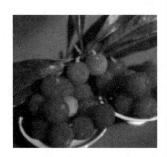

营养成分（/100 克）

热　　量：28 千卡

蛋 白 质：0.8 克
脂　　肪：0.2 克
糖　　类：5.7 克
胆 固 醇：0
膳 食 纤 维：1 克
生 物 素：19 微克
胡 萝 卜 素：0.04 毫克
叶　　酸：26 微克
泛　　酸：0.3 毫克
烟　　酸：0.3 毫克

钙：14 毫克
铁：1 毫克
磷：8 毫克
钾：149 毫克
钠：0.7 毫克
铜：0.02 毫克
镁：10 毫克
锌：0.14 毫克
硒：0.31 微克

维生素 A：7 微克
维生素 B$_1$：0.01 毫克
维生素 B$_2$：0.05 毫克
维生素 B$_6$：0.05 毫克
维生素 B$_{12}$：0
维生素 C：9 毫克
维生素 D：0
维生素 E：0.81 毫克
维生素 K：0
维生素 P：0

　　杨梅别名圣生梅、机子、珠红、树梅等，原产于我国南部，广大山区有大量野生杨梅分布。主要分布在长江流域以南各省，主产于浙江、江苏、福建、广东、广西、湖南、江西等省，此外，在日本的本州中部以西各地及朝鲜也有少量栽培或野生。欧洲和美洲则多引种作观赏或药用。

　　杨梅是我国南方著名的特产水果，在我国的栽培已有2 000多年历史，除日本有少量栽培外，其他国家很少栽培。

◇ 食补功效

　　传统医学认为杨梅具有生津解渴、和胃消食，以及治烦渴、呕吐腹泻、腹痛、痢疾等功效。

　　杨梅对痢疾杆菌、金黄色葡萄球菌、大肠杆菌有抑菌作用，杨梅含有抗癌物质，对癌细胞有抑制作用，有一定的防癌抗癌功效。其所含的多种果酸能抑制体内脂肪的形成，有减肥的效果。

◇ 食用方法

　　杨梅的吃法很多，鲜吃最好，还可加工成果汁、果酱、果酒和罐头等。

　　鲜食杨梅蘸一点盐会更加鲜美可口。

◇ **食用宜忌**

一般人都可以食用。

多食会损伤牙齿及筋，令人发热，发疮，致痰。

血热火旺者、糖尿病人忌食。

杨梅不可与葱同食。

杨梅是不带皮的水果，容易沾染细菌，在食用前要用盐水洗净。

◇ **妙用食物**

1. 小便涩痛：杨梅 120 克，去核捣烂后加温开水 500 毫升，调匀后服用，每日两次，连服 2 月。

2. 预防中暑、治疗腹泻：鲜杨梅 500 克洗净，加白糖 50 克，共捣烂放人瓷罐中，自然发酵 1 周成酒。用纱布滤汁，即为杨梅甜酒。密闭保存，陈久为良。夏季佐餐随量饮用。

3. 痢疾：杨梅用陈酒浸(酒越陈越好)，每次食 2~4 枚，每日 3 次。

4. 腹痛、泄泻：鲜杨梅 500 克，洗净浸泡于米酒中，3 天后便可食用，每日 2 次，每次 4 枚。

甘 蔗

甘蔗别名竿蔗、薯蔗、糖梗等,甘蔗原产于印度,是热带、亚热带糖料作物,亦可当水果生吃。分布于拉美、亚洲。主要集中于巴西、印度、中国、古巴等国。

◇ 食补功效

传统医学认为甘蔗具有清热生津、助脾健胃、和中宽膈、消痰止渴、解酒、除心胸烦热、利肠、利尿、止呕、滋养等功效。

甘蔗含有对癌细胞有抑制作用的多糖,有防癌的作用。

◇ 食用方法

除生吃外多用于制糖、酿酒、加工成饮料等。

◇ 食用宜忌

一般人都可以食用,特别适合身体虚弱者。

脾胃虚寒者、糖尿病人忌食。

甘蔗的纤维很粗,生食容易损伤口腔,儿童应少吃,此外一次不宜食用过多。

◇ 妙用食物

1. 鲜甘蔗去皮榨汁饮用可解酒。还对小便涩痛、前列腺炎有食疗效果。

2. 反胃恶心、慢性胃炎:甘蔗汁、白葡萄酒各等量,混合饮用。

3. 肺热咳嗽、口干舌燥:甘蔗汁加入粳米粥中,搅匀食用。

特色食品

朗 姆 酒

朗姆酒也叫糖酒,在古巴与雪茄齐名。以制糖的甘蔗渣做原料,是制糖业的一种副产品,经发酵、蒸馏,在橡木桶中储存3年以上而成。根据不同的原料和酿制不同方法,朗姆酒可分为:朗姆白酒、朗姆老酒、淡朗姆酒等。

营养成分(/100克)

热　　量:64千卡

蛋　白　质:0.4克
脂　　肪:0.1克
糖　　类:15.4克
胆　固　醇:0
膳食纤维:0.6克
视黄醇当量:83.1微克
烟　　酸:0.2毫克

钙:14毫克
铁:0.4毫克
磷:14毫克
钾:95毫克
钠:3毫克
铜:0.14毫克
镁:4毫克
锌:1毫克
硒:0.13微克
锰:0.8毫克

维生素A:2微克
维生素C:2毫克
维生素E:0
硫胺素:0.01毫克
核黄素:0.02毫克
胡萝卜素:0.4微克

芒 果

营养成分（/100克）

热　　量：32 千卡

蛋　白　质：0.6 克
脂　　肪：0.2 克
糖　　类：7 克
胆　固　醇：0
膳食纤维：1.3 克
生　物　素：12 微克
胡萝卜素：8.05 毫克
叶　　酸：84 微克
泛　　酸：0.22 毫克
烟　　酸：0.3 毫克

钙：15 毫克
铁：0.2 毫克
磷：11 毫克
钾：138 毫克
钠：2.8 毫克
铜：0.06 毫克
镁：14 毫克
锌：0.09 毫克
硒：1.44 微克

维生素 A：1342 微克
维生素 B$_1$：0.01 毫克
维生素 B$_2$：0.04 毫克
维生素 B$_6$：0.13 毫克
维生素 B$_{12}$：0
维生素 C：23 毫克
维生素 D：0
维生素 E：1.21 毫克
维生素 K：0
维生素 P：120 微克

芒果别名阉罗果、香盖、沙果梨、檬果、木羡、望果等，原产于印度，性喜高温、干燥的天气。主要分布于热带、亚热带，含有多种维生素，果嫩、肉黄、汁多、味道鲜美，被誉为"热带水果之王"。我国是芒果主要生产国之一，主要分布于台湾、两广、海南以及福建、云南、四川等省区。芒果有 60 多个品种，其中以龙井芒果为最佳，还有泰国的白象牙、马来西亚的留香芒等品种都是果中上品。

◇ 食补功效

传统医学认为芒果具有生津解渴、益胃止呕、利尿、止晕，以及治胃热烦渴、呕吐不适及晕车、晕船等功效。

芒果的维生素A含量极高，有益视力，也是女士美容佳品。

◇ 食用方法

芒果不仅可生吃还可以制作蜜饯，果肉可作泻剂等。

◇ 食用宜忌

一般人都可以食用，特别适合长期在电脑前工作的人。

芒果不利肾脏，患有急性或慢性肾病者应忌食。皮肤病、肿瘤、糖尿病患者忌食。

食用过多会造成皮肤发黄，特别是与辣椒、大蒜等辛辣食物同食。

少数过敏体质者食用后会出现皮炎，停止食用后马上用淡盐水漱口，并给予对症治疗可以解除。

饱饭后不可食用芒果。

◇ 妙用食物

1. 妇女怀孕作呕：生吃芒果或以芒果煎水饮用。晕车晕船也可用此法。

2. 咳嗽痰多、气喘、反胃呕吐：鲜芒果洗净，连皮一起食用。

火龙果

火龙果别名红龙果，原产于南佛罗里达、南加州及中南美洲一带，后经法国人和荷兰人传入越南和我国台湾省。果实外形奇特亮丽，果皮鲜红，果肉雪白，它集水果、花卉、蔬菜、保健、医药为一身，可以说是无价之宝。它还是适合现代健康潮流的新型水果品种，具有高营养、低热量、富含维生素C等特点。

◇ 食补功效

火龙果具有降血压、降血脂、润肺、润肠、解毒、养颜、明目等功效，对便秘有辅助治疗的作用，低热量、高纤维的火龙果也是那些想减肥养颜的人们最理想的食品，可以防止"都市富贵病"的蔓延。

火龙果含有植物少有的植物性白蛋白和花青素、丰富的维生素和水溶性膳食纤维，对重金属中毒具有解毒的功效，还对胃壁有保护作用。

火龙果果实的花青素含量比葡萄皮、红甜菜等果蔬都要高，尤其以红肉种的果实含量最高，它具有抗氧化、抗自由基、抗衰老的作用，还能提高对脑细胞变性的预防，抑制痴呆症的发生。

火龙果还含有美白皮肤的维生素C以及丰富的水溶性膳食纤维，具有减肥、降低血糖和润肠、预防大肠癌的作用。

◇ 食用方法

鲜食最好，也可加工成果汁等。

◇ 食用宜忌

一般人都可以食用。

变质的火龙果不可以食用。

生活小贴士

火龙果保鲜

火龙果是热带水果，应放在阴凉通风处保鲜，不可放入冰箱。放入冰箱会因冻伤而加快变质。

营养成分（/100 克）

热　　量	50 千卡
蛋　白　质	1.4 克
脂　　肪	0.3 克
糖　　类	11.8 克
胆　固　醇	0
膳食纤维	1.9 克
生　物　素	0
胡萝卜素	0.01 毫克
叶　　酸	44 微克
泛　　酸	0.53 毫克
烟　　酸	0.4 毫克

钙	6 毫克
铁	0.3 毫克
磷	29 毫克
钾	350 克
钠	76 毫克
铜	0.03 毫克
镁	41 毫克
锌	2.28 毫克
硒	3.36 微克

维生素A	18 微克
维生素B_1	0.08 毫克
维生素B_2	0.06 毫克
维生素B_6	0.05 毫克
维生素B_{12}	0
维生素C	7 毫克
维生素D	0
维生素E	0.4 毫克
维生素K	0
维生素P	0

榴 莲

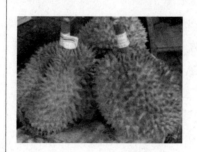

营养成分（/100克）

热　　量：133千卡

蛋　白　质：2.3克
脂　　肪：3.3克
糖　　类：27.1克
胆　固　醇：0
膳食纤维：2.1克
生　物　素：24微克
胡萝卜素：0
叶　　酸：150微克
泛　　酸：0.22毫克
烟　　酸：1.4毫克

钙：5毫克
铁：0.3毫克
磷：36毫克
钾：510毫克
钠：35毫克
铜：0.19毫克
镁：27毫克
锌：0.27毫克
硒：1.18微克

维生素A：6微克
维生素B_1：0.33毫克
维生素B_2：0.2毫克
维生素B_6：0.25毫克
维生素B_{12}：0
维生素C：31毫克
维生素D：0
维生素E：2.3毫克
维生素K：0
维生素P：0

　　榴莲是木棉科热带落叶乔木，原产马来西亚，果实被称为"万果之王""水果皇后"。果实香味异常，喜吃的人感觉越吃越香，能吃上瘾；不吃的人感觉味同猫屎臭。像中国的臭豆腐一样，闻起来臭烘烘的，吃起来却香美无比。马来人都爱吃榴莲。榴莲很贵，又非吃不可，于是就有"脱了纱笼换榴莲"的说法，意思是姑娘们会把身上穿的裙子脱来卖掉也要饱尝一顿榴莲，决心可谓大矣。榴莲不可以采摘，否则不能继续成熟，果树也会受损伤，只有等其成熟后自己落下。我国20世纪50年代从东南亚开始引种。

　　榴莲营养十分丰富，广东人称：一只榴莲三只鸡。其果肉中含有多种维生素，能壮阳助火，如产后虚寒，亦可以此作补品。

　　同样，榴莲核也有一定的药用价值，广东民间就有用榴莲核煲汤的做法。相对榴莲果肉，榴莲的核质较温和，晒干煮汤有补肾、健脾的作用。

◇ 食补功效

　　榴莲含有人体所需的蛋白质、维生素、矿物质和脂类，有良好的滋补作用。对喜欢榴莲气味的人来说，榴莲的气味有促进食欲、开胃的作用。

◇ **食用方法**

鲜食为主，也可加工成蜜饯等。

榴莲虽然气味臭，但味极甜美，营养价值很高。若将其果肉拌大米饭用餐，别有风味。果肉中有核，大若橘子，经烘烤可吃，味美如栗。

◇ **食用宜忌**

一般人都可以食用，特别适合产后妇女、病后用于滋补身体。

一次吃太多易上火，肾脏疾病、糖尿病、肥胖者忌食。

当嗅闻榴莲有一股酒精味时，一定是变质了的，千万不要购买和食用。

吃榴莲不能同时喝酒，否则会中毒。

◇ **妙用食物**

榴莲周身是宝，被产地人视为珍贵之物，甚至有些高级官员出国访问都要带榴莲作为高尚的礼品。据说其果核的营养价值和药用价值更是了得，榴莲果壳煮骨头汤是很好的滋补品。

 传说故事

榴莲的由来

明朝三宝太监郑和率船队三下南洋，由于出海时间太长，许多船员都归心似箭，一天遇风浪船翻，有一对男女漂泊几天到达一个美丽的小岛；岛上居民采来一种果实给他们吃，很快恢复了体力，两人再也不愿意回家，在此结为夫妻，生儿育女。后来人们给这个水果起名叫"榴莲"，意思是让人流连忘返。

柿 子

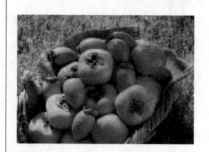

营养成分（/100克）

热　　量：71千卡

蛋　白　质：0.4克
脂　　肪：0.1克
糖　　类：17.1克
胆　固　醇：0
膳食纤维：1.4克
生　物　素：63微克
胡萝卜素：0.12毫克
叶　　酸：18微克
泛　　酸：0.28毫克
烟　　酸：0.3毫克

钙：9毫克
铁：0.2毫克
磷：23毫克
钾：151毫克
钠：0.8毫克
铜：0.06毫克
镁：19毫克
锌：0.08毫克
硒：0.24微克

维生素A：20微克
维生素B_1：0.02毫克
维生素B_2：0.02毫克
维生素B_6：0.06毫克
维生素B_{12}：0
维生素C：30毫克
维生素D：0
维生素E：1.12毫克
维生素K：0
维生素P：0

柿子别名米果、猴枣等，原产于我国，日本、朝鲜、新西兰、美国、以色列、意大利等国也有栽培，现我国大部分地区都有种植。柿子金秋时节成熟，素有晚秋佳果的美称。柿子不但营养丰富，而且有较高的药用价值。生柿能清热解毒，是降压止血的良药，对治疗高血压、痔疮出血、便秘有良好的疗效，另外，柿蒂、柿叶都是很有价值的药材。

◇ 食补功效

传统医学认为柿子具有清热解毒、润肺止渴、降逆气、解酒、止呃、止呕吐、止血，以及治咳嗽、吐血、热渴、口疮等功效。

干柿子表面有一层白色的粉（柿霜），对口腔疾病、咽喉疮痛、多痰、咳嗽有食疗作用。

柿子的含碘量较高，可预防甲状腺疾病。

生吃柿子还可以促进血液中乙醇的氧化，有解酒的作用。

柿子含有降低血压的成分，有降血压的作用。

柿子含有丰富的肝糖和铁以及维生素A、B、C等，是治疗贫血症的有效食物。

干柿子无论是对由感冒引起的打喷嚏、流鼻涕的急性鼻炎，还是对慢性黏膜炎都有特效。干柿子还有止渴、利尿、消炎作用。

◇ **食用方法**

可鲜食，也可加工成柿饼、柿糕等食品。鲜食柿子最好去皮食用。

◇ **食用宜忌**

一般人都可以食用。

脾胃虚寒、胃病患者不宜食用，柿子含糖量高，糖尿病患者忌食。

柿子含有大量的柿子酚、果胶和收敛剂，遇酸性物质会凝结成不溶性硬块，所以不能空腹食用，也不能食后马上进食酸性物质。

柿子不能和螃蟹、红薯和海产品同食。

一次吃太多会造成大便干燥。

不要吃未成熟的柿子，因为鞣酸在未成熟柿子中含量高达25%，而成熟的柿子只含1%。

◇ **妙用食物**

1. 鲜红柿子榨汁，取汁与糯米加适量水煮粥，加蜂蜜调味食用。对哮喘、肺结核、胃热、吐血等有食疗作用，还可解酒、止渴。

2. 高血压：鲜柿子榨汁，每次半杯，一日2～3次。此法也可预防中风。

3. 膀胱炎：用干柿子五六个，加4克黑芝麻，再加水300～400毫升，煎至半量，每日分3次饮用。

4. 生吃柿子还可以醒酒。

5. 外伤出血：可将干柿子嚼碎后整块敷在伤口处。

6. 痔疮出血：将柿子烧成黑灰，每次取2克，用白开水服下，即有效。

枣 子

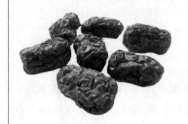

营养成分（/100克）

热　　量：139千卡

蛋 白 质：1.4克
脂　　肪：0.1克
糖　　类：33.1克
胆 固 醇：0
膳 食 纤 维：2.4克
生 物 素：16微克
胡 萝 卜 素：0.01毫克
叶　　酸：140微克
泛　　酸：1.6毫克
烟　　酸：0.86毫克

钙：16毫克
铁：0.7毫克
磷：51毫克
钾：127毫克
钠：7毫克
铜：0.06毫克
镁：25毫克
锌：1.82毫克
硒：1.02微克

维生素A：2微克
维生素B$_1$：0.06毫克
维生素B$_2$：0.05毫克
维生素B$_6$：0.14毫克
维生素B$_{12}$：0
维生素C：297毫克
维生素D：0
维生素E：0.1毫克
维生素K：0
维生素P：320微克

　　枣子别名大枣、红枣等，原产于我国，已有4 000多年的栽培历史，全国大部分地区都有种植，美国19世纪开始引种。我国栽培枣子历史悠久，品种繁多，有700多个品种，秋季成熟，是我国人民喜食的秋季水果之一，既可食用也可药用。枣子营养丰富，特别是维生素C的含量较高，吃一个鲜枣几乎就可以满足一个成人一天的维生素C需要量。我国民间有"一日食三枣，高龄不显老"的说法。

◇ 食补功效

　　传统医学认为枣子具有补脾和胃、补血养颜、益心润肺、益气生津、宁心安神、益智健脑、解药毒，以及治脾虚便溏、胃虚食少、气血津液不足等功效。

　　枣子有提高人体免疫力、保护肝脏、防治癌症的作用。

　　枣子含有改善心肌营养的物质，能防治心血管疾病。

　　枣子含有较多的钙、铁，是中老年人和贫血患者的食疗佳果。

　　食用枣子对便秘和角膜溃疡有较好食疗效果。

◇ 食用方法

　　可生吃，也可加工成蜜枣、乌枣、罐头、酒枣等食品。

　　鲜枣子中维生素C含量很高，干枣干制过程中维生素C绝大部分已被分解破坏掉。

中医常用枣子辅助其他药物，治疗肺病、心脏病、高血压、神经系统病、感冒、咳嗽等多种疾病。

◇ 食用宜忌

所有人都可以食用，特别适合老人、小孩、病后体虚的人食用。

经常食用枣子不容易患胆结石。

食用过多会引起胃酸过多。

腐烂变质的枣子有毒，不能食用。

◇ 妙用食物

1. 用带蒂的小枣煮熟服用，可治疗创伤、灼伤。

2. 高血压、高胆固醇：经常用枣子与芹菜煮汤食用。

3. 贫血：枣子、桂圆适量，加红糖煮水食用。

4. 肝炎：干枣肉与白糖等量，加水熬成枣膏，每日早晚各食用1匙。

5. 产后乳汁不足：红枣、绿豆各60克，加适量粮煮食。

6. 产后补养：红枣35个，鸡蛋1个，生姜几片，红糖适量，一起煮食。

7. 夜尿：红枣、香菇各45克，鸡蛋2个，冰糖40克，一同放入沙锅内煮熟食用。

枇 杷

营养成分（/100克）

热　　量：39千卡

蛋　白　质：0.8克
脂　　肪：0.2克
糖　　类：8.5克
胆　固　醇：0
膳食纤维：0.8克
生　物　素：35微克
胡萝卜素：0.7毫克
叶　　酸：9微克
泛　　酸：0.22毫克
烟　　酸：0.2毫克
钙：17毫克
铁：1.1毫克
磷：8毫克
钾：122毫克
钠：4毫克
铜：0.06毫克
镁：10毫克
锌：0.21毫克
硒：0.72微克

维生素A：117微克
维生素B$_1$：0.02毫克
维生素B$_2$：0.03毫克
维生素B$_6$：0.06毫克
维生素B$_{12}$：0
维生素C：8毫克
维生素D：0
维生素E：0.24毫克
维生素K：0
维生素P：120微克

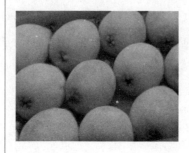

枇杷别名琵琶果、卢橘、金丸、无忧扇等，原产于我国，树叶形状如民族乐器中的琵琶，故而得名。我国大部分地区有种植，其果实柔软、多汁，甘酸适度，为初夏水果中的珍品，可鲜食也可入药。

◇ 食补功效

传统医学认为枇杷具有润肺止咳、化痰、健脾和胃、生津止渴，以及治肺热咳嗽、久咳痰多、呕逆、咽干口渴、胃气不足等功效。

从药用价值来说，枇杷的功能远不及它的叶子，枇杷叶是一味十分有效的止咳化痰药，有名的"枇杷膏"就是以枇杷叶，加上冰糖，用文火熬制成的中成药。

◇ 食用方法

生食或加工成果酒、罐头、果酱等均可。

◇ 食用宜忌

一般人都可以食用，特别适合咳嗽痰多者。

脾虚、腹泻、糖尿病患者忌食。

◇ 妙用食物

枇杷粥

原料：枇杷肉250克，粳米50克，冰糖适量。

制法：将冰糖、淘干净的粳米入锅加水煮，煮至粥熟放入已加工好的枇杷肉，再煮10分钟即成。

功效：减肥、止咳。

板 栗

板栗别名栗子、大栗、毛板栗、栗果等，是我国特产。从西安半坡新石器时代遗址中，已发现有栗子的实物遗存，距今已有6 000多年的采食历史，春秋战国时期，栽种栗子已很盛行。栗子性甘糯、营养

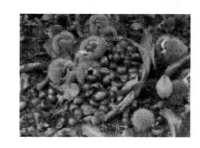

丰富，素有"千果之王"的美称。栗子属于坚果类，但它不像核桃、榛子、杏仁等坚果那样富含油脂，它的淀粉含量很高。干板栗的糖类达到77%，与粮谷类相当。

据说杜甫晚年患有脚气病，久治不愈，一老翁见状，劝其早晚生食栗肉或以栗肉煮汤食，杜甫依法食用，半月后果然见效。

◇ 食补功效

传统医学认为栗子具有补肾健脾、强身壮骨、益胃平肝、活血止血、清热解毒、止泻治咳，以及治腰脚酸软、反胃、泄泻、呕吐等功效。因此栗子又有"肾之果"的美名。

鲜板栗所含的维生素C比西红柿还要多，含的矿物质也很全面，有钾、镁、铁、锌、锰等，虽然达不到瓜子那么高的含量，但仍然比苹果、梨等普通水果高得多，尤其是含钾突出。

生食或熟食栗子都对治疗腰腿软弱无力、小便频数、反胃、便血、慢性淋巴结炎和颈淋巴结核以及因脾胃虚寒引起的慢性腹泻或因肾虚引起的久婚不育等疾病有食疗作用。

栗子的营养成分被人体吸收和利用率很高。

◇ 食用方法

栗子可以生吃、炒制、炖食，也可以做成糕点、菜肴、煮粥等，而最受大家欢迎的是清甜爽口的糖炒栗子及栗子烧鸡或

营养成分（/100克）

热 量:	191 千卡
蛋 白 质:	4.1 克
脂 肪:	1.2 克
糖 类:	40.9 克
胆 固 醇:	0
膳 食 纤 维:	2.1 克
生 物 素:	0
胡 萝 卜 素:	0.01 毫克
叶 酸:	100 微克
泛 酸:	1.3 毫克
烟 酸:	0.8 毫克
钙:	5 毫克
铁:	1.7 毫克
磷:	89 毫克
钾:	560 毫克
钠:	2 毫克
铜:	0.4 毫克
镁:	50 毫克
锌:	0.55 毫克
硒:	1.13 微克
维生素A:	2 微克
维生素B_1:	0.14 毫克
维生素B_2:	0.17 毫克
维生素B_6:	0.37 毫克
维生素B_{12}:	0
维生素C:	24 毫克
维生素D:	0
维生素E:	4.56 毫克
维生素K:	0
维生素P:	0

栗子烧肉等。

　　栗子的营养保健价值虽然很高，但也需要食用得法。最好在两餐之间把栗子当成零食，或做在饭菜里吃，而不要饭后大量吃。这是因为栗子含淀粉较多，饭后吃容易摄入过多的热量，不利于保持体重。

◇ 食用宜忌

　　所有人都可以食用，特别适合身体虚弱者。

　　脾胃虚寒者，不宜生吃栗子，应该煨食、炒食。

　　患血症者，如吐血、便血等，宜生吃栗子。

　　糖尿病患者、产妇、小儿便秘者应少吃。

　　一次不能食用太多。

　　霉烂变质的栗子有毒，不可食用。

◇ 妙用食物

　　1. 补肾、强壮筋骨：栗子与粳米一起煮粥食用。民间俗话说"腰酸腿软缺肾气，栗子稀饭赛补剂"。

　　2. 气管炎、肺结核：栗肉100克，猪肉200克，加水煮食。

　　功效：补肾，强筋。适用于肾虚腰膝无力。

　　3. 内痔出血：用风干的栗子壳烧成炭再碾成粉状，加蜂蜜调和后用水冲服。

松 子

松子别名松仁、松子仁、新罗松子、红松果等，是红松树的种子。松子食药兼用，久食健身心，滋润皮肤，延年益寿。李时珍在《本草纲目》中写道："主治骨节风，头眩、去死肌、变白、散水气、润五脏、主风痹寒气，虚少气补不足，肥五脏，散诸风、湿肠胃，久服身轻，延年不老。"

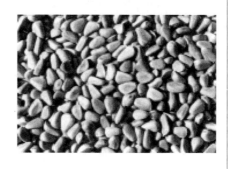

我国是出口松子仁的主要国家。

◇ **食补功效**

传统医学认为松子具有壮阳补骨、润肺止咳、和血美肤、滑肠通便，以及治风痹头眩、燥咳吐血、便秘等症等功效。

松子对大脑有很好的补益作用。

◇ **食用方法**

可生食，也可做糖果、糕点辅料等，还可代替植物油食用。

◇ **食用宜忌**

一般人都可以食用，特别适合老人食用。

含油脂较多，肝、胆疾病患者忌食。

变质的松子有毒，不能食用。

◇ **妙用食物**

1. 松子常吃，可益精补脑。

2. 松子与大米煮粥食用，可润心肺和大肠。

营养成分（/100克）

热　　量	698 千卡
蛋 白 质	13.4 克
脂　　肪	70.6 克
糖　　类	2.2 克
胆 固 醇	0
膳食纤维	10 克
生 物 素	0
胡萝卜素	0.01 毫克
叶　　酸	79 微克
泛　　酸	0.59 毫克
烟　　酸	4 毫克
钙	78 毫克
铁	4.3 毫克
磷	569 毫克
钾	502 毫克
钠	10.1 毫克
铜	2.68 毫克
镁	567 毫克
锌	4.61 毫克
硒	0.74 微克
维生素A	2 微克
维生素B_1	0.19 毫克
维生素B_2	0.25 毫克
维生素B_6	0.17 毫克
维生素B_{12}	0
维生素C	0
维生素D	0
维生素E	32.79 毫克
维生素K	1 微克
维生素P	0

葵花子

营养成分（/100克）

热　　　量：597千卡

蛋　白　质：23.9克
脂　　　肪：49.9克
糖　　　类：13克
胆　固　醇：0
膳食纤维：6.1克
生　物　素：0
胡萝卜素：0.03毫克
叶　　　酸：280微克
泛　　　酸：1.66毫克
烟　　　酸：4.8毫克

钙：72毫克
铁：5.7毫克
磷：238毫克
钾：562毫克
钠：5.5毫克
铜：2.51毫克
镁：264毫克
锌：6.03毫克
硒：1.21微克

维生素A：5微克
维生素B_1：0.36毫克
维生素B_2：0.2毫克
维生素B_6：1.18毫克
维生素B_{12}：0
维生素C：0
维生素D：0
维生素E：34.53毫克
维生素K：0
维生素P：0

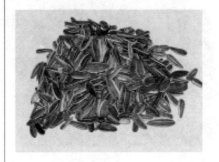

葵花子别名瓜子、向日葵子、天葵子等，原产于美洲，因其花盘总是向着太阳的方向，早上向东，下午向西，故名向日葵。葵花子是向日葵的种子，秋季采收，可炒食或榨油，是人们日常生活中常见的零食。

◇ 食补功效

传统医学认为葵花子具有开胃、降压，以及治失眠、血痢、虚弱头风、麻疹等功效。

葵花子能安定人的情绪，有防止衰老、防治贫血、增强记忆力、美容护发的作用，同时还能预防癌症和高血压。

葵花子的钾含量较高，对于经常喝酒、吃甜食、喝咖啡的人来说，体内的钾容易不足，葵花子是很好的零食，同时也补充钾。

◇ 食用方法

生食，炒食，煮食或榨油等，葵花子生食口感不好，最好是炒食或煮食。

◇ 食用宜忌

所有人都可以食用。

一次不能吃太多，太多容易上火。

◇ 妙用食物

1. 高血压：每日食用葵花子120克，配服半杯芹菜汁。
2. 失眠：睡前嗑葵花子一把。

花 生

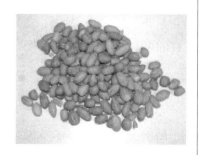

营养成分（/100 克）

热　　　量：298 千卡

蛋　白　质：12.1 克
脂　　　肪：25.4 克
糖　　　类：5.2 克
胆　固　醇：0
膳 食 纤 维：7.7 克
生　物　素：0
胡 萝 卜 素：0.01 毫克
叶　　　酸：76 微克
泛　　　酸：17 毫克
烟　　　酸：14.1 毫克

钙：8 毫克
铁：3.4 毫克
磷：250 毫克
钾：1004 毫克
钠：3.7 毫克
铜：0.68 毫克
镁：110 毫克
锌：1.79 毫克
硒：4.5 微克

维生素 A：6 微克
维生素 B_1：0.85 毫克
维生素 B_2：0.1 毫克
维生素 B_6：0.46 毫克
维生素 B_{12}：0
维生素 C：14 毫克
维生素 D：0
维生素 E：2.93 毫克
维生素 K：100 微克
维生素 P：0

　　花生别名落花生、长生果、落地松、番豆等，原产于美洲，地理大发现开始后才传播到世界各地，16世纪初由葡萄牙人从海路传入我国。花生营养丰富，特别是油脂和蛋白质含量较高，且极易被人体消化吸收，营养价值并不低于牛奶、鸡蛋或瘦肉，是我国人民主要的副食和油料作物。在国外，花生被称为"植物肉""绿色牛奶"。

◇ 食补功效

　　传统医学认为花生具有健脾和胃、扶正补虚、清咽止疟、滋养调气、止血下乳、润肺化痰，以及治反胃、燥咳、乳汁不足、脚气等功效。

　　墨西哥专家最新实验表明，花生、花生油中含有丰富的植物固醇，具有预防心脏病及肠癌、前列腺癌、前列腺肿大和乳腺癌的功效。美国科学家在花生中发现了一种生物活性很强的天然多酚类物质——白藜芦醇。这种物质是肿瘤类疾病的化学预防剂，也是预防和治疗动脉粥样硬化、心脑血管疾病的化学预防剂。

　　花生对手术后出血、肿瘤出血及肠、胃、肺、子宫等内脏出血也有防治的功效。

　　常吃花生还能健脑益智、增强记忆力和抗衰老。

◇ **食用方法**

花生的食用方法很多，生食、炒炸、炖、煮均可，也可榨油和加工成各种休闲食品。

花生煮食最好，特别是花生仁与大枣同煮，营养极丰富。

花生仁外有一层红红的果皮，含有大量维生素B_1、维生素B_2及止泻的单宁成分，吃花生时不应搓掉外皮。

◇ **食用宜忌**

所有人都可以食用，特别适合产妇、病后体虚者滋补身体。

花生含有促凝血因子，跌打瘀肿、血栓患者、胆囊切除者忌食。

炒花生、油炸花生一次吃太多易上火。

发霉变质的花生含有黄曲霉素，有致癌作用，不能食用。

◇ **妙用食物**

1. 高血压、高胆固醇：将花生仁在食醋中泡5~7天后食用，每日早晨空腹食10粒。

2. 身体虚弱、贫血、产后少乳、脚气：花生仁150克，猪蹄1只，大枣15枚，加水炖食。

3. 声嘶：花生仁30克，蜂蜜30克，水煎，食花生饮汤，每日两次吃花生，喝汤。

4. 反胃：常食花生米。

5. 将带红皮的花生用清水洗干净，然后上锅炖15~20分钟，盛出凉温后服用。可以清热润肺，用花生熬成的水具有清热、去火、润喉的功效。

核 桃

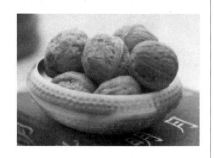

营养成分（/100 克）

热　　量：654 千卡

蛋　白　质：15.2 克
脂　　肪：65.6 克
糖　　类：0.8 克
胆　固　醇：0
膳食纤维：11.6 克
生　物　素：0
胡萝卜素：0.06 毫克
叶　　酸：91 微克
泛　　酸：0.67 毫克
烟　　酸：1 毫克

钙：25 毫克
铁：2.2 毫克
磷：280 毫克
钾：540 毫克
钠：4 毫克
铜：1.17 毫克
镁：131 克
锌：2.05 毫克
硒：4.62 微克

维生素 A：10 微克
维生素 B_1：0.26 毫克
维生素 B_2：0.15 毫克
维生素 B_6：0.49 毫克
维生素 B_{12}：0
维生素 C：0
维生素 D：0
维生素 E：43.21 毫克
维生素 K：7 微克
维生素 P：0

　　核桃又名胡桃，原产于伊朗，西汉时由张骞自西域带回后传遍全国，现我国是仅次于美国的第二大核桃生产国。核桃是有名的四大干果之一，营养丰富而味美，据科学测定，每千克核桃仁相当于 5 千克鸡蛋或 9 千克鲜牛奶的营养价值，每 100 克核桃仁所产生热量是同等重量粮食所产生热量的一倍。核桃仁表面凹凸有沟，很像人的大脑，有很好的健脑效果，在国外，核桃被称为"大力士食品""营养丰富的坚果""益智果"，国内也有"万岁子""长寿果""养人之宝"的美称。

◇ 食补功效

　　传统医学认为核桃味甘性平、无毒，具有补气益血、调燥化痰、温补肾肺、定喘、健胃润肠，以及治腰腿酸软、肾虚咳嗽、阳痿遗精等功效。

　　常吃核桃能滋养血脉、乌黑须发、增进食欲，而且还能防治性功能减退、神经衰弱、记忆衰退等疾患，民间有"常食核桃油，白发老翁戏牦牛"的谚语。

　　核桃食品对各种年龄段的人都有滋补养生的功能：

　　1. 儿童常吃有利于生长发育、增强记忆、保护视力。

　　2. 青年人常吃可使身体健美、肌肤光润。

　　3. 孕妇多吃有利胎儿的骨骼发育。

　　4. 中老年人常吃，可保心养肺、益智延寿。

◇ **食用方法**

生食、炒食、榨油或加工成各种食品均可，生食营养最为丰富。

◇ **食用宜忌**

所有人都可以食用，特别适合老人、小孩、体虚和经常用脑的人食用。

◇ **妙用食物**

1. 肾虚耳鸣、遗精、腰痛：核桃仁2个，五味子7粒，枸杞子20粒，睡前细嚼，蜜水送服，每晚1次，连服5~7天。

2. 阳痿：核桃仁50克，先以香油炸黄，再加入洗净切成段的韭菜翻炒，加食盐等调味，佐餐随量食用。每日1~2次。

3. 尿频、遗精、大便溏泄：核桃仁与粳米煮粥食用。

4. 核桃生吃防治痰喘、咳嗽、恶心和伤风等症。

5. 把核桃焙热吃下防治痢疾。

6. 核桃仁带内皮吃可以助消化、消积滞；去内皮吃有养肤润血的功效。

7. 常食用核桃油能减少肠道对胆固醇的吸收，还能做缓下剂，并能驱绦虫，外用具有收敛、消炎、止痒等作用。

生活小贴士

巧取核桃仁

先把核桃放在蒸屉内蒸上3~5分钟，取出立即放入冷水中浸泡3分钟左右。捞出来用锤子在核桃四周轻轻敲打，破壳后就能取出完整桃仁。

芝 麻

营养成分（/100克）

热　　量：655 千卡

蛋　白　质：17.3 克
脂　　肪：60.5 克
糖　　类：10.3 克
胆　固　醇：0
膳食纤维：6.4 克
生　物　素：110 微克
胡萝卜素：0.19 毫克
叶　　酸：0
泛　　酸：0
烟　　酸：6.7 毫克

钙：946 毫克
铁：10.1 毫克
磷：530 毫克
钾：140 毫克
钠：8.2 毫克
铜：1.41 毫克
镁：202 毫克
锌：6.24 毫克
硒：4.06 微克

维生素 A：32 微克
维生素 B_1：0.24 毫克
维生素 B_2：0.2 毫克
维生素 B_6：0
维生素 B_{12}：0
维生素 C：0
维生素 D：0
维生素 E：38.28 毫克
维生素 K：0
维生素 P：0

芝麻又叫胡麻、脂麻、乌麻等，是张骞出使西域时带回的品种，既可食用，又可作为油料。芝麻有黑白两种，食用以白芝麻为好，补益药用则以黑芝麻为佳。古代养生学家陶弘景对它的评价是"八谷之中，唯此为良"。日常生活中，人们吃的多是芝麻制品，如芝麻酱和芝麻油（香油）。

◇ 食补功效

芝麻自古以来就被称为长寿不老的高级食品，传统医学认为黑芝麻具有延缓衰老、润五脏、强筋骨、益气力、强壮身体、延年益寿、滋补肝肾、润养脾肺等功效。

黑芝麻有着非常好的益肝、养血、补肾、润燥、乌发、美容作用，黑芝麻对于慢性神经炎、末梢神经麻痹、肺阴虚的干咳、皮肤干燥及胃肠阴虚所致的便秘，产后阴血不足所致的乳少均有疗效，是上好的保健美容食品。

日本发现芝麻中的"芝麻素"能抑制皮肤癌。

有习惯性便秘的人，肠内存留的毒素会伤害人的肝脏，也会造成皮肤的粗糙，芝麻能滑肠治疗便秘，并具有滋润皮肤的作用。

芝麻吃多了也不会发胖。在节食减肥的同时，若配合芝麻的食用，粗糙的皮肤可获得改善。

芝麻榨成油不但具有浓郁的香气，可促进食欲，更有利于营养成分的吸收。其中含量仅占 0.5% 的芝麻素具有优异的抗氧化作用，可以保肝护心，延缓衰老及抗癌。

芝麻酱含铁高达48毫克，比猪肝高1倍，比鸡蛋黄高6倍。

经常食用不仅对调整偏食厌食有积极的作用，还能纠正和预防缺铁性贫血。芝麻酱中含钙量比蔬菜和豆类都高得多，仅次于虾皮，经常食用对骨骼、牙齿的发育和保护都大有益处。

◇ 饮食宜忌

老少皆宜的保健食品。

由于芝麻油有降低胆固醇的作用，故血管硬化、高血压患者食之有益。

◇ 妙用食物

1. 护肤美肤：每天吃炒过的黑芝麻20克，而后慢慢地增加到40克。2周后，便会发现皮肤呈现出不同于以往的光泽。持续这种食疗法2个月后，粗糙、干裂的皮肤就会变得细腻、柔软而富有弹性了。

2. 芝麻首乌杞子丸

原料：黑芝麻、枸杞子、何首乌各等份。

做法：共研末，炼蜜为丸，每丸10克左右。

用法：每次服1~2丸，每日服2~3次，空腹服。

功效：用于治疗肝肾不足所致的头发早白、头发脱落。

3. 黑芝麻黄面

原料：黑芝麻50克、白面250克。

做法：将黑芝麻炒熟，白面炒至焦黄后混合。

每日晨起用滚开水调冲30克左右食用。可加入适量盐或糖。

功效与应用：固肠，美容，乌发。适用于肠胃不固、面黄肌瘦者食用。

4. 将黑芝麻炒熟后研碎，再与粳米同煮成粥，可补肝肾、润五脏。适用于身体虚弱、头发早白、大便干燥、头晕目眩、贫血等症患者长期食用。

5. 护肤美肤：常吃芝麻，可使皮肤保持柔嫩、光滑和细致。

生活小贴士

芝麻仁外面有一层稍硬的膜，把它碾碎才能使人体吸收到营养，所以整粒的芝麻应加工后再吃。炒制时千万不要炒焦。

枸 杞

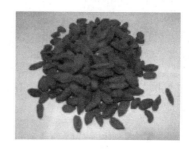

营养成分（/100 克）

热　　量：44 千卡

蛋　白　质：5.6 克
脂　　肪：1.1 克
糖　　类：2.9 克
胆　固　醇：0
膳 食 纤 维：1.6 克
生　物　素：29 微克
胡 萝 卜 素：0
叶　　酸：150 微克
泛　　酸：0.22 毫克
烟　　酸：1.3 毫克

钙：36 毫克
铁：2.4 毫克
磷：32 毫克
钾：170 毫克
钠：29.8 毫克
铜：0.21 毫克
镁：74 毫克
锌：0.21 毫克
硒：0.35 微克

维生素 A：87.8 微克
维生素 B_1：0.08 毫克
维生素 B_2：0.32 毫克
维生素 B_6：0.25 毫克
维生素 B_{12}：0
维生素 C：58 毫克
维生素 D：0
维生素 E：2.99 毫克
维生素 K：0
维生素 P：0

　　枸杞别名枸杞子、杞子、枸杞果、血杞子等，原产于我国，茎上有短刺，开淡紫色花，浆果为红色，多产于宁夏。

　　古人认为，枸杞是神仙服用的。相传在北宋年间，某日有位朝廷使者奉命离京赴四川等地办事。在途中见一位娇柔婀娜、满头青丝，年十六七岁的姑娘，手执竹竿、口里嘀咕唠叨着正在追打一个白发苍苍、弓腰驼背八九十岁的老翁。老翁前躲后藏很是可怜，使者见状便下马挡住那姑娘责问："此老者是你何人，你应尊敬老人，为何如此对待他？"姑娘回答："这人是我的曾孙儿。"使者惊道："那你为何要打他呢？"答曰："家有良药他不肯服食，年纪轻轻就这样老态龙钟的，头发也白了，牙齿也掉光了，就因为这个，我才要教训他。"使者好奇地问道："你今年多少岁了？"姑娘说："我今年已有 370 岁了！"使者听后更加惊异，忙问："你用什么方法得到高寿的呢？"姑娘说："我没有什么神秘方法，只是常年服用了一种叫枸杞子的药，据说可以使人与天地齐寿。"使者听罢，急忙记录下来。一直相传至今。

◇ 食补功效

　　传统医学认为枸杞具有滋肾、明目、补肝、润肺，以及治肝肾阴亏、头晕、目眩、目昏多泪、腰膝酸软、虚劳咳嗽等功效。

　　《本草纲目》中介绍，用枸杞子泡酒，长期饮用可以防老驻颜。

枸杞具有提高机体免疫力的作用，能补气强精、滋补肝肾、暖身体、抗衰老、抗肿瘤，还具有降血压、血糖和血脂的作用，可有效预防动脉粥样硬化，促进肝细胞再生。

◇ 食用方法

枸杞可泡酒，也可直接冲泡饮用，或与其他食物一起配制成药膳，如枸杞子山药炖猪脑、枸杞子炖鸡、枸杞子炖羊脑等。

◇ 饮用宜忌

所有人都可以食用，特别适合老人、用眼过度者经常食用。

枸杞一年四季都可以食用，夏季宜泡茶，冬季宜煮粥。

枸杞亦有兴奋性神经作用，性欲亢进者不宜服用。

有酒味的枸杞已变质，不可食用。

◇ 妙用食物

1．枸杞子30克用开水冲泡，代茶饮，早晚饮用，对单纯性肥胖有显著食疗效果。

2．头晕眼花：枸杞子20克，枣20个，鸡蛋2个，加水同煲，蛋熟后去壳再煲10分钟后食用。

3．预防衰老：口服枸杞子提取物，早晚各50毫升。

4．肝肾阴虚型糖尿病：每日用5克枸杞子煎汤代茶饮用。

5．老人夜间口干：枸杞子30克，晚嚼服，连服10天。

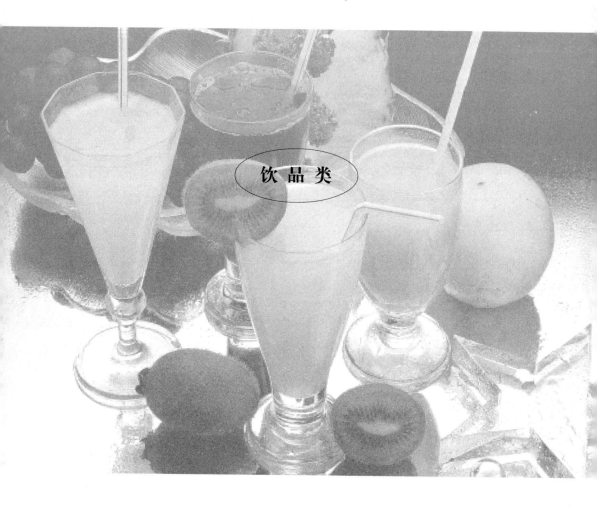

饮 品 类

牛 奶

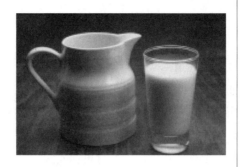

营养成分（/100 克）

热　　量：54 千卡

蛋　白　质：3 克
脂　　肪：2.9 克
糖　　类：4.1 克
胆　固　醇：151 毫克
膳　食　纤　维：0
生　物　素：117 微克
胡　萝　卜　素：0
叶　　酸：5 微克
泛　　酸：0.55 毫克
烟　　酸：0.2 毫克

钙：135 毫克
铁：0.3 毫克
磷：73 毫克
钾：157 毫克
钠：36.5 毫克
铜：0.02 毫克
镁：11 毫克
锌：3.36 毫克
硒：1.94 微克

维生素A：11 微克
维生素B_1：0.04 毫克
维生素B_2：0.07 毫克
维生素B_6：0.03 毫克
维生素B_{12}：0.3 微克
维生素C：1 毫克
维生素D：240 微克
维生素E：0.21 毫克
维生素K：2 微克
维生素P：0

　　牛奶营养丰富，是一种全价值蛋白质营养食品，食用价值极高。牛奶除含丰富的蛋白质外，钙的含量也极高，且易于被人体吸收利用。喝牛奶的好处已被大多数人所认识，所以每年5月的第三个星期二被定为"国际牛奶日"。

◇ 食补功效

　　传统医学认为牛奶具有生津润肠、补肺养胃、补虚损、通便等功效。

　　牛奶的钙被人体吸收利用率在90%以上，喝牛奶可防治各种钙及矿物质缺乏症。

　　牛奶还具有美容护肤、镇静安神、抗衰老的作用。

◇ 食用方法

　　牛奶最适合温热饮用。

◇ 食用宜忌

　　所有人都可以饮用，特别适合老人、小孩和女性。

　　煮牛奶时煮沸或久煮都会破坏营养成分，同时也不宜加糖同煮，应在饮用时再加糖。

　　空腹喝牛奶不利营养物质的消化吸收，也不宜与巧克力一起食用。

服用四环素类药物（包括四环素、土霉素、强力霉素）期间不宜喝牛奶。

睡前喝牛奶可促进睡眠。

牛奶含铁量较低，不应用牛奶防治缺铁性贫血。

◇ **妙用食物**

1．常喝牛奶有养胃的作用。

2．烧伤：将伤处放入凉牛奶中泡 10 分钟，能减轻痛感，并有利于伤口愈合。

3．皮肤瘙痒：牛奶 200 毫升，枸杞子 30 克，核桃仁 10 克，每晚睡前煮熟食用。

4．盗汗：每晚睡前饮 1 杯全脂牛奶。

5．老人便秘：粳米 100 克煮粥，成粥时再加入鲜牛奶煮 1~2 分钟食用。

生活小贴士

食用乳制品拉肚子的原因

生活中有相当一部分人会出现一食用乳制品就会肚子痛，甚至拉肚子的情况，被称为"乳糖不耐受症"。

乳制品大多含有乳糖，乳糖经小肠乳糖酶分解，被人体消化吸收。乳糖不耐受症的人体内缺少乳糖酶，无法消化吸收乳糖，引起腹痛、腹胀和腹泻。人体天生就有乳糖酶，在断乳后如果不坚持食用乳制品，就会导致乳糖酶的耐受性逐步下降。

据了解，大约有 50% 的人患有乳糖不耐受症，尤其以黄种人和非洲黑人居多，白种人发生这种情况的概率在 5%~30%。日本、中国等乳糖酶的缺乏发生率高达 90% 以上。

具有乳糖不耐受症的人可以通过少量多次摄入乳制品，来逐步减轻乳糖不耐受症状，还有一种办法就是食用发酵乳（酸奶）。

豆　浆

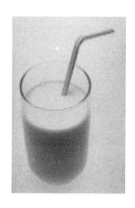

营养成分（/100克）

热　　量：21 千卡

蛋　白　质：2.5克
脂　　肪：1克
糖　　类：0.4克
胆　固　醇：0
膳食纤维：0.1克
生　物　素：0
胡萝卜素：0
叶　　酸：28 微克
泛　　酸：0.28毫克
烟　　酸：0.1毫克

钙：19毫克
铁：0.4毫克
磷：32毫克
钾：110毫克
钠：1.2毫克
铜：0.07毫克
镁：9毫克
锌：0.16毫克
硒：0.14微克

维生素A：15微克
维生素B_1：0.03毫克
维生素B_2：0
维生素B_6：0.06毫克
维生素B_{12}：0
维生素C：0
维生素D：0
维生素E：0.8毫克
维生素K：4微克
维生素P：0

　　豆浆起源于中国，相传为西汉淮南王刘安始创。刘安是大孝子，其母患病期间，刘安每天用泡好的黄豆磨豆浆给母亲喝，刘母的病很快就好了，从此豆浆就渐渐在民间流行开来。豆浆营养丰富，不仅蛋白质含量高，而且还富含钙、磷，铁等多种矿物质以及不饱和脂肪酸、卵磷脂、异黄酮、白藜芦醇、大豆皂甙、维生素B等多种有益于人体保健作用的物质。现全世界掀起了一股豆浆饮食风行热潮，在西方国家，豆浆卖得比牛奶还贵。

◇ 食补功效

　　传统医学认为豆浆具有补虚润燥、清热下气、清肺化痰、通肠利便、解诸毒、长肌肤、益颜色、填骨髓、加气力、补虚等功效。

　　豆浆中含有大豆皂甙、异黄酮、大豆低聚糖等，能调节内分泌系统，降低血压、血脂，减轻心血管负担，增加心脏活力，优化血液循环，保护心血管，并有平补肝肾、抗癌、增强免疫等功效，所以有科学家称豆浆为"心血管保健液"。

　　豆浆具有降血糖作用，有助于控制血糖，是糖尿病患者极其宝贵的食物。

豆浆含有植物雌激素、异黄酮、卵磷脂等物质，对乳腺癌、子宫癌有一定的预防作用，可改善女性心态和身体素质，延缓皮肤衰老，达到养颜美容目的。

◇ 食用方法

煮熟的热豆浆食用最好。

◇ 食用宜忌

一般人都可以食用，特别适合糖尿病患者食用。

1. 一定要将豆浆彻底煮开。饮用生豆浆会发生恶心、呕吐、腹泻等中毒症状。

2. 豆浆中不能冲入鸡蛋。鸡蛋中的黏性蛋白（鸡蛋清）会与豆浆里的胰蛋白酶结合，产生不易被人体吸收的物质，使鸡蛋和豆浆失去原有的营养价值。

3. 不能空腹饮豆浆。

4. 饮豆浆忌放入红糖。红糖里有机酸较多，与豆浆里的蛋白质和钙质结合，产生变性物及醋酸钙、乳酸钙块状物，不仅有损豆浆的营养价值，而且也影响豆浆里营养素的吸收。

5. 有胃寒者，饮后有闷胀、反胃、吞酸的人，脾虚易腹泻、腹胀的人，夜尿次数多、遗精肾亏的人，均不宜饮用豆浆，否则会加重病情或影响治愈。

6. 一次不能用过多，也不可用豆浆代替牛奶喂养婴儿。

咖　啡

中国茶的形象是宁静淡雅，称之为品；美国可乐的形象是热烈奔放，称之为喝；而咖啡则品与喝兼而有之。咖啡原产于非洲热带地区，现人们饮用的咖啡是由咖啡豆炒熟研粉，经开水冲泡而成。咖啡是

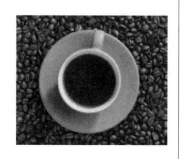

西方人主要的饮料之一，由于其独特的口感，现已传遍全世界，并行成了独特的咖啡文化。

◇ 食补功效

咖啡的主要成分是咖啡因，此外还含有一定的脂肪、蛋白质。具有兴奋提神、消除疲劳、恢复体力、强心利尿、增进食欲、提高脑活动能力等功效。

现代医学研究发现，适量饮用咖啡还具有减轻各种辐射对人体的伤害、抑制肝癌的作用。

◇ 食用宜忌

一般人都可以饮用，特别适合于长期处于各种辐射环境下工作的人饮用。

冲咖啡时不宜加入过多的糖，也不宜与酒同时食用。

咖啡会造成体内钙质流失，常喝咖啡的人应多食一些高钙食品。

各种癌症患者、孕妇、上火患者忌饮咖啡。

失眠患者睡前忌饮咖啡。

营养成分（/100 克）

热　　量	288 千卡
蛋 白 质	14.7 克
脂　　肪	0.3 克
糖　　类	56.5 克
胆 固 醇	0
膳 食 纤 维	0
生 物 素	0
胡 萝 卜 素	0
叶　　酸	8 微克
泛　　酸	0.11 毫克
烟　　酸	47 毫克
钙	0
铁	3 毫克
磷	0
钾	223 毫克
钠	100 毫克
铜	3.8 毫克
镁	440 毫克
锌	0.77 毫克
硒	0.24 微克
维生素 A	120 微克
维生素 B_1	0.02 毫克
维生素 B_2	0.14 毫克
维生素 B_6	0.01 毫克
维生素 B_{12}	0.1 微克
维生素 C	0
维生素 D	0
维生素 E	0.2 毫克
维生素 K	0
维生素 P	0

咖啡的传说

6 世纪在埃塞俄比亚阿比西尼亚高原（现在称为阿姆哈拉高原）的牧羊人卡洛迪，有一次带一群山羊到新牧地

放牧，山羊却兴奋得像在跳舞，晚上睡不着觉。困扰的卡洛迪与附近的修道院僧长谈论，经调查后得知山羊是吃了一种低木的红色果实，于是他们也喝此种果实煮后的汁液，晚上也睡不着。

他们决定让晚上在做礼拜会打瞌睡的僧侣们试喝，效果非常好，精神百倍，之后，只要僧侣们有夜间活动都会喝此汁液来提振精神。这种果实就是现今的咖啡豆。

各国对咖啡的评价

法国人对咖啡的评价是：浓黑如恶魔、滚烫如地狱、清纯似天使、甜蜜像爱情。

美国人生活节奏快，对喝咖啡也不太细致，饮用量虽是全球之冠，但无论煮或是喝的过程，都不讲究，美国咖啡口味较清淡。

阿拉伯咖啡多以小巧精致铜杯盛载，同时有燃香助兴，这正是沙漠中人的生活情趣。

以茶道著称的日本，对咖啡却也情有独钟，只不过日本的咖啡文化更倾向于发展成为一套如插花、茶道一样中规中矩的艺术。

意大利人热爱的是一杯无糖无奶的高浓度咖啡，当地人一进店门就把钱往吧台上一搁，一杯意大利咖啡随即奉上，他们举杯饮尽外加一句"很好，我喜欢"，便悄然离去。

咖啡品种

蓝山咖啡：产于牙买加，香味十分浓郁，有持久的水果味。

哥伦比亚咖啡：营养十分丰富，高均衡度，有时具有坚果味。

巴西咖啡：有很多种类，多种风味，但大多为低酸度咖啡，口感柔滑。

曼特宁咖啡：产于印尼的苏门答腊群岛，颗粒饱满，含糖浆味和巧克力味。

摩卡咖啡：产于也门，略带酒香，辛辣刺激，与众不同。

爪哇咖啡：产于印尼爪哇岛，颗粒饱满，含辛辣味，酸度中等。

哥斯达黎加咖啡：风味极佳，光滑，酸性强，档次高，具有诱人的香味。

肯尼亚咖啡：芳香，浓郁，带有水果风味，口感丰富完美。

世界最早的咖啡屋

1650年，黎巴嫩犹太人加考白于牛津大学附近开了英国第一家咖啡屋，取名"雅歌普的店"，这是世界上最早的咖啡店。

茶

乌龙茶（Oolong）
营养成分（/100克）

热　　量：270千卡

蛋　白　质：22.8克
脂　　肪：1.3克
糖　　类：41.9克
胆　固　醇：0
膳食纤维：14.2克
生　物　素：0
胡萝卜素：1.88毫克
叶　　酸：2微克
泛　　酸：0.02毫克
烟　　酸：0.1毫克

钙：416毫克
铁：27.6毫克
磷：262毫克
钾：1543毫克
钠：22.7毫克
铜：2.07毫克
镁：217毫克
锌：2.35毫克
硒：3.2微克

维生素A：432微克
维生素B_1：0.08毫克
维生素B_2：0.03毫克
维生素B_6：0.36毫克
维生素B_{12}：0
维生素C：6毫克
维生素D：0
维生素E：3.42毫克
维生素K：121微克
维生素P：288微克

红茶（Red tea）
营养成分（/100克）

热　　量：294千卡

蛋　白　质：27.6克
脂　　肪：0.9克
糖　　类：43.8克
胆　固　醇：0
膳食纤维：14.8克
生　物　素：0
胡萝卜素：3.77毫克
叶　　酸：210微克
泛　　酸：2毫克
烟　　酸：6.2毫克

钙：486毫克
铁：28.1毫克
磷：390毫克
钾：1934毫克
钠：13.6毫克
铜：2.56毫克
镁：183毫克
锌：3.5毫克
硒：5.6微克

维生素A：628微克
维生素B_1：0.1毫克
维生素B_2：0.17毫克
维生素B_6：0.28毫克
维生素B_{12}：0
维生素C：8毫克
维生素D：0
维生素E：5.47毫克
维生素K：1500微克
维生素P：350微克

绿茶（Green tea）
营养成分（/100克）

热　　量：296千卡

蛋　白　质：32.5克
脂　　肪：2.3克
糖　　类：38.5克
胆　固　醇：0
膳食纤维：15.6克
生　物　素：0
胡萝卜素：2.5毫克
叶　　酸：16微克
泛　　酸：3.1毫克
烟　　酸：8毫克

钙：332毫克
铁：14.4毫克
磷：191毫克
钾：1643毫克
钠：28.2毫克
铜：1.74毫克
镁：196毫克
锌：4.24毫克
硒：3.18微克

维生素A：417微克
维生素B_1：0.36毫克
维生素B_2：0.35毫克
维生素B_6：0.46毫克
维生素B_{12}：0
维生素C：19毫克
维生素D：0
维生素E：9.57毫克
维生素K：140微克
维生素P：230微克

　　绿茶：采茶后直接炒制而成，是不发酵茶，沏出的茶保持鲜茶叶原有的绿色，在我国、日本、韩国、印度等亚洲国家饮用较普遍。著名的品种有西湖龙井、黄山毛峰、洞庭碧螺春等。

　　红茶：采茶后经发酵再烘烤制成，是发酵茶，沏出的茶呈

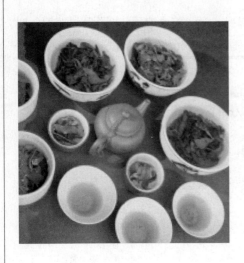

红色，西方国家习惯于饮用红茶。著名的品种有祁红、滇红等。

乌龙茶：半发酵茶，是我国独具鲜明特色的茶叶品类。著名的品种有大红袍、铁观音、冻顶乌龙茶等。

◇ 食补功效

传统医学认为茶叶具有醒脑明目、消食化痰、利尿解毒，以及治心烦口渴、头痛目昏、多睡、食积等功效。

茶叶含有丰富的维生素 K、维生素 C、维生素 A、维生素 E、氟、茶多酚等成分，能降血压、降血脂、促进膳食纤维溶解、抗癌、防衰老、防辐射、预防肿瘤等作用，茶叶中含的氟还能预防龋齿。

◇ 食用方法

泡茶的水温：绿茶一般以 80℃ 左右为宜。

红茶、乌龙茶一般以 90～100℃ 为宜。

冲泡时间和次数：一般第一泡 30 秒以内。

然后每冲一泡，浸泡的时间就要延长数秒或更长时间，使茶味更为均匀。一般在 6～12 泡范围。

倒茶：倒茶时不能一次倒满一杯，至七分满处为好，俗语说："满杯酒，半杯茶"，表示对客人的尊重。

◇ 食用宜忌

一般人都可以饮用，特别适合长期用眼、用脑和在辐射环境下工作的人。

孕妇、产妇、儿童以及神经衰弱、失眠、消化道溃疡患者不宜饮茶。

隔夜茶不能饮用，不能用茶服药。

◇ 妙用食物

1. 美发：用鲜绿茶泡的茶水洗发，可使头发润泽光亮。

2. 乌龙茶可以燃烧体内脂肪，有减肥的作用。

3．将一盆水煮沸，放上一把茶叶，把茶叶泡透，等水凉后，把茶叶过滤掉，把毛衣放进茶水里浸泡一刻钟，再轻轻搓揉，然后用清水漂净，挂在阴凉处晾至半干，放到室外晾干。这种方法不但能把污尘洗干净，还能使毛线不褪色。

4．夏天，把冲泡过的茶叶晒干，黄昏的时候用火点燃，就可以祛除蚊虫，而且有淡淡的扑鼻好闻的清香。

5．把喝剩下的茶叶晒干了储备起来，到了冬天放在火炉里做火种，既耐火，又容易把火烧旺。

6．泡过的茶叶晒干聚集起来，用袋子装好，是很好的枕头芯子，睡起来柔软清香，还能去头火。

7．用很浓的红茶洗头，就能让头发变成棕色或黑色；如果用很浓的丁香茶洗头，头发就会变成红色，而且还没有毒性；即使不想染色，洗过头发后用废茶水冲洗，也能去垢除泥，让头发乌黑、柔软有光泽。

8．把家里的鲜鸡蛋深埋在干茶叶渣中，放置在阴凉干燥的地方，即使存放几个月也不会变质。

9．把肉放在浓度5%以上的好茶中，浸泡一会再冷藏，肉的保鲜效果不仅更好，而且不容易腐败变质。

10．把干透的废茶叶撒在床下，能够吸干床底下的潮气了。

11．用清水漱口，再嚼上一点干茶叶，就能消除辣椒的辣味，

蜂 蜜

营养成分（/100克）

热　　量：312 千卡

蛋 白 质：0.4克
脂　　肪：1.9克
糖　　类：77.7克
胆 固 醇：0
膳 食 纤 维：0
生 物 素：0
胡 萝 卜 素：0
叶　　酸：0
泛　　酸：0
烟　　酸：0.2毫克

钙：29毫克
铁：0.5毫克
磷：16毫克
钾：28毫克
钠：4.7毫克
铜：0.03毫克
镁：2毫克
锌：0.03毫克
硒：0.15微克

维生素 A：43微克
维生素 B$_1$：0.01毫克
维生素 B$_2$：0.04毫克
维生素 B$_6$：0
维生素 B$_{12}$：0
维生素 C：4毫克
维生素 D：0
维生素 E：0
维生素 K：0
维生素 P：0

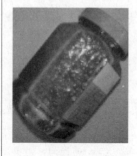

蜂蜜别名蜜糖、食蜜、蜂糖等，是一种天然的营养品，其所含的单糖不经过消化就可以被人体吸收利用，还含有与人体血清浓度近似的多种无机盐和多种酶，被誉为"大自然中最完美的营养食品"。

蜂乳又叫蜂王浆，是工蜂分泌的专供蜂王和幼蜂食用的食品，营养比蜂蜜更丰富。

◇ 食补功效

传统医学认为蜂蜜具有润燥、解毒、益肝、补中、止痛，以及治肠燥便秘、肺燥咳嗽、烫伤等功效。

蜂蜜营养全面，常食可使皮肤白嫩光滑，防止皮肤干裂。食用蜂蜜还可以提高血液中血红蛋白的含量，使人面容红润有光泽，常用蜂蜜水当饮料喝会给你的肌肤带来无穷的魅力。

◇ 食用宜忌

所有人都可以食用，特别适合老人、小孩。
蜂蜜不能和茶同食，也不能将蜂蜜装在金属器皿中存放。
糖尿病患者不能多食。

◇ 妙用食物

1. 失眠的人睡前饮 1 杯蜂蜜水（1 汤匙蜂蜜加入 1 杯凉开水中），可帮助进入梦乡。

2. 健脑：蜂蜜 20 克，核桃仁 10 克，龙眼肉 5 克，拌匀食用。

啤　酒

营养成分（/100克）

是以大麦芽和啤酒花为主要原料，经低温发酵配制而成的一种低浓度酒精饮料，略带苦味。因其营养丰富，富含多种易被人体吸收的营养物质，素有"液体面包"之称。

熟啤酒：是经过巴氏杀菌后的啤酒，适于肥胖者饮用，酒中的酵母菌已被加温杀死，不会继续发酵，稳定性较好，不会在胃中继续繁殖。

生啤酒：适于体瘦者饮用，没有经过巴氏杀菌。由于啤酒中的活酵母菌在灌装后，甚至在人体内仍可以继续进行生化反应，因此这种啤酒喝了容易使人发胖。生啤酒中的鲜酵母还可以促进胃液分解，增进食欲，加强消化，增加营养，对瘦人增强体质、增加体重也有好处。

黑啤酒：麦芽原料中加入焦香麦芽酿制而成。具有苦味重、酒精含量高、色泽深的特点，并具有焦糖香味，营养丰富，易被人体吸收的氨基酸和少量的B族维生素比淡色啤酒多2～3倍，是极好的营养饮料，被誉为"黑色牛奶"。

低醇啤酒：适于从事特种工作的人饮用，低度啤酒，含有多种微量元素，具有很高的营养成分。人喝了这种啤酒不容易"上头"，还能满足酒瘾。

运动啤酒：专供运动员饮用的啤酒，除了酒精度低以外，还含有黄芪等15种中药成分，能大大加快运动员在剧烈运动后恢复体能的速度。

◇ 食补功效

啤酒具有健胃、利尿、消暑降温、软化血管的功效，对高血压、心脏病及结核病有较好的辅助疗效。

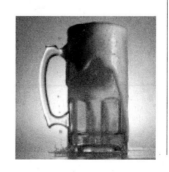

啤酒中丰富的B族维生素，能防治口腔发炎，还有增进眼睛明亮及促进乳汁分泌的作用。

营养成分（/100克）	
热　　　量	56千卡
蛋　白　质	0.4克
脂　　　肪	0
糖　　　类	3.1克
胆　固　醇	0
膳食纤维	0
生　物　素	0
胡萝卜素	0
叶　　　酸	7微克
泛　　　酸	0.08毫克
烟　　　酸	1毫克
钙	4毫克
铁	0.3毫克
磷	15毫克
钾	0
钠	2.5毫克
铜	0
镁	7毫克
锌	0.01毫克
硒	0.1微克
维生素A	0
维生素B_1	0.2毫克
维生素B_2	0.02毫克
维生素B_6	0.05毫克
维生素B_{12}	0.1微克
维生素C	0
维生素D	0
维生素E	0
维生素K	0
维生素P	0

啤酒中的叶酸有促进红细胞生成和抗贫血的作用。

啤酒中的硒可增加血中的抗体含量，锌能增进食欲，铬能促进体内糖类的利用。

◇ 食用方法

啤酒最适合在 5～10℃ 饮用，最高不能超过 10℃，最低不能低于 5℃。

◇ 食用宜忌

健康成人都可以饮用。

每天饮用啤酒 300 毫升左右为宜，最多不要超过 2 升。

过量饮啤酒还会破坏细胞功能，发生乙醇中毒。

长期大量饮酒，会使胃肠黏膜受损，并对肝脏、生育等有影响，甚至会导致癌症。

◇ 妙用食物

1. 神经衰弱：饭后半小时和睡前各饮 1 杯啤酒。

2. 头屑过多：将啤酒加温后洗头，保持 15 分钟左右，再用清水冲洗。

生活小贴士

喝啤酒的讲究

喝啤酒的时候不能用香肠就酒，因为咸鱼、香肠、腊肉是熏腊食品，含有大量的色素和亚硝胺，会与酒精发生反应，伤肝不算，还会损害口腔与食管黏膜，甚至诱发癌症。

新鲜的蔬菜、鱼、瘦肉、豆类、蛋类等这些都是高蛋白质和含维生素多的食物，用这些做啤酒的下酒菜，既可饱口福，又可减少酒精之害。

啤酒温度在 10℃ 时泡沫最丰富，既细腻又持久，香气浓郁，口感舒适。

有的人喝啤酒喜欢对着雪碧等饮料喝，这是不对的，因为啤酒中含有二氧化碳，再兑入饮料，过量的二氧化碳促进胃肠黏膜对酒精的吸收，这样饮酒最容易醉。

葡萄酒

葡萄酒是以葡萄为原料酿造而成的酒，属于一种酿造酒。据推测起源于公元前6 000年左右，由美索布达米亚的居民最先酿造，之后被传到希腊、罗马，公元前100年左右，扩散到世界各地。数千年的传统与20世纪最新技术的结合使这些普普通通的葡萄变成了各式佳酿，风格各异、芬芳怡人。一串葡萄是美丽、静止与纯洁的，一旦酿造后，它就成为有生命的东西，但更精确的说法应该是"葡萄酒是有生命的艺术品"，因为它已不再只是自然的杰作，而是像艺术大师的作品一样，同为人类理性与感性的结晶。

在我国，西域地区从汉代开始向朝廷进贡葡萄酒。盛唐时，都城长安有胡人开的酒店，专卖产自西域的葡萄酒。诗人王翰有描述西北边塞生活的名句："葡萄美酒夜光杯，欲饮琵琶马上催。"元朝统治者对葡萄酒非常喜爱，规定祭祀太庙必须用葡萄酒，并在山西的太原、江苏的南京开辟葡萄园，在宫中建造葡萄酒室。

葡萄酒的分类:

一、按葡萄生长来源不同分类:

1. 山葡萄酒（野葡萄酒）

以野生葡萄为原料酿成的葡萄酒,产品以山葡萄酒或葡萄酒命名。

2. 家葡萄酒

以人工培植的酿酒品种葡萄为原料酿成的葡萄酒,产品直接以葡萄酒命名。国内葡萄酒生产厂家大都以生产家葡萄酒为主。

二、按葡萄酒含汁量分类:

1. 全汁葡萄酒

葡萄酒中葡萄原汁的含量为100%,不另加糖、酒精与其他成分。例如干型葡萄酒。

红葡萄酒
营养成分（/100克）

热　　量	132 千卡
蛋 白 质	0.2 克
脂　　肪	0
糖　　类	1.5 克
胆 固 醇	0
膳 食 纤 维	0
生 物 素	0
胡 萝 卜 素	0
叶　　酸	0
泛　　酸	0.07 毫克
烟　　酸	0.1 毫克
钙	27 毫克
铁	0.4 毫克
磷	5 毫克
钾	8 毫克
钠	12.6 毫克
铜	0.02 毫克
镁	4 毫克
锌	0.18 毫克
硒	0.1 微克
维生素 A	0
维生素 B_1	0.04 毫克
维生素 B_2	0.01 毫克
维生素 B_6	0.03 毫克
维生素 B_{12}	0
维生素 C	0
维生素 D	0
维生素 E	0
维生素 K	0
维生素 P	0

2. 半汁葡萄酒

葡萄酒中葡萄原汁的含量达50%,另一半可加入糖、酒精、水等其他辅料,例如半汁葡萄酒。

白葡萄酒
营养成分（/100克）

热　　量:	62千卡
蛋　白　质:	0.1克
脂　　肪:	0
糖　　类:	2克
胆　固　醇:	0
膳食纤维:	0
生　物　素:	0
胡萝卜素:	0
叶　　酸:	0
泛　　酸:	0.07毫克
烟　　酸:	0.1毫克
钙:	23毫克
铁:	0.3毫克
磷:	1毫克
钾:	12毫克
钠:	2.8毫克
铜:	0.03毫克
镁:	4毫克
锌:	0
硒:	0.06微克
维生素A:	0
维生素B_1:	0.01毫克
维生素B_2:	0
维生素B_6:	0.02毫克
维生素B_{12}:	0
维生素C:	0
维生素D:	0
维生素E:	0
维生素K:	0
维生素P:	0

三、按葡萄酒的颜色分类:

1. 白葡萄酒

选择用白葡萄或浅色果皮的酿酒葡萄。经过皮汁分离,取其果汁进行发酵酿制而成的葡萄酒,这类酒的色泽应近似无色、浅黄带绿、浅黄、金黄色。颜色过深则不符合葡萄酒色泽要求。

2. 红葡萄酒

选择用皮红肉白或肉皆红的酿酒葡萄进行皮汁短时间混合发酵,然后进行分离陈酿而成的葡萄酒,这类酒的色泽应呈天然红宝石色。紫红色、石榴红色、失去自然感的红色不符合红葡萄酒色泽要求。

葡萄皮一直和发酵的果汁保持浸泡状态,这样能提供给果汁更浓的颜色和味道。整个发酵过程需要10～30天,发酵时需要的温度比白葡萄酒要高,装瓶前还可以在桶中或缸中陈酿。

3. 桃红葡萄酒

此酒是介于红、白葡萄酒之间。选用皮红肉白的酿酒葡萄,进行皮汁短时期混合发酵,达到色泽要求后进行分离皮渣,继续发酵,陈酿成为桃红葡萄酒。这类酒的色泽应该是桃红色,或玫瑰红、淡红色。

四、按葡萄酒中含糖量分类:

1. 干葡萄酒

酒的糖分几乎已发酵完,指每葡萄酒中含总糖低于4克。饮用时觉不出甜味,酸味明显。如干白葡萄酒、干红葡萄酒、干桃红葡萄酒。

2. 半干葡萄酒

指每升葡萄酒中含总糖在4～12克。饮用时有微甜感,如半干白葡萄酒、半干红葡萄酒、半干桃红葡萄酒。

3. 半甜葡萄酒

指每升葡萄酒中含总糖在12～50克。饮用时有甘甜、爽顺感。

4．甜葡萄酒

指每升葡萄酒中含总糖在 50 克以上，饮用时有明显的甜醉感。

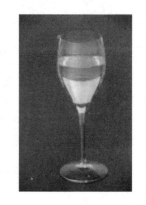

一般由白葡萄酿制而成，但如果深色葡萄没有被挤破且在采摘后立即榨汁，也能用来酿制白葡萄酒。白葡萄酒的发酵过程比酿制红葡萄酒时所花的时间更长。

◇ 食补功效

传统医学认为葡萄酒具有暖腰膝、耐寒、驻颜的功效。

葡萄酒是唯一的碱性酒精饮品，饮用葡萄酒可以降低胆固醇，防止心肌梗死，降血压、降血脂、软化血管、保护心脏、抗衰老、防止辐射伤害。

◇ 饮用方法

葡萄酒常用来佐餐。

红葡萄酒应该在饮用前 1～2 小时开瓶，让酒呼吸一下，称为"醒酒"。对于比较贵重的红葡萄酒，一般要先冰镇一下，时间为 1 小时左右。

白葡萄酒饮用前应该先把酒冰镇一下，一般要在冰箱中冰 2 小时左右。

◇ 食用宜忌

健康成年人都可以饮用，特别适合女性。

每天饮用不应超过 200 毫升。

在葡萄酒中兑入碳酸饮料或冰块都是不正确的饮用方法，这样会影响葡萄酒的营养和功效。

糖尿病和溃疡患者不宜饮用葡萄酒。

白 酒

营养成分（/100克）

热　　　量：352 千卡

蛋　白　质：0
脂　　　肪：0
糖　　　类：0
胆　固　醇：0
膳　食　纤　维：0
生　物　素：0
胡　萝　卜　素：0
叶　　　酸：0
泛　　　酸：0
烟　　　酸：0

钙：0
铁：0
磷：0
钾：0
钠：0.5
铜：0
镁：0
锌：0.04 毫克
硒：0

维生素 A：0
维生素 B$_1$：0
维生素 B$_2$：0
维生素 B$_6$：0
维生素 B$_{12}$：0
维生素 C：0
维生素 D：0
维生素 E：0
维生素 K：0
维生素 P：0

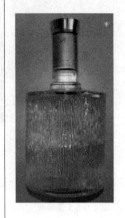

　　白酒通常是用高粱或大米加酒曲酿造和蒸馏而成，因无色且水分少，所以又叫"白干"，有酱香型、米香型、清香型、浓香型等之分。我国是白酒生产大国，著名的品牌有：

茅台酒

产于遵义西赤水河畔的茅台镇，酱香型白酒的代表。

　　最大的特点是"空杯留香"，即酒尽杯空后，酒杯内仍余香绵绵，经久不散。

汾酒

产于山西省晋中盆地西沿的汾阳县杏花村，清香型白酒的代表。山西汾酒是我国历史上最早的名酒，自古就有民谣："汾州府，汾阳城，离城三十杏花村。杏花村里出美酒，杏花村里出贤人。"据史料记载，汾酒始创于南北朝时期，已有 1 500 多年的历史。

西凤酒

产于陕西省凤翔县柳林镇，属其他香型（凤香型）。

　　传说凤翔酿酒业始于周秦，盛于唐宋。唐贞观年间，吏部侍郎裴行俭送波斯王子回国路过凤翔，曾以"送客亭子头，蜂醉蝶不舞，三阳开国泰，美哉柳林酒"的诗句赞美西凤酒。北宋文学家苏东坡在凤翔任职时也留下了"花开酒美喝不醉"的诗句。"东湖柳、柳林酒、妇人手"被称为凤翔三绝。

◇ 食补功效

传统医学认为白酒具有御寒气、通血脉、行药势，以及治筋脉挛急、风寒伤痹、心腹冷痛等功效。

◇ 食用宜忌

成年人都可以饮用。

适量饮酒对身体有好处，但是过量饮用，不但对身体不利，还会对身体造成伤害，对肝、神经、胃等伤害很大。

湿热、阴虚、失血患者忌饮。

黄 酒

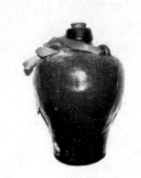

营养成分（/100克）

热　　量：11千卡

蛋 白 质：1.6克
脂　　肪：0
糖　　类：1.2克
胆 固 醇：0
膳 食 纤 维：0
视黄醇当量：97.2微克
烟　　酸：0

钙：0
铁：0
磷：0
钾：0
钠：0
铜：0
镁：0
锌：0
硒：0
锰：0

维生素A：0
维生素C：0
维生素E：0
硫 胺 素：0
核 黄 素：0
胡萝卜素：0

黄酒也叫老酒，用糯米或大米、小米、玉米等谷物为原料，用酒曲和酒母做糖化发酵剂酿制而成，是一种高营养低酒精度的发酵原酒。黄酒、啤酒、葡萄酒被称为世界三大古酒，根据《吕氏春秋》记载，黄酒起源于浙江绍兴，距今已有2 500多年历史。

绍兴酿酒，历史悠久，驰名中外。早在吴越之战时，越王勾践出师伐吴前，以酒赏士，留下"一壶解遣三军醉"的千古美谈。在南北朝时期，黄酒已被列为贡品"汲取门前鉴湖水，酿得绍酒万里香"。

◇ 食补功效

传统医学认为黄酒具有延年益寿、舒筋活血、增强胃肠吸收等功效，对老年人抗衰老和妇女美容很适宜。

黄酒含有丰富的氨基酸，其中有8种人体不能合成的氨基酸，各种氨基酸的含量都远远超过其他酿造酒，且易被人体吸收。

◇ 食用方法

直接饮用，也可以加热、冰镇、添加糖块或兑水后饮用，四季皆宜。

◇ 食用宜忌

成年人都可以饮用，特别适合老年人，妇女饮用。

黄酒中若出现沉淀物，不影响酒的质量和风味。

若出现酒体混浊或有悬浮物，则说明酒质不佳。

调料类

葱

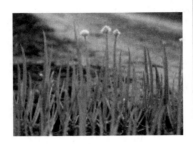

营养成分（/100 克）

热　　量：23 千卡

蛋　白　质：1.1 克
脂　　肪：0.2 克
糖　　类：4.2 克
胆　固　醇：0
膳 食 纤 维：1.5 克
生　物　素：0
胡 萝 卜 素：0.1 毫克
叶　　酸：56 微克
泛　　酸：0.4 毫克
烟　　酸：0.5 毫克

钙：13 毫克
铁：0.8 毫克
磷：28 毫克
钾：180 毫克
钠：3.4 毫克
铜：0.08 毫克
镁：19 毫克
锌：1.63 毫克
硒：0.67 微克

维生素 A：17 微克
维生素 B$_1$：0.03 毫克
维生素 B$_2$：0.05 毫克
维生素 B$_6$：0.11 毫克
维生素 B$_{12}$：0
维生素 C：10 毫克
维生素 D：0
维生素 E：0.3 毫克
维生素 K：7 微克
维生素 P：0

　　葱别名大葱、葱白头、和事草、火葱等，为百合科植物葱的鳞茎（葱白）和葱叶。葱原产于中国，16 世纪传入欧洲，19 世纪传入美国。葱在中国栽种已有 3 000 多年历史。古籍中将葱称为"和事草"。据说，葱是神农尝百草时寻找出的一种良药。北方以栽培大葱为主，南方多为小葱。

◇ 食补功效

　　传统医学认为葱具有解毒消肿、促进消化、祛风发汗、健胃增食、通阳，以及治感冒风寒、头痛鼻塞、虚热无汗、中风、痢疾、虫积内阻等功效。

　　葱含挥发油，其主要成分为葱蒜辣素，也叫植物杀菌素，具有较强的杀菌作用，特别是对痢疾杆菌及皮肤真菌抑制作用更强。此外挥发油还能去除油腻食品的异味，增加香气，增进人的食欲。

　　葱的葱素有软化血管、降低血脂的作用。

◇ 食用方法

　　葱是家庭必备的调味佳品，生熟食均可。

　　经常吃葱的人，虽有脂多体胖者，但胆固醇并无过高表现，并且体质强健。北方有句俗话："大葱蘸酱，越吃越壮。"

是许多人的养生经验之谈。

◇ 食用宜忌

一般人都可以食用，特别适合体虚和脑力劳动者。

初春的葱营养最丰富，也是最嫩、最香、最好吃的时候。这个季节气候无常，感冒发生率高，肠胃病和关节病容易发作，适当多吃些葱，能缓解病情。

消化道溃疡、腋臭患者不宜多食。

生葱不能和蜂蜜同食，过量食用葱可能会损伤视力。

◇ 妙用食物

1. 预防呼吸道感染：葱头切片，加入纱布口罩中戴上。

2. 消化不良、胃痛、胃酸过多：大葱头4个，红糖200克，一起捣烂，放入盘中蒸熟食用。

3. 头痛发热：葱白250克，生姜50克，加盐适量，煮水饮用。

4. 肠痔有血：葱白1 500克，煮汤熏洗。

姜

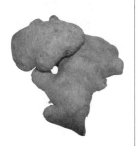

营养成分（/100克）

热　　量：66千卡

蛋　白　质：1.5克
脂　　肪：1.5克
糖　　类：11.5克
胆　固　醇：0
膳食纤维：2.2克
生　物　素：0
胡萝卜素：0.18毫克
叶　　酸：8微克
泛　　酸：0.6毫克
烟　　酸：0.4毫克

钙：46毫克
铁：2.1毫克
磷：42毫克
钾：387毫克
钠：28.2毫克
铜：0.1毫克
镁：44毫克
锌：0.34毫克
硒：0.56微克

维生素A：30微克
维生素B_1：0.01毫克
维生素B_2：0.04毫克
维生素B_6：0.13毫克
维生素B_{12}：0
维生素C：5毫克
维生素D：0
维生素E：0.2毫克
维生素K：0
维生素P：0

姜别名生姜，原产于东南亚，我国自古已有栽培。姜是我国人民日常生活中不可缺少的调味蔬菜之一，《食物本草》称"久服去臭气，通神明"。生姜既可作为菜肴和调料，又有治病之功，在传统医学上是典型的药食同源代表。民间有"冬吃萝卜夏吃姜"和"冬有生姜，不怕风霜"之说。《东坡杂记》曾描写钱塘净慈和尚，年80余，颜如童子，自言服生姜40年，故不老云。说明生姜对人体健康确是有益的。

◇ 食补功效

传统医学认为姜具有健胃、发汗、祛湿、杀毒、祛痰、止呕，以及治感冒风寒、呕吐、喘咳等功效。可发汗解表、温中止呕、温肺止咳。

姜含有辛辣和芳香气味挥发油，主要成分为姜醇、姜烯、水芹烯、柠檬醛、桉叶油精、枸橼醛、姜辣素等多种成分。可以促进血液循环和消化液的分泌，有散寒和增进食欲的作用，同时有镇吐、镇痛、抗炎消肿、驱虫和抗病毒的作用。可以治疗流行性感冒、肺炎、支气管扩张、百日咳、急性扁桃体炎、咳嗽痰稠、滴虫性阴道炎、月经不调、皮肤癣等病症。

◇ 食用方法

姜辣味较大，主要作调味用，也可做姜汁。鲜嫩的姜芽可用于腌、渍、泡等。

◇ **食用宜忌**

所有人都可以食用。

过多食用会导致口干、便秘等。

痈肿疮疖、目赤内热、便秘或患痔疮者不宜食用。

烂姜中含有黄樟素，可使肝细胞变性、坏死，从而诱发肝癌、食管癌等，不宜食用。

冻姜不能食用。

◇ **妙用食物**

1. 伤风感冒：生姜切丝，加入红糖煎汤，趁热服用之后，盖上被子发汗，能加快痊愈。

2. 胃寒痛：姜洗净切片，以醋浸泡一昼夜，用时取适量姜片加红糖，开水冲泡，当茶饮用。

3. 肢冷恶寒：生姜适量，沸水冲开，代茶饮；或常食姜糖片可缓解末梢循环较差、四肢冰冷等症状。

4. 晕车、晕船或病中晕眩：口含生姜一片，慢慢咀嚼，吞咽其汁，并将姜片贴于人中或眼旁丝竹空穴位，即可暖胃行血、晕呕立止。

5. 牙痛：发生牙痛时，可取生姜一片，咬在牙痛处，即能缓解。如有必要，反复使用更好。

6. 抗衰老：生姜30克，鲜猪肉200克，洗净切成丝，加调料同炒。

蒜

蒜别名大蒜、葫蒜、葫等。原产于亚洲西部，张骞出使西域时带回种植，故古代称为"胡蒜"。古埃及金字塔建造工人每餐吃大蒜以健身防病，埃及将领们在战争中也让士兵吃大蒜，以增加勇气，古希腊运动员利用大蒜提高耐力，第二次世界大战，英国购买几千吨大蒜替代抗生素，治疗士兵创伤。韩国足球运动员耐力极好，据说与他们常吃烤蒜有关。

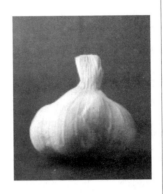

蒜传入我国后各地均有栽培，是重要的调味蔬菜，按皮色分为紫皮蒜和白皮蒜，与葱、姜、辣椒共称四辣，常吃可以提高机体免疫力。

蒜供食用的部位有蒜瓣、幼苗（青蒜）、蒜薹（蒜苗）和软化栽培的蒜黄。

◇ **食补功效**

传统医学认为蒜具有行滞气、暖脾胃、解毒、杀虫，以及治饮食积滞、脘腹冷痛、水肿胀满、泄泻、痢疾等功效。

大蒜含有辛辣的蒜素，具有杀菌和增进食欲的功效，对高脂血症有明显防治作用，对冠状动脉血栓等病也有很好的防治作用。

大蒜精油是植物杀菌素，对流感病毒、伤寒、副伤寒、痢疾杆菌及霍乱、葡萄球菌、链球菌、脑膜炎双球菌、白喉等致病菌均有杀灭作用。将蒜瓣放在口内嚼5分钟，就能杀灭口腔内潜藏的各种细菌。

现代医学研究证明，大蒜是所有食物中防癌作用最好的。

大蒜能刺激下丘脑，调节人体对脂肪与糖类的消化和吸收，阻止脂肪和胆固醇的合成，具有减肥作用，同时还能达到

营养成分（/100克）

热　　量：117千卡	
蛋　白　质：7克	
脂　　肪：0.1克	
糖　　类：22.1克	
胆　固　醇：0	
膳食纤维：0.8克	
生　物　素：0	
胡萝卜素：0.03毫克	
叶　　酸：92微克	
泛　　酸：0.7毫克	
烟　　酸：0.55毫克	
钙：4毫克	
铁：1毫克	
磷：138毫克	
钾：530毫克	
钠：17.6毫克	
铜：0.22毫克	
镁：21毫克	
锌：1.06毫克	
硒：3.09微克	
维生素A：5微克	
维生素B_1：0.19毫克	
维生素B_2：0.07毫克	
维生素B_6：1.5毫克	
维生素B_{12}：0	
维生素C：10毫克	
维生素D：0	
维生素E：0.5毫克	
维生素K：0	
维生素P：0	

预防糖尿病的效果。

◇ 食用方法

生食大蒜最好，熟食会破坏其营养成分。

将大蒜切成片，放在空气里15分钟以上，让它和空气中的氧气结合产生大蒜素，可提高其抗癌作用。

◇ 食用宜忌

一般人都可以食用，特别适合癌症患者。

消化道疾病患者忌食。

过量食用大蒜会影响视力，肝病患者过食大蒜也会加重疾病。

◇ 妙用食物

1. 防治流行性感冒：每天口含2片生蒜。

2. 中暑、伤寒：大蒜、鲜韭菜、生姜各适量，捣汁饮用。

3. 高血压：大蒜瓣若干，用糖、醋泡1个月以上，每日早晨空腹食用蒜瓣10瓣左右，饮汁20毫升。

4. 食蟹中毒：干蒜煮汁饮用。

5. 龋齿疼痛：将牙洞里的东西剔净，塞上蒜泥。

6. 急性肠炎：大蒜捣烂，加醋调服。

7. 预防食物中毒：吃饭时以几瓣生蒜佐餐。

生活小贴士

快速剥蒜法

1. 用洗碗用的塑料手套，厚一点的手套比较好，因为它比较涩，摩擦力大可以剥的比较快，把大蒜放入手套中，搓搓即可。

2. 将大蒜掰成小瓣，放入温水中浸3~5分钟，用手一搓，蒜皮即脱落。

3. 将大蒜掰成小瓣，在砧板上用刀背轻轻拍打，即能去皮。

怎样快速除葱蒜口臭

最有效的方法是喝牛奶，牛奶不仅去嘴里的味道，连胃里的味道也能去掉，因为牛奶和蒜能在胃里中和。

糖

冰糖	红糖	白糖
营养成分（/100克）	营养成分（/100克）	营养成分（/100克）

	冰糖	红糖	白糖
热　　量	401千卡	390千卡	392千卡
蛋 白 质	0	0.7克	0.1克
脂　　肪	0.3克	0	0
糖　　类	99.6克	96.2克	98.1克
胆 固 醇	0	0	0
膳 食 纤 维	0	0	0
生 物 素	0	0	0
胡 萝 卜 素	0	0	0
叶　　酸	0	0	0
泛　　酸	0	0	0
烟　　酸	0	0.3毫克	0.2毫克
钙	34毫克	157毫克	6毫克
铁	0.4毫克	2.2毫克	0.2毫克
磷	0	11毫克	3毫克
钾	122毫克	120毫克	131毫克
钠	1毫克	18.3毫克	1.4毫克
铜	0.03毫克	0.15毫克	0.02毫克
镁	2毫克	54毫克	2毫克
锌	0.05毫克	0.35毫克	0.03毫克
硒	0	4.2微克	0.38微克
维生素A	0	0.01微克	0
维生素B_1	0.03毫克	0	0
维生素B_2	0.03毫克	0.09毫克	0
维生素B_6	0	0	0
维生素B_{12}	0	0	0
维生素C	0	0	0
维生素D	0	0	0
维生素E	0	0	0
维生素K	0	0	0
维生素P	0	0	0

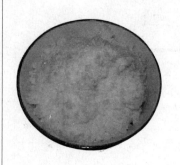

白糖是甘蔗的茎汁，经精制加工而成。

红糖是从甘蔗或甜菜中提取的粗制糖。

冰糖是白糖煎炼而成的冰块状结晶。

◇ **食补功效**

传统医学认为糖具有润肺、生津、暖肝、补中益气，以及治肺燥咳嗽、口干燥渴等功效。

糖可以提高人体对钙的吸收利用率，提供肌体能量。

◇ **食用宜忌**

所有人都可以食用（糖尿病患者除外）。

食用糖后应及时刷牙，预防龋齿的产生。

孕妇和儿童不宜多食白糖，产妇食用红糖最好。

冰　糖

相传清代康熙年间，有一个名叫扶桑的姑娘，是四川内江的一个大糖坊主张亚先家的丫环。有一次，她趁张亚先不在舀了一碗糖浆正准备喝的时候，张亚先来了，扶桑连忙把糖浆倒进猪油罐，将它藏进柴堆里，又在上边放些谷糠掩盖住。

过了几天，当扶桑捧出猪油罐时，罐里却长满了许多水晶般的东西，敲碎入口，坚脆而纯甜，其味道胜过白糖。扶桑把这一奇怪现象讲了出去，许多人如法炮制，因制出的糖形似冰，味如蜜，人们就把它称作冰糖。

醋

醋别名酢、苦酒、醇酢、米醋等，由高粱、米、酒、麦等酿成的含有乙酸的液体。在我国民间传说中，醋是由大思想家老子发明的，已有2 000多年的食用历史。

◇ 食补功效

传统医学认为醋具有止血散瘀、解毒杀虫，以及治产后血晕、黄疸、吐血、大便下血、阴部瘙痒、解鱼肉菜毒等功效。

醋还有开胃、养肝、强筋、暖骨、醒酒、消食、降血压、防止动脉硬化等作用。

醋能防止体液呈酸性，可滋润皮肤，改善皮肤的供血，对抗衰老、延年益寿。

◇ 食用方法

多用作调料，也可直接饮用。

◇ 食用宜忌

所有人都可以食用。

服用抗生素、碱性药、解热发汗的中药时不宜食用。

胃溃疡和胃酸过多者不宜食用，大量食用醋会造成体内钙的流失，应及时补充钙。

◇ 妙用食物

1. 高血压：每日饮用醋适量。

2. 呕吐：醋180克，生姜15克，煮水服用。

3. 醉酒：醋1小杯，直接饮用。

4. 流行感冒：用250克醋放在锅里煮沸，将门窗紧闭，任由酸气弥漫，人在屋中，既可预防感冒，又可治疗感冒。

营养成分（/100克）

热　　量：130千卡

蛋　白　质：2.1克
脂　　肪：0.3克
糖　　类：4.9克
胆　固　醇：0
膳食纤维：0
生　物　素：0
胡萝卜素：0
叶　　酸：0
泛　　酸：0.08毫克
烟　　酸：0.7毫克

钙：17毫克
铁：6毫克
磷：96毫克
钾：351毫克
钠：262.1毫克
铜：0.04毫克
镁：13毫克
锌：1.25毫克
硒：2.43微克

维生素A：0
维生素B_1：0.03毫克
维生素B_2：0.05毫克
维生素B_6：0.02毫克
维生素B_{12}：0.1微克
维生素C：0
维生素D：0
维生素E：0
维生素K：0
维生素P：0

花　椒

营养成分（/100 克）

热　　　量：232 千卡

蛋　白　质：14.1克
脂　　　肪：5.5克
糖　　　类：31.6克
胆　固　醇：0
膳 食 纤 维：33.8克
生　物　素：0
胡 萝 卜 素：0.04毫克
叶　　　酸：0
泛　　　酸：0
烟　　　酸：2.8毫克

钙：139毫克
铁：8.1毫克
磷：210毫克
钾：1700毫克
钠：37.3毫克
铜：0.33毫克
镁：100毫克
锌：0.39毫克
硒：0.87微克

维生素A：7微克
维生素B_1：0.1毫克
维生素B_2：0.45毫克
维生素B_6：0
维生素B_{12}：0
维生素C：0
维生素D：0
维生素E：0
维生素K：0
维生素P：0

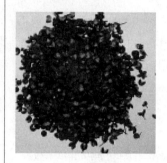

花椒别名大椒、巴椒、川椒、红椒、蜀椒、大红袍等，原产于我国，是我国特有的香料，全国大部分地区都有分布，是日常生活中常用的调味品之一。

花椒在我国有着悠久的食用历史，《诗经·周颂》中就有："有椒其馨，胡考之宁，"意思是香气远闻的花椒，能使人们平安长寿。花椒具有去腥味、去异味、增香味的作用，川菜使用最广，与胡椒、辣椒并称为"川味三椒"。

◇ 食补功效

传统医学认为花椒具有温中散寒、除湿止痛、解鱼腥毒、杀虫，以及治积食停饮、咳嗽气逆、齿痛等功效。

花椒对炭疽杆菌、白喉杆菌、枯草杆菌、绿脓杆菌、大肠杆菌及肺炎双球菌等均有显著的抑制作用。

◇ 食用方法

常用作调料。

◇ 食用宜忌

一般人都可以食用。

◇ 妙用食物

炒菜时为了防止油溅到手上，可以在倒入油时加入几粒花椒，这样炒菜时油就不会溅出。

生活小贴士

预防大米生虫

将适量花椒和八角用布袋包好放入米袋中，即可使大米避免米虫侵害。

大　料

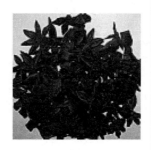

营养成分（/100克）

热　　量：263千卡

蛋 白 质：5克
脂　　肪：0.3克
糖　　类：1.8克
胆 固 醇：0
膳 食 纤 维：1.4克
生 物 素：0
胡 萝 卜 素：3.92毫克
叶　　酸：25微克
泛　　酸：2.33毫克
烟　　酸：2.1毫克

钙：162毫克
铁：3.8毫克
磷：40毫克
钾：1621毫克
钠：120.2毫克
铜：0.33毫克
镁：102毫克
锌：0.72毫克
硒：0.55微克

维生素A：5.3微克
维生素B$_1$：0.12毫克
维生素B$_2$：0.12毫克
维生素B$_6$：0.08毫克
维生素B$_{12}$：0
维生素C：0
维生素D：0
维生素E：0.01毫克
维生素K：0
维生素P：0

　　大料别名八角、八角茴香、茴香、大茴香等，是我国的特产，具有特殊香气，是加工五香粉的主要原料。

◇ 食补功效
　　传统医学认为大料具有温阳理气、散寒，以及治中寒呕逆、肾虚腰痛、脚气等功效。

◇ 食用方法
　　常用作调料。

◇ 食用宜忌
　　所有人都可以食用。
　　发霉的大料不可以再食用。
　　支气管哮喘、糖尿病、痛风、癌症患者忌食。